Doing Play Therapy

From Building the Relationship to Facilitating Change

如何做游戏治疗

——从建立关系到促成转变

〔美〕Terry Kottman, Kristin K. Meany-Walen　著

应通　张萌　倪喆　译

王文秀　审校

中国轻工业出版社

图书在版编目（CIP）数据

如何做游戏治疗：从建立关系到促成转变／（美）特
里·科特曼（Terry Kottman），（美）克里斯廷·K.米尼-瓦伦
（Kristin K. Meany-Walen）著；应通，张萌，倪喆译. —北京：
中国轻工业出版社，2021.4（2022.12重印）

ISBN 978-7-5184-3315-5

Ⅰ. ①如… Ⅱ. ①特… ②克… ③应… ④张… ⑤倪…
Ⅲ. ①儿童－游戏－精神疗法 Ⅳ. ①R749.055 ②B844.1

中国版本图书馆CIP数据核字（2020）第250196号

版权声明

总 策 划：石　铁

策划编辑：戴　婕　　　　　　　　责任终审：腾炎福

责任编辑：戴　婕　林思语　　　　责任监印：刘志颖

出版发行：中国轻工业出版社（北京东长安街6号，邮编：100740）

印　　刷：三河市鑫金马印装有限公司

经　　销：各地新华书店

版　　次：2022年12月第1版第2次印刷

开　　本：710×1000　1/16　印张：28

字　　数：270千字

书　　号：ISBN 978-7-5184-3315-5　定价：98.00元

读者热线：010-65181109，65262933

发行电话：010-85119832　传真：010-85113293

网　　址：http://www.chlip.com.cn　http://www.wqedu.com

电子信箱：1012305542@qq.com

如发现图书残缺请与我社联系调换

200942Y2X101ZYW

推荐序：游戏治疗的知与行

——怎样从游戏实操达到疗效

"鸟飞、鱼游、儿童游戏。"

游戏是儿童与生俱来的本能与乐趣之所在，更是儿童语言、认知、情绪、行为、道德、自我概念和人际关系等发展，以及强化大脑神经元连接的重要基石。除此之外，游戏有助于培养儿童的挫折容忍力、问题解决能力和心理韧性（resilience），因此，游戏可以只是单纯令儿童开心与投入，无成败得失压力的活动，游戏也可以不只是游戏。

尽管近年来的社会经济与科技发展让绝大多数的儿童在成长过程中备受宠爱。但是身处这个变动的世界，儿童难免受到来自自身、家庭、学校、社区的压力，这些压力如果因应得宜，会带给儿童积极的成长养分。但是如果儿童在面临这些压力时，未能获得来自内在或外在的充分滋养与帮助，儿童的成长过程将备尝艰辛。这些短时间或长此以往的压力，甚至会影响儿童各方面功能的发展，终至对其自我概念、人际关系、学业或工作等方面有不良影响。游戏治疗（或亲子游戏治疗）的适时干预，对这些儿童及其家庭而言，会带来莫大的帮助。

游戏治疗是由受过训练的治疗师，通过妥善规划的游戏治疗室和具有疗效性的玩具与媒介，以一套系统性的干预方式，帮助身处困扰中的儿童。消极而言是减缓身心症状或降低负面思考、情绪和行为的产生频率，积极言之，则是增进其身心健康的最大化成长。至于"一套系统性的干预方式"，指的是游戏治疗师在进行游戏治疗时，依据自己对儿童的理解和信念、自己的个性或价值观、所协助儿童的困扰问题，以及自己服膺的理论取向，所选择的干预方式。

游戏治疗的理论流派很多，大致可以分为偏向结构或非结构性，对许多游戏治疗的初学者而言，看着坊间各式各样介绍游戏治疗的书籍，常会不知道该如何取舍，一些书偏向理论，读完仍觉得无从下手；一些则过于实操，缺乏理论的引导。由 Kottman 和 Meany-Walen 两位教授撰写的《如何做游戏治疗：从建立关系到促成转变》(*Doing Play Therapy*：*From Building the Relationship to Facilitating Change*) 则努力结合结构与非结构、理论与实操。本书除了广泛介绍大多数游戏治疗取向之外，还以阿德勒取向游戏治疗为核心，将治疗分为建立关系、探索内在 / 人际动力、协助来访者获得洞察，以及促成来访者改变四个阶段。每个阶段均介绍适合用来达成目的的各种技术 (skills)、技巧 (techniques) 和策略 (strategies)。这些策略又可分为冒险治疗技巧、讲故事和治疗性隐喻、运动 / 舞蹈 / 音乐体验、沙盘游戏治疗、艺术技巧和结构化游戏体验六方面，且能广泛运用于个体、团体或家庭。本书无论是适用对象，还是可用的理论与策略，均是非常多元的，强调的是每位治疗师了解自己的治疗风格、熟悉对来访者的个案概念化以及书中介绍的各项实操精髓，加上自己的无限创意，能够因时、因地、因人制宜，借以发挥最大的疗效。

本书的可读性高，实操性强。作者基于自身数十年来丰富的游戏治疗实务经验和研究基础，提供了许多进行游戏治疗时的注意事项。除此之外，针对家长和教师的咨询，以及游戏治疗常见的棘手情境提供了思考与处理方向。这些内容对于有心学习游戏治疗的初学者而言，宛如一颗"定心丸"；而对于已经有多年游戏治疗经验的治疗师而言，可借此书整合自己的实务经验与个人对游戏治疗的信念，让自己的工作更得心应手，更有自己的治疗风格，也更能帮助来访者及其家人。

本书的翻译由倪喆医师、应通心理治疗师与张萌教师合力完成。三位译者对游戏治疗均极为投入，亦有心推广游戏治疗，本人很高兴有此机会协助校阅并为之序，期望本书能惠及有志于游戏治疗的临床工作者，大家一起来"做"游戏治疗。

王文秀谨志

台湾"清华大学"教育心理与咨商系退休教授

前台湾游戏治疗学会理事长

2020 年 12 月 21 日

译者序

市面上介绍游戏治疗操作的书籍不多，在王文秀老师的游戏治疗课堂上听她推荐了这本书，翻阅后对其框架和内容很喜欢，于是起心动念着手翻译。

作为医院的心理治疗师，随着越来越多低龄来访者来就诊，我接待的来访者逐渐从成人变成小学低年级孩子。一个有趣的现象是，家长把孩子带到我的诊室门口，拼命教导孩子："你有什么想不通的、想不明白的、难受的事，都要和医生说。"可是孩子在咨询室里从来不说，他们有情绪，他们手舞足蹈地表达，他们沉默不语地表达，他们犹豫不决地表达——用动作，用游戏。在他们的选项里，没有语言。

万幸的是，他们有游戏。即使只在白纸上写写画画，只要愿意跟随，就能看到他们天马行空的世界中的快乐与忧愁。

这本书就在教你如何这样做。如何让孩子在游戏室中安然地游戏，如何读懂孩子的游戏，如何做游戏治疗。这是一本非常务实的书，Kottman 和 Meany-Walen 两位教授以阿德勒取向的游戏治疗为核心，以近乎口语化的语言讲述治疗步骤，生动形象地描绘了游戏治疗的场景。从选择理论取向开始，到如何与家长和教师合作，手把手地教你开展游戏治疗。若你致力于学习游戏治疗，这是一本不可多得的应用手册。若你是一名新手咨询师，本书是在你忐忑不安地面对儿童、家长和教师时的一个得力助手。若你是一名资深咨询师，本书可以作为已有知识结构的补充，因为实在是太全面了！

在 2019—2020 年，我和另外两位同行共同完成了本书的翻译。张萌（译前言、序曲、第三章、第四章、第五章、第六章）是一位工作在中小学一线的学校心理咨询师，在常年和孩子们的相处中积累了丰富的游戏治疗实践经验，在英语翻译方面也有很高的专业素养。倪喆（译第二章、第九章）就职于浙江大学医学院精神卫生中心，在培训和咨询方面颇有心得，他无穷的想法和热情总是感染着我们。我（应通译第一章、第七章、第八章）也就职于浙江大学医学院精神卫生中心，是一名心理治疗师（传说中的心理医生）。

特别感谢台湾"清华大学"心理学教授王文秀老师，是文秀老师引领我们走进游戏治疗的大门，才得以窥见门内种种。若是本书内容能以较高质量呈现在读者面前，均得益于她的审校和精心修改。

两位作者实在是专业素养和幽默灵魂的代表，虽然已尽最大努力，用心认真翻译，但仍难以 100% 传达原著的精妙之处。如果译文中有不妥之处，敬请读者指正！

本书的出版要特别感谢中国轻工业出版社"万千心理"的编辑戴婕和阎兰，本书能翻译出版得缘于她们的推荐。

最后，感谢爸爸，你是我的启明星，让我在黑暗中不曾迷路。

应通

于浙江大学精神卫生中心

2020 年 12 月 31 日

中文版序

————————

我和 Kristin Meany-Walen 博士非常高兴地看到中国轻工业出版社"万千心理"决定引进出版《如何做游戏治疗：从建立关系到促成转变》的简体中文版。当得知这本书的三位译者在心理健康方面都非常专业，而王文秀博士将会负责监督／审校，我们感到很高兴。

三位译者的丰富资历给我留下了深刻的印象。我曾与王文秀博士一起工作过，对她在游戏治疗方面的专业深度非常有信心，当我接受台湾游戏治疗学会的邀请，到台湾开展工作坊时，时任学会理事长的她曾协助工作坊的翻译工作。

我与 Kristin Meany-Walen 博士写这本书的目的是给心理健康领域和学校的专业人士提供游戏治疗的跨理论介绍。我们的愿望是邀请治疗师深入地思考游戏治疗的理论在实践应用中的内在哲学原理。我们希望帮助学生和经验丰富的从业者了解游戏治疗的各种理论流派，以及与儿童、青少年、成年人和家庭一起进行游戏治疗的技术、策略和技巧。我们还强调在为游戏治疗来访者做个案概念化，制订治疗计划和实施游戏治疗干预措施时，心中有清楚的意图且有理论指引的重要性。希望你能享受我们在本书写作过程中所灌输的游戏的有趣精神，以便促使你鼓起勇气，带着自己和玩具，一头扎进游戏治疗的美丽世界。很高兴你选择与我们一起进行这场游戏之旅。祝你与孩子及其家庭的工作顺利。

Terry Kottman 博士

美国注册心理咨询师，注册游戏治疗师督导，美国国家认证咨询师

"超凡阿德勒游戏治疗师联盟"创始人兼主席

于美国艾奥瓦州锡达福尔斯

如往常一样，本书献给Jacob（这个世界上最棒的小孩，虽然严格意义上讲他已经不是小孩了）和Rick（他一直支持我，有耐心，以及爱我。我写的所有东西在发给编辑之前他都看过——这大概挺让他抓狂的，除此之外，他也是我定义中的"地表最棒的老公"）。

——Terry

这本书献给我的丈夫——Terry和我的孩子们——Skyler、Parker、Zoey-Anne、Bennett、Lake和Ryder！是你们赋予我生活的意义和乐趣，还有各种奇妙的疯狂体验。

——Kristin

作者介绍

特里·科特曼（Terry Kottman）博士，美国国家认证咨询师（National Certified Counselor，NCC），注册游戏治疗师督导（Registered Play Therapist Supervisor，RPT-S），美国注册心理咨询师（Licensed Mental Health Counselor，LMHC）。她在美国艾奥瓦州的锡达福尔斯市（Cedar Falls）创立了"鼓励区游戏治疗中心（The Encourage Zone）"，提供游戏治疗培训和督导、生活教练（life coaching）、心理咨询和女性游戏工坊。她发展了阿德勒游戏治疗（Adlerian play therapy），这个取向融合了个体心理学（Individual Psychology）和游戏治疗的理念与技术，适用于儿童、家庭和成人来访者。除了写游戏治疗方面的文章和书籍，她还定期在国内外举办工作坊，获得美国游戏治疗协会（Association for Play Therapy）和艾奥瓦州游戏治疗协会终身成就奖。

克里斯廷·K.米尼-瓦伦（Kristin K. Meany-Walen）博士，美国注册心理咨询师，注册游戏治疗师督导，北得克萨斯大学心理咨询系助理教授。她曾经在个人执业中与各种各样的来访者工作，这让她对游戏和表达性创作的力量坚信不疑。她经常发表和报告儿童/青少年游戏治疗方面的研究。她进行了首个阿德勒游戏治疗的实证研究，该研究让阿德勒游戏治疗被公认为能减少儿童行为问题的治疗方法。

丛书主编寄语

游戏已经被心理健康专业人士认可为儿童重要的发展经验。游戏不仅可以鼓励儿童发挥创造力和想象力，也为他们提供了应对压力或失控情境，练习与他人健康互动的机会。对于那些经历过创伤、危机或失落的人，游戏可以演练新行为，也可以用象征和隐喻的方式沟通对事件、感受和关系的理解。

游戏治疗是系统且正式地运用游戏帮助来访者预防或应对心理社会挑战，实现最佳成长和发展的治疗方法。虽然游戏治疗的理论模式和流派多种多样，但目标是一致的，即运用玩具、游戏、道具以及其他媒介促成治疗性沟通。最重要的是游戏治疗师能为来访者提供一种安全且同频的关系，在这种关系中来访者可以掌控负面情绪，练习新的技能和应对方式，并且体验积极的依恋关系。

到目前为止，几乎没有哪本书能清晰地描述应该怎样着手实践游戏治疗，更为重要的是，怎样通过游戏治疗的原理建立既有效又成功的关系，这个问题始终没有讲明白过。幸运的是《如何做游戏治疗：从建立关系到促成转变》这本书填补了目前游戏治疗文献这部分的空白——它清楚地说明了实践方法和最佳做法，实用又及时。很多游戏治疗的书会集中于单一的理论或实践，相比之下本书不仅巧妙地融合了多种流派，还回答了大多数实践者在运用游戏治疗方法解决两个关键任务时都会遇到的问题：第一，怎样通过游戏建立并维持治疗关系；第二，怎样有策略地运用游戏治疗原理以达到积极改变。

本书的精彩之处始于两位作者。Terry Kottman 曾获得美国游戏治疗协会颁发的最高荣誉——终身成就奖。Kottman 博士在美国各州，甚至全球的游戏治疗会议上做演讲，广受好评。她在美国艾奥瓦州锡达福尔斯市创立了"鼓励区游戏治疗中心"，在那里她治疗了数不清的孩子和家庭，培训了一批又一批的游戏治疗师。作为一位教师和演讲者，她的幽默无处不在。如果你去参加一个游戏治疗研讨会，听到从某个屋子中传出阵阵笑声，很可能就是 Terry 在做演讲。两位作者的幽默贯穿整本书，读起来愉悦感满满。

Kristin K. Meany-Walen 是一位广受尊敬的学者与研究者，目前在美国北得克萨斯大学全球最具有规模的游戏治疗培训项目任教。Kristin 是一位多产的作家和学者，2017 年由于她提出的科学研究数据，让阿德勒游戏治疗被美国物质滥用和精神健康服务管理局（Substance Abuse and Mental Health Services Administration）认证为具有实证基础的治疗模式。好像这些还不够让她忙似的，她同时在努力扮演六个孩子的妈妈的角色。

"创造性艺术和游戏治疗"（*Creative Arts and Play Therapy*）这个系列丛书 * 强调行动导向的治疗流派，运用艺术、游戏、音乐、舞动 / 动作、戏剧和其他相关方式进行治疗。经验丰富的从业者强调当下最好的实务和研究，展现出创造性艺术和游戏治疗可以如何融入不同年龄段来访者的整体治疗中。作为本系列的合作编辑，能将 Kottman 博士和 Meany-Walen 博士这本意义深远的书纳入本丛书，我们深感荣幸。这本书可读性很强，能有效地帮助硕士班学生强化咨询技术，也可以作为游戏治疗、心理咨询和治疗课程的基础性教材。尽管本书的定位是综合性读本，有经验的治疗师也能从中找到很多实用的临床智慧，包括在不同情况和挑战下拿来就能用的游戏治疗策略。

CATHY A. MALCHIODI 博士

DAVID A. CRENSHAW 博士

---

* 该丛书为本书英文版归属系列，本书的简体中文版归入"万千心理·游戏治疗"系列丛书。——编者注

前言

对于游戏治疗入门课，我们两个人已经教了不知道多少次了。（好吧，并不是真的多到数不清，但确实教了很多次。）我们俩都渴望（对，就是"渴望"——不仅仅是想或希望，是"渴望"）有一本非传统的游戏治疗入门书，既适合刚开始学习游戏治疗的人，也适合想要精进游戏治疗专业技术的人。我们渴望有一本书可以帮助读者检视自己对人以及人如何改变所持有的信念——凭借这些信念选择自己的理论取向，作为游戏治疗实践的基石。我们渴望有一本书能提供实用内容，凸显支撑起游戏治疗的不同技术、策略和技巧。我们渴望有一本书能够涵盖不同的游戏治疗对象：儿童、青少年、成人、家庭、家长和教师。我们渴望有一本书能够介绍游戏治疗各阶段可用的工具，可以用来与来访者建立关系，探索来访者的议题和潜在动力，帮助他们对议题和潜在动力有所洞察，一起努力改变认知、情感、行为、人际、态度和肢体模式。我们渴望有一本书能够启发游戏治疗师，让他们在和来访者工作时更有意识，更有体系。我们渴望有一本书能给读者"松绑"，让他们能允许自己在游戏室里为每个来访者"量体裁衣"，调整技巧，创造新的玩法。我们知道这些要求挺多的，但这些无一不是示范游戏治疗实操时的关键要素。我们没有找到这样一本书，所以决定自己来写一本。这就是现在你手上的这本书。

这本书围绕着一个名叫赞的人的故事展开。序曲中你就能见到赞——一位想要学习游戏治疗的学生（又或许是一个有经验的心理健康工作者或学校相关专业人士）。她（当然也可能是"他"，这里我们想说并不是所有游戏治疗师都是女性，只是不断换人称会让人混乱，方便起见就用女性的她代替）代表我们的学生以及本书的读者，是理想中的受众——像赞一样的学习者，喜欢讲故事、冒险，还喜欢跳舞、听故事、编小曲、建沙堡、涂涂画画，且通常喜欢玩——也就是想学习运用这些热爱的事情，通过游戏治疗的历程来帮助来访者的这群人。

要帮助你学习怎样做游戏治疗（或怎样增进游戏治疗实操），首先我们想说明游戏治疗的基础知识，即游戏治疗是什么？涉及什么人？在哪里进行？要怎样做？这些就是第一章的内容。我们也想讲讲适用于游戏治疗的咨询理论，因为掌握一个理论取向或者一套系统的个案概念化的方法，能够制订治疗计划，这些在我们看来是成为有效能的游戏治疗师的重要条件。为了帮助你探索不同流派，我们用一章的内容专门讲游戏治疗的相关理论，以及怎样选择适合你自己的流派（这就是第二章）。第三章简要介绍游戏治疗的通用策略，这些策略在游戏治疗的各个阶段都可以用——接下来的五章里就会讲在游戏室里具体可以做些什么（第四、五、六、七、八章），每章都涉及这些通用策略衍生出的技巧。第四章描述了游戏治疗中建立关系常用的技术和技巧。不管你是哪个流派，这部分都是开展后续所有工作的基础。第五章探索来访者的人际议题和自我内在议题——决定是否要着手探索来访者"怎么了"，以及应该怎样去探索。有些游戏治疗师认为来访者洞察自己的认知、行为与情感模式很重要，第六章就是专门为你提供灵感的，帮助来访者开始更好地理解自己（甚至还有可能更好地理解他人）。第七章旨在帮助来访者做出改变，这章会为你提供大量的指导性（以及一些不是那么具有指导性的）技术和技巧，支持来访者在行为、认知、情绪、态度等方面前进一步，尝试转变。针对怎样在游戏治疗过程中让父母、家庭（以及教师，如果合适）加入进来，第八章提供了很多实用的建议和活动。第九章讲游戏室中的挑战情境该怎么应对。章节间我们还添加了一些小知识（或者应该叫作小智慧，我们也不确定哪种叫法更贴切），这些主题启发你更处在当下，更有意识，敢于创造与创新，我们称之为"插曲"。

说到技巧 / 活动，我们觉得以下几点很重要：（1）所提供的活动要能适用于游戏治疗的不同理论流派；（2）干预时重点放在每个技巧的"实际操作（mechanical communication）"（S. Riviere,personal communication，2015.9）上，即专注于来访者正在做什么；（3）能够鼓励读者在游戏治疗过程中更有意识——去思考跟来访者做的每一个活动是为了达成什么目标；（4）不管是在单次治疗中，还是连续多次治疗中，能够支持游戏治疗师在既定目标导向与临场灵活性间取得平衡；（5）在描述时要足够细致、扎实，让你能在实践中真正用起来；（6）创造一种接纳的氛围，让你能根据自己的来访者和实际操作放心大胆地对活动进行调整；（7）当你为某位来访者选择活动时，不断提醒你要把来访者的兴趣、天赋、偏好、热情以及好恶放在心上；（8）鼓励 / 激励你创造自己的活动；（9）面对有些来访者或用某些干预方法时，提问能促进来访者成长，但有时候刚好相反，不提问反而更利于来访者成长，我们会示范这一过程。

本书中穿插着非常多的技术、技巧或活动。不过我们想（千百次地）提醒大家：不要把技术和技巧当成"食谱"。做活动并没有所谓的"正确方法"。每个技巧怎样做要"看情况"。要看你自己的情况（和你是怎样看待人的成长和转变的）；以及来访者的情况（看他 / 她在本次治疗以及整个治疗过程中正在经历着什么）。即便我们提供了技术和干预技巧，和某位来访者工作时还是要靠你自己为其量体裁衣。我们相信游戏治疗师的重要工作之一就是按照不同来访者的需求和兴趣调整干预方法。我们坚信，面对不同的来访者，关注他们看重的东西，关注他们喜欢用哪些方式表达自己，关注用什么样的方式能让他们更好地投入指导性活动中，这些是成就有效且和谐一致的游戏治疗不可或缺的要素。

致谢

感谢 Rebecca Dickinson，Jill Thomas，Melissa Wehr 和 John Young。当我们向朋友和学生发起号召，为本书征集游戏技巧时，他们积极响应。谢谢我们的来访者，教授我们游戏治疗的教师，我们的同事和学生，在他们的帮助下我们才懂得怎样做游戏治疗，才能将其传授给你。还要谢谢以下几家咖啡店的咖啡师，艾奥瓦州锡达福尔斯市的 Cup of Joe 和 Cottonwood Canyon，以及得克萨斯州北帕德里岛的 Island Joe，谢谢他们提供了适宜的写作环境。

目录

3 | 第三章　广义的游戏治疗策略　　105

4 | 第四章　建立关系　　125

9 | 第九章　游戏室中的挑战情境　　355

序曲
很久很久以前

　　很久很久以前……好吧，可能大概实际上就是最近……在一个跟我们现在生活的地方很像的王国里（虽然并不完全一样），有一个叫赞的小孩。赞是一个快乐的孩子——内心充满喜悦、爱和欢笑。（有时候也有眼泪、愤怒、挫败、失望、受伤……赞跟大多数孩子一样——内心有非常多不同的感受。）赞喜欢讲故事，喜欢冒险，还喜欢跳舞、听故事、编小曲、建沙堡、涂涂画画——一句话，赞热爱玩！

　　现在，当赞慢慢长大，很多艰难困苦甚至恐怖的事情也来了。或许赞的父母离婚了，赞很痛苦，因为她必须在爸爸妈妈之间选一个……或许赞的妈妈（或爸爸）喝醉后对她拳打脚踢……或许学校里的孩子经常捉弄赞，就因为她和他们不一样……或许爸妈告诉赞他们不爱她，根本不想要她……或许上学太难了，赞总觉得自己很蠢，跟不上其他孩子……或许有时候赞非常难过、害怕，她也不知道为什么，就是不想起床……或许……或许……或许……（你懂的，就是困难、恐怖的事情找上了赞——就像在真实生活中，孩子们会被困难、恐怖的事情缠上，有时候甚至青少年、成人都难逃一劫。）

　　赞不再喜欢讲故事了，她不再像以前一样喜欢冒险了，也不再跳舞、听故事了，对编小曲、建沙堡、涂涂画画也都失去了兴趣，她不喜欢玩了。但没有人注意到这些。面对发生在她身上的事情，赞痛苦着，挣扎着，却没有人真正在乎，她常常觉得既伤心又孤独。赞真希望身边有人能帮她理解这一切，自己到底是怎么了，或许还能帮她感觉好一点，不管是对自己还是对生活。

（终于）有一天，学校的辅导教师发现了，她安排赞去见一位游戏治疗师。这位治疗师会用游戏、故事、冒险、舞蹈、音乐还有艺术创造一个安全的环境，让赞可以讲出她的故事。游戏治疗师受过专业训练，能够听懂她，看到她（一个完整的赞），能陪伴她一起找回丢失的自己，还能创造一个安全的空间，在里面能讲故事、玩冒险、听故事、跳舞、编小曲、建沙堡、涂涂画画，让赞能够开启自我疗愈。游戏治疗帮助赞明白了发生在自己身上的事情，帮助她学习用新的方式表达自己的感受和想法，帮助她学习更好地理解自己，理解自己的感受。游戏治疗允许赞通过玩表达自己，这让她回忆起曾经的自己是个多么热爱玩耍的孩子啊。

赞长大了（跟很多人一样），身体成熟起来，进入了青春期（这段时间对每个人都不容易）。作为一个青少年，她很痛苦……觉得自己就像孤岛一样，没有人像她一样在艰难的困境中痛苦挣扎。当赞意识到自己需要一些帮助才能度过这段艰难的日子时，她再次走进了游戏治疗室。游戏治疗师利用所有意想不到的游戏治疗工具为赞创造了一个可以倾诉自己故事的安全空间。故事可能是她年幼时候讲的那个，现在再次讲起，也可能是一个全新的故事，但都是她想讲出来的。游戏治疗再一次帮助赞明白了发生在自己身上的事情，教会她用新的方式表达自己的感受和想法，帮她学会更好地理解自己，理解自己的感受。游戏治疗允许赞通过玩表达自己，这让她回忆起曾经的自己是个多么热爱玩耍的孩子啊。

当赞再长大一点，成了一个大人，她希望能帮助那些像她小时候那样痛苦挣扎的孩子（或许甚至还能帮助青少年和成年人）。她想帮助那些感到伤心、孤独的孩子（还有青少年、成年人），他们需要有人帮助他们理解自己到底怎么了，或许还能帮助他们对自己和生活感觉好一点。她记起自己是多么喜欢游戏治疗，喜欢讲故事、冒险、跳舞、听故事、编小曲、建沙堡、涂涂画画——小时候她是多么喜欢和游戏治疗师一起玩啊。她还知道自己仍旧热爱这些，于是想"也许我可以学习用我热爱的事情来帮助别人"。

赞对于人为什么会变成现在这样感到越来越好奇……是什么让他们这样想……是什么让他们有这样的感受……是什么让他们这样做……什么让人痛苦挣扎，什么能帮助人学习表达想法和情绪，怎样创建安全的空间来让人讲故事，越来越强烈的好奇心驱使着赞不断探索和学习。当赞成熟起来，上了大学，毕业后进入社会，她开始寻找能充分利用她所热爱的事情（听故事、玩冒险、跳舞、讲故事、编小曲、建沙堡、涂涂画画、玩）来跟孩子（甚至青少年和成人）建立关系的方式，或许这还能帮他们理解自己到底怎么了，帮他们对自己，对生活感觉好起来。最后她决定了，能帮助别人，还能做自己喜欢的事情，最棒的选择就是学习游戏治疗……于是她开始学习游戏治疗。她知道如果自己能通过学习成为一位陪伴者／导师／见证者／治愈者／教师／游戏治疗师，就能帮助别的孩子（青少年和成年人）找回失去的快乐和美好。（这并不是说有人能让发生在他们身上和生活中的苦难凭空消失，但是有一位陪伴者／导师／见证者／治愈者／教师／游戏治疗师，就有可能开启他们重拾快乐和童心之旅。）

然后……她开始追寻知识和智慧，寻找一位教师（或者两位）——能够回答她关于游戏治疗的一些问题的人。（不过她真的有很多问题。）幸运的是她找到了我们……而我们碰巧是教师……还是知道点儿游戏治疗的教师……而且喜欢将游戏治疗作为我们跟孩子（还有青少年和成人）的关系的基础，陪伴他们踏上旅程。在接下来的篇章里，我们尝试回答赞在学习将游戏治疗用作建立关系、促进理解、助力成长的工具时所提出的问题。如果想把游戏治疗当作一种疗愈范式来使用，她需要知道很多东西。本书就是为了把这些教给赞（当然还有你）而写的，希望你能像我们爱上写这本书一样，爱上和赞一起经历的这段游戏治疗冒险之旅。

第一章

游戏治疗概述

如果你是那种喜欢听故事，很有冒险精神，爱跳舞、讲故事，喜欢自己哼小曲，会在沙子里面打滚，又热爱艺术创作的人，如果你恰好又有兴趣了解如何运用游戏和儿童进行有疗效的工作，那么欢迎来到游戏治疗的世界！本章是导论，会介绍游戏治疗的基本原则。这一章我们将呈现游戏治疗的多种定义及方法，简要介绍不同学派的游戏治疗，说明什么样的来访者适合游戏治疗，成为一个游戏治疗师的个人特质及专业资格有哪些，介绍不同的游戏治疗场域，阐明游戏治疗是如何起作用的，以及游戏治疗中包含的一些注意事项。

到底什么是游戏治疗

正如标题所提到的，这是一本教你如何进行游戏治疗的书。在正式开始之前，要先介绍游戏治疗是什么。其实，回答这个问题（"到底什么是游戏治疗？"）是有点困难的，因为有很多种不同的方式可以定义游戏治疗。

在韦伯字典中，游戏治疗的定义是"一种可以让孩子用玩耍而不是语言

的方式表达感受和冲突的心理疗法"。英国游戏治疗协会（British Association
for Play Therapy，2014a）定义其为"治疗师和孩子之间的动力过程，在此过
程中孩子以自己的步调（速度）探索不管是源自过去或现在、意识或潜意识，
但是此刻正在干扰孩子的议题。通过治疗同盟，孩子的内在资源被激发，借
此带来孩子的成长和改变。游戏治疗以儿童为中心，过程中游戏是最重要的
媒介，语言是次要的"（para.13）。Willian 和 Ryan（2005）对游戏治疗的定义
则聚焦于儿童和青少年："游戏治疗是在治疗师与儿童或者青少年之间建立起
强烈关系经验的一种方法，在此过程中，游戏是最重要的沟通媒介"（p.3）。
Landreth（2012）在《游戏治疗：建立关系的艺术》（*Play Therapy: The Art of
the Relationship*）中认为，游戏治疗对任何年龄层的人都适用。他定义游戏治
疗是来访者（任何年龄）与一位受过训练的游戏治疗师之间建立起来的一种
特殊的动力人际关系，游戏治疗师使用谨慎挑选的游戏材料与来访者建立一
段安全的关系，从而让来访者能够通过游戏——孩子天然的表达方式，来表
达和探索自己（包含感受、想法、经历和行为），借此带来最佳的成长和发展
（p.11）。根据美国游戏治疗协会（Association for Play Therapy，2017）的定
义，游戏治疗是"系统性地运用某个理论学派而建立起来的人际模式，由经
过训练的游戏治疗师利用游戏的疗愈力量来帮助来访者预防或解决心理社会
方面的问题，从而达成更好的成长和发展"（para.1）。（一看就像委员会式的
官方定义，不是吗？）如果我们综合总结所有的定义，游戏治疗可以视为一
种干预的治疗方式，由受过训练的专业人士根据某种理论，始终如一地通过
行为互动而不是仅仅靠语言交流来理解来访者，与来访者沟通。

　　以我们对游戏治疗所下的这么宽泛的定义来看，我们可以将游戏治疗描
述为一种运用各种方法与来访者沟通的治疗模式，除了无结构地自由玩耍，
还包含冒险治疗技巧、讲故事和治疗性隐喻、运动/舞蹈/音乐体验、沙盘游
戏治疗、艺术技巧及结构化游戏体验。对于我们来说，游戏治疗的互动性要
能允许甚至鼓励自我表达、有创意的象征意义和想象力。简单来说，游戏治
疗就是一段由受过训练的游戏治疗师为来访者创造一个安全的环境，来访者

通过讲故事、冒险、舞蹈、听故事、编歌、在沙盘中玩耍、进行艺术创作和游戏来探索和表达自己。

游戏治疗的学派

游戏治疗有很多学派。很多学派是基于心理咨询和治疗的理论流派（例如阿德勒学派、来访者中心、客体关系、存在主义、认知行为、格式塔、荣格学派、叙事疗法、心理动力学、整合流派）。还有一些方法是专门为游戏治疗发展出来的，例如动力取向游戏治疗、体验式游戏治疗、协同（synergetic）游戏治疗、基于图式（schema-based）的游戏治疗、罗伯特自闭症游戏治疗（Autplay）、生理反馈游戏（Somaplay）、释放性（release）游戏治疗、生态系统（ecosystemic）游戏治疗，以及治疗性游戏（Theraplay）。最近，游戏治疗又发展出大量其他的流派，这些流派都有其对于人性的哲学假设，人的人格是如何发展出来的，人为何会出现功能性障碍，人是怎样成长和改变的，以及临床干预是如何起作用的。如果我们要详细描述游戏治疗的所有种类，一本书是远远不够的（甚至超出我们的脑容量），所以我们挑选出了一些运用比较广泛的学派进行详细说明（参见第二章）。但我们确实希望大家能够了解，游戏治疗的方法是非常多元的，有兴趣的话可以继续探索……

谁是游戏治疗的来访者

我们深信游戏治疗适合所有人……适合任何年龄段的来访者，有多种治疗形式，可以选择最适合来访者及其家庭的形式，包括个体治疗、家庭治疗和团体治疗。游戏治疗可以帮助那些已经或者正在经历丧失、离异，或感到哀伤、焦虑、自责、愤怒、恐惧和痛苦的人，不论是儿童，还是青少年、成人。游戏治疗可以针对彷徨无依的人，也可运用于那些被虐待或者被忽视的人。个体治疗、团体治疗或者家庭治疗中均可使用游戏治疗。游戏治疗能够帮助那些在学校和工作中遇到困难，在家庭问题中苦苦挣扎，甚至长期住院的人们。任何一个人，不管是惊恐的人、勇敢的人、孤独的人、被爱的人、文艺的人，或者很腼腆的人，只要他们想要全然地活着并且实现自己的价值，就可以从游戏治疗中获益。

虽然游戏治疗常用在年龄为 12 周岁以下的孩子身上，但是有越来越多的研究证明游戏治疗也可以用在年龄大于 12 周岁（有时是大很多）的来访者身上（如 Ashby，Kottman，& DeGraaf，2008; Frey，2015; Gallo-Lopez & Schaefer，2005; Gardner，2015; Green，Drewes，& Kominski，2013; Ojiambo & Bratton，2014; Schaefer，2003）。由于我们相信游戏治疗可以应用于任何年龄，所以本书特意扩展范围，纳入适用于儿童、青少年、成人和家庭的游戏治疗技术、策略和技巧方法。

谁来进行游戏治疗

要成为一个游戏治疗师，需要一些特殊的个人特质，而专业的训练和治疗经验也是成为一个游戏治疗师不可或缺的部分。英国游戏治疗协会（British Association for Play Therapy，2014b）列举了成为游戏治疗师需要具备的个人特质。他们认为游戏治疗师需要具备同理心、真诚、诚实、尊重、遵守伦理、睿智、能够自我觉察、有责任心、真诚一致、有同情心、有反思力，且致力于个人和专业的发展。根据 Kottman（2011）的想法，有效能的游戏治疗师是喜欢孩子的，对待孩子的态度是尊重和善的，有幽默（感）细胞，懂得自嘲以及和别人共同欢笑，喜欢有趣和好玩的事情，有足够的自信，其自我价值感无须依赖别人的积极评价，保持开放和真诚，懂得变通（有弹性），能够接纳模糊不清的情境和不确定性，能够接受别人的看法而不会觉得自己脆弱无助或必须批判别人，愿意将游戏和隐喻当作与人沟通的方法。当他们与孩子同在时能够感到放松和舒适，且有能力与孩子建立关系，能够温柔而坚定地设限，也能够保持人际之间的边界，有自我觉察，也能够承担人际之间的风险。除此之外，对于自己个人的议题以及这些议题在游戏治疗过程中会对来访者及其家人可能造成的影响保持开放的心态（Kottman，2011）。

总的来说，我们认为那些正在实践游戏治疗，或者那些想要成为游戏治疗师的人需要有创造力，头脑灵活（如果身体很灵活也很好，但不是必需的，尤其因为我们中只有一个身体很灵活——是 Keristin，不是 Terry），有趣，有热情，值得信赖，有责任心。这和其他流派对治疗师的要求并无太大差异。我们认为对于专业的游戏治疗师来说，愿不愿意进入来访者具有创造性的世界，且能不能够运用象征性的思考，是其专业性的重要的考量因素。这个特质尤其重要，因为在游戏治疗中，最重要的"工具"就是你这个人，一个热爱玩的人，一个喜欢听故事，很有冒险精神，喜欢跳舞、讲故事，喜欢自己哼小曲，会在沙子里面打滚，热爱艺术创作的人。

如果你已经受训成为一名传统的咨询师、社工、心理学家或者其他类型的心理健康专业人员，而你又想要成为一名游戏治疗师，你还需要以开放的态度看待来访者玩的过程（或者说来访者所做的），将其视为疗愈的渠道，沟通和促进改变、成长的路径，而非仅着眼于语言（或者说来访者所说的），这点至关重要。你必须愿意跨越这个鸿沟，不再只是将谈话视为建立关系、探索动力、协助来访者获得洞察力以及促进他们改变的唯一途径，而是愿意相信通过游戏也能达到上述治疗历程，游戏也是有效的媒介——在游戏治疗中，游戏本身就是治疗。

美国游戏治疗协会（The Association for Play Therapy，APT）也有一些重要（好吧，是必要）的标准。（美国游戏治疗协会创立于 1982 年，是美国全国性的专业组织。一些心理健康从业人员有志于探索游戏的治愈力，并根据来访者的发展水平视情况运用游戏进行沟通和治疗。美国游戏治疗协会就是为了促进这部分专业人士之间的交流而诞生的。）若专业人士想要成为一名注册游戏治疗师（Registered Play Therapist，RPT），则需要满足美国游戏治疗协会设定的一系列标准和要求。他们近期还增加了学校咨询师和高校中的心理学家成为注册游戏治疗师的标准和要求。（详见附录 C 关于成为美国注册游戏治疗师、美国学校注册游戏治疗师和美国注册游戏治疗师督导的规定。）

美国游戏治疗协会提供了以上每一种专业人士成为注册游戏治疗师的详细信息和一年两次的继续教育要求。因为资格认证的程序是会变的，这里我们就不再列举那些冗长的条目了，即使列出来了在你读到这本书时可能就已经过时了。需要注意的是在成为注册游戏治疗师和学校注册游戏治疗师之前，都必须拥有专业执照。也就是说，在成为美国注册游戏治疗师之前，必须拥有所在州授予的执照。在踏上游戏治疗之路时，我们建议你先明确成为一名注册游戏治疗师需要满足哪些条件，并在这一路上不断回顾，这样就不会迷失方向。

最近，北得克萨斯大学的游戏治疗中心也建立了儿童中心游戏治疗（child-centered play therapy，CCPT）和亲子关系治疗（child-parent relationship therapy，CPRT）的认证标准。儿童中心游戏治疗的认证标准包含两个等级。每一个等级都有特定的要求，包含心理健康的专业执照，达到儿童中心游戏治疗的具体受教育时数，通过儿童中心游戏治疗的考试，进行儿童中心游戏治疗时有被督导的经历，以及一份自我评估报告。而亲子关系治疗认证有三个等级，有类似的要求。目前，我们正在推进阿德勒游戏治疗的认证项目，我们认为游戏治疗的其他流派未来也会发展出各自的认证体系。

游戏治疗在哪里做

简单来说，你可以在任何地方进行游戏治疗。虽然话是这么说，但如果能够有一个私密的空间，还能隔音（理想情况下），那就完美了。因为游戏治疗有时候真的会很吵！通常声音不会大到很离谱，但是想象一下玩具摔到地板上（意外或者故意的），狮吼般的咆哮，来访者（或者治疗师）放声高歌或者大笑，就算撇开保密原则，以上任何一个情景都可能影响或者打扰隔壁房间的人。房间比普通的卧室大一点就很合适，这会给玩具和游戏材料，以及你和来访者足够的空间。然而事实上，我们以前的游戏室就是门卫的小房间改造的（还好我们长得都不是特别高）。有几年，我（Terry）在某所小学工作，就在电梯外面的杂物间做过游戏治疗，也曾在一个非常宽，类似咨询办公室大小的游戏室做过游戏治疗（9 米 ×9 米）。现在，一位非常大方的学校咨询师在办公室内留了一角给我做游戏治疗。这里我们想告诉你的是，任何地方你都可以做游戏治疗。记住，你的来访者很可能没有读过专业书，根本不知道标准的游戏治疗室到底长什么样子。正如我（Kristin）的孩子们所说："有什么就用什么，要求别那么高。"

到底在哪里做游戏治疗其实没有硬性的规定，如果你认同我们所定义的游戏治疗，你会发现游戏治疗可以在与传统咨询不太一样的场地进行。游戏治疗师一般可以在私人执业场所、社区机构、学校（我们都是学校的志愿者）、医院、营地，或者是来访者的家中进行。你也可以在室外进行游戏治疗——游步道上、湖畔、溪边，甚至是探险器械的绳网上。（我们甚至在海滩上做过沙盘游戏治疗！）只要这个空间能够保护隐私，或者让来访者（或者监护人）了解这个地方有泄漏隐私的危险（在公园或者游步道上是无法保证隐私的），就可以进行游戏治疗。在不同场所进行游戏治疗，可能会有不同的限制（例如，当你在划独木舟的时候，很难玩玩具或者做指导性的艺术活动）。我们希望你能够创造性地考虑游戏治疗的场地和在治疗过程中所用的材料。（因为，记住，你，你自己，你对于听故事、冒险、舞蹈、讲故事、编歌、在沙中玩耍以及创作艺术的热爱才是你唯一需要的"工具"。）

游戏治疗是如何起作用的

要谨记游戏治疗的基础是游戏的治疗性力量——这种内在力量存在于一段关系中，在这段关系里面人们会感到有创造力，感到被接纳和有安全感。正如心理咨询的形式可以是创造性和艺术性的，游戏治疗也允许来访者用各种各样的方法来表达自己的想法、情绪和体验。Schaefer 和 Drewes（2014）曾经归纳过游戏的 20 种疗愈因子，分别是自我表达、接近无意识、直接教导、间接教导、宣泄、精神发泄、积极情绪、对抗恐惧、压力免疫、压力管理、治疗性的关系、依恋、社交能力、同理心、创造性的问题解决、复原力、道德发展、促进心理成长、自我调节和自尊（如果你想要了解更多关于疗愈因子的信息，可以阅读 *The Therapeutic Powers of Play*：*20 Core Agents of Change*，Schaefer & Drewes，2014。）

　　就本质而言，游戏是人类最原始的活动。Brown 和 Vaughn（2009）曾经描述游戏的力量："最显而易见的，游戏能带来强烈的愉悦感。它带给我们活力，让我们有生气。游戏能减轻我们的负担。游戏使我们本能的乐观积极天性重获新生，也为我们提供更多新的可能性"（p.4）。孩子常常无法用言语来描述那些需要语言技巧来表达的情绪、体验和想法，因此游戏和隐喻能够帮助他们更好地表达自己（Kottman，2011; Nash & Schaefer，2011）。尤其是对那些年轻的来访者来说，游戏是他们的语言（Kottman & Moustakas，1997; Ray，2011）。对孩子来说，游戏治疗有助于交流，培养健康的情绪，增强社会关系，让人更有力量（Schaefer & Drewes，2014）。对于青少年和成年人来说，游戏则有助于建立关系，产生创造力，减少对抗性，增强洞察力，将抽象的想法应用到每日的生活场景中（Gallo-Lopez & Schaefer，2005; Gardner，2015; Green et al.，2013）。

　　"为什么用游戏治疗？""游戏治疗是如何起作用的？"最近的研究已经给出了越来越多的证据。鉴于现在循证研究的氛围下，游戏治疗有很多文献可以回答"为什么"要用游戏治疗。有一些实证研究证明游戏治疗能够有效降低来访者的行为问题，例如干扰和注意力不集中，这些行为问题往往与攻击、焦虑、品行障碍、抑郁或注意力缺陷/多动障碍相关。游戏治疗也能够有效改善来访者与例如领养、遗弃、孤独症、离婚、无家可归、学习障碍、精神创伤、学校或社会问题（例如，Blanco & Ray，2011; Bratton，Ray，Rhine，& Jones，2005; Carnes Holt & Bratton，2015;Dillman Taylor & Meany-Walen，2015; LeBlanc & Ritchie，2001; Lin & Bratton，2015; Meany-Walen，Bratton，& Kottman，2014; Meany-Walen，Kottman，Bullis，& Dillman

Taylor，2015; Ojiambo & Bratton，2014; Ray，Armstrong，Balkin，& Jayne，2015; Schottelkorb & Ray，2009; Swan & Ray，2014）有关的症状。希望你能通过上面这个简略的清单，初步了解游戏治疗的有效性。

最近，阿德勒游戏治疗、治疗性游戏、亲子家庭治疗（filial family therapy）、亲子关系治疗、儿童中心游戏治疗已经加入由美国物质滥用和精神卫生服务管理中心（Substance Abuse and Mental Health Services Administration，SAMHSA）管理的全美循证项目和实践登记处（National Registry of Evidence-Based Programs and Practices，NREPP）。阿德勒游戏治疗对于减少破坏性障碍、行为问题和建立积极的自信有成效。治疗性游戏对于一些已经内化的问题特别有效，它能够帮助那些自闭症谱系障碍患者减少紊乱行为和症状。亲子家庭治疗有助于增强亲子关系，减少非特异性的心理健康障碍和症状，增强复原力／自我形象，改善家长养育行为，以及提高个人的社会功能／社会能力。亲子关系治疗能够有效地增加家庭凝聚力，帮助有破坏性障碍或症状的来访者，改善一些已经内化的问题。而儿童中心游戏治疗能够提高一般社会功能和幸福，对于焦虑障碍和症状以及破坏性障碍和行为问题均有效果。

这些就是到目前为止我们所知道的关于游戏治疗如何发挥疗效的所有内容。（免责声明：我们不是人际神经生物学的专家，我们甚至没有在电视节目中扮演过专家的角色，这只是我们根据自己有限的知识和理解做出的总结。如果对于游戏治疗脑发展感兴趣，请根据这个主题自行搜索更多的信息。）

在生命早期，大脑的发育遵循着等级（阶层）制度（Gaskill，2010）。脑干和间脑是最早发育和运作起来的脑区，对于代谢系统、过度反应、感知觉问题和情绪唤起均有影响。而大脑皮质则发育得稍晚，它关乎理性执行的部分。精神创伤会影响正在发育的脑区，这意味着当孩子受到精神创伤，脑干和间脑的有序组织就被破坏了，对应的脑区就会受到消极影响。雪上加霜的是，大脑在此失序的状态下继续发育，终将对人的理性思考能力产生消极影响，甚至会让人终生无法以社会期望和接受的方式来表现自己。

游戏治疗可以对受到创伤影响的大脑产生作用，尤其是精神创伤发生在早期的情况（例如儿童或在孩童时期体验到精神创伤的成人）。因为相比谈话治疗，游戏治疗是非言语的，也较少依赖洞察力和推理能力，可以帮助脑区受到影响的来访者处理他们的经历，表达自己的想法和感受（Gaskill，2010）。游戏治疗与人的发展水平相呼应，作用于受压力事件影响的脑区。游戏治疗与"只是玩玩"不同，因为治疗师当下展现的同理心和与来访者同步的态度能帮助来访者处理他们的经历、感受和想法。

游戏治疗的林林总总

当你在考虑游戏治疗时，有很多事情需要考虑：游戏治疗的阶段、技术、策略和技巧、玩具与媒介、对家长和来访者解释什么是游戏治疗、第一次游戏治疗、在游戏治疗中要做些什么、如何结束一次游戏治疗、治疗过程和终止。（这一节的内容本身就可以写成一整本书。随着探索的深入，你会发现游戏治疗的各个面向可以用许多方式展现——依据你的理论取向、你的场域，以及你的个人偏好。我们相信，只要是涉及游戏治疗的，就不止有一种方式，以上这些元素你都可以进行改进，让其更适合自己。）

阶段

对于游戏治疗的不同阶段，各个流派都有自己的说法——有些聚焦在来访者的行为上，有些聚焦在治疗师的行为上，而有些则聚焦在关系上。既然本书的初衷是教大家如何做游戏治疗，最有效的方法是将游戏治疗的过程一一呈现给大家，聚焦于游戏治疗师都做些什么。我们想要用跨理论的方式来讨论游戏治疗的技术与技巧，如果你想熟练掌握游戏治疗，形成自己的治疗风格，这些技术与技巧都是要学的。我们决定将游戏治疗的过程用四个互相衔接交叠的阶段来呈现。因为每一种游戏治疗流派都会以自己独特的方式给治疗阶段命名，这里我们就以治疗师在这一阶段中所做的为依据，简单命名一下：（1）建立关系（这部分贯穿整个治疗过程，因为即使你已经和来访者建立了关系，你依然需要维持这段关系从而让事情有所进展）；（2）探索来访者人际动力和内部动力；（3）帮助来访者洞察自己的想法、情感和行为模式；（4）提高来访者正向改变的能力，不管是认知、情感还是行为层面。不同的游戏治疗流派对于这些阶段的侧重点不一样（有些跳过其中一个或多个阶段，我们稍后再讨论这个部分）。因为这是一本跨理论的书，四个阶段我们都会讲到，同时每个阶段所用的技术和技巧也会逐一讲解。

技术、策略和技巧

需要区别一下游戏治疗的技术、策略和技巧。游戏治疗的技术是几乎所有流派的游戏治疗都需要用到的基本功。一些基础的游戏治疗技术包括追踪、重述内容、情感反映、归还责任给来访者、提问、观察，以及设限，这些技术是用来与来访者建立关系的（详见第四章），治疗全程也要使用这些技术来维持关系。在探索来访者人际和内部动力的阶段，我们会使用游戏治疗技术中的提问和观察技术（详见第五章）。为了帮助来访者增加对于自己的想法、感受和行为的固有模式的洞察，一些游戏治疗的流派会使用更具指导性的技术，一些理论流派则因为不强调需要增加洞察力，因此不使用这些技术。那些强调获得洞察力的流派，会在此阶段使用阐释、来访者的隐喻、面质和设计治疗性的隐喻故事等技术（详见第六章）。除了贯穿游戏治疗其他阶段的技术以外，在游戏治疗的最后阶段——协助来访者获得洞察力，还可以包括下列技术：特别注意时机点，关注继发性获益，更有现实感，协助其他人更有现实感，以及教导（详见第七章）。许多在游戏治疗中跟来访者使用的技术也适用于家长和教师，甚至有很多技术是专门用于家长和教师教育咨询的：重新架构，传递出了解与共情的态度（是的，这对于所有的来访者都很重要。但是我们想特别强调和家长工作时也需如此，特别是因为我们两位作者都是家长，在和咨询师、教师沟通自己孩子问题时感到同样需要被如此对待），不评价（是的，我们知道这对来访者来说也很重要，但是有时家长和教师更加难以做到这点，所以我们需要对他们强调这项技术），以及帮助他们定义所要达到的目标。所有这些技术，包括家庭游戏治疗，都会在第八章详细说明。

游戏治疗的策略可以被广泛地应用在游戏治疗的每一个阶段。我们将游戏治疗中使用的策略大致分为以下几类：冒险治疗技巧、讲故事和治疗性隐喻、运动 / 舞蹈 / 音乐体验、沙盘游戏治疗、艺术技巧、结构性游戏体验。在第三章会有关于这些游戏治疗策略的详细解释、描述和多种案例。我们还要声明这其中有些策略事实上是别的专业领域的策略，但是你也可以在游戏治疗中使用。（我们不想冒犯任何人。）

在这些广义的策略中，每一个策略都涵盖各种游戏治疗技巧。这些技巧指的是游戏治疗师在整个游戏治疗过程均可运用，作为工具和干预的各种活动。你会发现游戏治疗的技巧是包含在每一个策略中的，这一部分会在第四、五、六、七章中详细说明。我们希望本书能够兼具知识性与实用性，这样当你需要寻找干预灵感时，能够重读各个章节作为参考。我们也确保书中包含的技巧均以游戏作为基本的沟通工具，就像 Scott Riviere（私人通信，2016 年 10 月）所描述的"实际操作（mechanical communication）"那样，能够让来访者用身体和动作，而不是用话语进行沟通。将焦点放在以游戏作为交流工具，我们认为这非常重要，否则最终只会变成在游戏室里做谈话治疗。（在游戏室做谈话治疗完全没有问题，只是这不是我们想要教给你的东西。）

玩具和游戏治疗的媒介

玩具和媒介都是你可以在游戏治疗中使用的"东西（things）"。在游戏治疗中要准备哪些种类的玩具和媒介，准备多少，这些都由你依据自己的治疗风格和环境设置而决定。一些游戏治疗取向（生态系统游戏治疗和治疗性游戏——我们会在下一章讨论），做游戏治疗的前提是一个空房间，由治疗师针对每次治疗要达到的目标而选择带入特定的玩具和媒介。

Kottman（2011）指出可以放在游戏室的五大类游戏媒介：家庭 / 抚育类、恐怖类、攻击类、表达类和扮演想象类。家庭 / 抚育类的玩具主要是帮助来访者和治疗师建立关系，探索家庭动力，表达在关系中的体验、想要什么或需要什么。此类玩具包括娃娃屋、娃娃家族（包含不同肤色）、婴儿娃娃和它所需的东西（例如奶瓶、毯子、摇篮）、毛绒玩具、沙箱、医生套件、工具套件、厨房以及锅、盘子、餐具、空的食品盒子，例如装燕麦片的盒子、花生酱罐（塑料的）和酸奶油盒。

恐怖类的玩具可以用来处理及克服来访者的恐惧。这类玩具包含蛇、昆虫、鲨鱼、龙和其他常被认为恐怖或吓人的动物。动物玩具最好包含不同大小和材质的（比如一条长毛蛇，一个布偶鳄鱼，或一大群塑料昆虫，有大有小）。对于有过创伤或紧急医疗救援经历的来访者，救护车、消防车、警车等类似的玩具就足够恐怖了。

攻击类玩具可以帮助来访者表达和处理生气、攻击、保护与控制等议题。这些情绪在其他情境中常常是不被鼓励的，比如在学校或者家里，而运用攻击类的玩具孩子能够以象征性的方式去探索。攻击类玩具包含飞镖、激光枪、手铐、绳子、拳击袋、刀剑、士兵玩偶或者盾牌。你也可以准备小枕头，可以用来打枕头仗，也可以让来访者练习用更恰当的方式表达愤怒（打枕头或者对着枕头怒吼）。

当无法通过其他媒介表达时，表达类玩具可以帮助来访者用不同方式表达自己。这些玩具可以帮助来访者增加控制感，练习问题解决的技巧，表达创意。包含工艺美术材料，例如水溶颜料、彩色蜡笔、记号笔、橡皮泥、胶带、剪刀、胶水、闪光粉、打孔器、订书机、贴纸、纸张、硬纸板、羽毛、绒毛球、吸管、毛根扭扭棒、蛋盒、报纸和杂志。（现在已经很难找到了，难道还有谁会像以前一样读纸质材料吗？）

扮演/想象类玩具主要帮助孩子表达自己和自己的期望。在游戏室的安全环境内，他们可以扮演各种类型的角色，体验不同的行为和态度，演出不同的情境。这类玩具可以包含戏服（领带、运动夹克、斗篷、高跟鞋、实验室外套，以及/或者其他服饰）、帽子（军队、消防队员、警察、男女牛仔）、面具、魔杖和皇冠。你也可以准备动物家族系列（农场动物、动物园动物、野生动物，海洋动物等）、布偶、轿车、卡车、飞机、电话（至少两个）、积木和建筑材料等。

除了上述列举出来的玩具和媒介，还可以考虑其他的类目。我们建议保留一个画架。最好是可以随便放置的独立画架（而不是桌面画板），配有至少四种不同色的颜料。最好是在塑料的颜料杯中放入较小的一次性纸杯或者塑料杯，里面放上少许颜料，如果真的弄得一团糟，起码这会更好收拾。（说多了都是泪啊。）添加一点洗涤剂在颜料中，如果沾染到衣服或者墙上……或者头发上，这样更容易清洗掉。当然，对来访者来说，这也让颜料更加细腻光滑，对来访者的感官动作知觉更有利。我们发现如果有一个布偶架或者有一个类似功能的东西会是件很棒的事情。来访者可以把自己藏起来，可以表演节目，或者在需要的时候用它来把自己和治疗师隔开（有时候布偶架不仅是布偶架）。如果在游戏治疗室中有一张不占用太多空间的桌子也非常棒。来访者可以在桌上使用表达类媒介，在桌上玩可比在地上玩舒服多了。我们建议你选择一把带轮子的椅子，或如果你选择坐在地板上，要找个能支撑你背部的东西。有轮子的椅子方便你在房间里自由移动。如果你需要坐在地上，你可以选择一个游戏椅子或者一个靠背，起码你不用一整天都驼背坐着（我们俩背都不太好，光是想象一下坐着背后没有东西支撑就已经感觉很酸爽了）。

你要知道，针对游戏治疗室中要或不要什么东西，很难达成一致。是否能在游戏室中使用电子产品是现阶段非常热门的一个话题（Snow，Winburn，Crumrine，Jackson，& Killian，2012），即便是我们俩都意见不统一。一些游戏治疗师（包括 Terry）可以接受在游戏室中放置平板电脑或者笔记本电脑，他们觉得让那些爱玩游戏的来访者使用电子产品会促使他们和别人建立联结，还能鼓励他们用自己喜欢的游戏模式练习诸如焦虑管理或学会控制愤怒情绪。其他人（包括 Kristin）则是认为游戏室中不能放置任何带电池的东西，他们认为这会限制创造力和自由的表达。

游戏治疗师之间还存在另一个分歧：要不在游戏治疗室中放置一个不倒翁。一方认为放置不倒翁意味着鼓励孩子攻击（Charles Schaefer，私人通信，2015 年），而另一方则认为通过不倒翁来表达愤怒情绪很有必要，而且这并不会增加孩子本身的攻击性或愤怒情绪（Ray，2011）。当你纠结是不是要买一个不倒翁放在游戏治疗室时，要知道它可不仅仅是用来捶打的，我们有来访者将它当马骑，有的会去拥抱它，有的会尝试各种方法不让它站起来，这个过程中就训练了挫折的耐受力和控制感（这次我们又观点不一致——Kristin 放了一个不倒翁在她的游戏室而 Terry 并没有。这意味着并没有正确的答案，或如果真的有，我们也不知道正确答案是什么）。

我们也应该讨论一下是否可以在游戏室放玩具枪或者其他武器。游戏治疗师们对此有截然不同的看法。你需要考虑一下自己的接受度，你如何看待玩具枪，以及如何看待孩子用各式方法使用玩具枪。你在什么样的场所进行游戏治疗也是要考虑的重要因素——学校或者其他场所可能会对枪有管制（即使是玩具类的）。让我（Kristin）印象深刻的是个女孩，她用飞镖枪对着自己的头，然后开始吹头发。对她来说，这把枪不是枪，而是一个美发工具！这个经历让我重新认识了创造力和想象力。总之，我们认为只要你有自己的考量标准，并且是基于你的受训经历、个人经验、人类发展的规律和理论背景的话，那么在游戏治疗室中具体放"什么"并不是那么重要。（下一章我们会讨论这部分。）

布置一间游戏治疗室成本高昂，这毋庸置疑。不过我们慢慢了解到大多数的来访者并不介意玩具是新的还是用过的。事实上许多孩子更喜欢用过的玩具，用过的玩具在玩的时候可以不必非要保持整洁和完整，更能放心大胆玩。去旧货店、跳蚤市场，或者自己孩子的玩具盒里找找，不用的旧玩具都可以。还可以请来访者、家人、邻居小孩或朋友帮忙一起做玩具。例如你可以自己做袜子布偶而不是用买的。我（Kristin）的布偶架和娃娃屋就是我老公和大儿子做的。这比买个新的要便宜多了。另一个节约成本的方法是跨类别使用玩具。例如小枕头一般被用于枕头大战，但是也可以与婴儿玩偶一起用于抚育类目。虽然蛋盒一般作为表达类玩具，但也可以用在抚育／家庭类的厨房区域，还可作为攻击类的玩具拿来撕碎，如果来访者扮成厨师，蛋盒就是扮演类玩具，而对于鸡蛋过敏的来访者而言，蛋盒甚至成了恐怖类玩具。

（我猜我们要说的是"把所有的蛋盒收集起来，你会用到它们的！"）

对家长和来访者解释游戏治疗

思考一下这个问题：你是怎么知道游戏治疗的？关于"游戏治疗是什么"以及"游戏治疗做什么"，你的最初印象是怎样的？是什么帮助你更理解游戏治疗，并发现其价值？许多你未来可能要一起工作的来访者已经对游戏治疗有了一些了解。他们所知道的信息，有些比较准确，有些却不然。有些人对于游戏治疗抱着积极正面的态度，而有些人可能认为游戏治疗是没有意义的。当你开始要和新的来访者一起工作后，最好不要假设他们已经知道游戏治疗是什么，或者知道你会在游戏治疗中做什么。最好以来访者能理解的方式介绍一下游戏治疗，不要让他们误以为游戏治疗"只是玩"。因为要解释的对象有所不同，包括儿童来访者的家长和教师、儿童、成人／青少年，我们将提供三种不同的方法来解释游戏治疗。

对儿童来访者的家长（必要时和教师）解释游戏治疗

我们认为第一次与家长和教师见面的时候，孩子不要在场，这很重要。我们希望能有一个机会来了解他们，也让他们有机会稍微了解我们一点。没有孩子在场还有一个好处，在与这些重要的成年人的第一次会谈中，我们希望父母可以自由地分享任何信息，不必顾虑孩子在场而有所隐瞒（无论是家长有意识地避而不谈，还是我们要求他们不要在孩子面前数落孩子的不是）。在这段时间里，我们会解释什么是游戏治疗，他们可以期待什么，以及我们如何预测这个过程的进行。

我们提供简明扼要的信息，说明儿童发展规律，以及游戏如何与儿童的沟通方式联系起来。"玩具是他们的文字，游戏是他们的语言"的经典描述可以用来解释游戏治疗的过程和理念。有时我们会讲到儿童通过自己的身体来沟通，他们做的比说的要多。我们可以向成人展示游戏室，或者直接在游戏室中进行"解释环节"，这样他们就可以看到孩子要做治疗的区域。面对那些刚刚开始了解游戏治疗的家长或教师我们会说些什么，下面举例说明：

"对于很多幼小的孩子来说，他们不像青少年或者成人知道该如何用言语说明他们所遇到的问题。相反，他们倾向于通过玩或者互动向我们展示他们生活中发生的事情。身为游戏治疗师，我的工作就是用我的耳朵、眼睛和心去聆听他们。我看着孩子们，与他们互动，试着弄清楚他们当下的感受是怎样的，正在想些什么，以及他们生活中发生了什么。

"我还会与家长（有时候和教师以及其他家庭成员）合作，这样能帮助我更好地了解孩子，也能帮助家长调整对孩子的看法，通过改变与孩子的互动方式来支持孩子的进步。当我注意到孩子在游戏治疗过程中的想法、情绪和行为存在某种模式时，我会告诉你们，然后分享可以做些什么来帮助孩子。我相信，当孩子出现问题时，家庭中的每个人都有一定责任，所以我希望家庭中的每个人能各司其职将事情往更好的方向推动，为孩子也为自己。对教师来说也是一样的（我相信，当一个孩子出现问题，教师和班级中的每一个人都可以帮忙推动事情往更好的方向发展，为这个孩子也为他们自己）。"

我们会和家长讨论孩子的着装，定下治疗的节次，一次治疗的时长，治疗的次数，纳入其他重要成人和保密。我们鼓励家长给孩子准备一套不用怕在游戏治疗过程弄脏的衣服（不是指会故意弄脏，但是以防万一。有时候家长会给孩子穿像是"要去看医生"的正式服装，接下来可能会弄得一团乱）。我们会解释，在游戏治疗中会用到颜料、沙子、水，还有其他可能弄得比较脏的材料，我们不希望孩子在治疗过程中束手束脚，或因为弄脏衣服而惹上麻烦。作为游戏治疗师，我们也不会穿自己最漂亮的衣服，你会发现我们最常穿的就是 T 恤和打底裤或者牛仔裤。这不是传统意义上的"专业"着装，所以我们会告诉家长这样穿可以让我们在游戏中比较放得开，我们也不想把精力放在担心衣服可能被毁上。

决定治疗的节次、时长和次数，是与家长和教师初次见面时要重点讨论部分。除非你在学校工作，否则许多家长很可能希望在课余时间安排游戏治疗，但孩子经常又有课外活动，比如参加球队、童子军、教会 / 宗教团体和音乐才艺班。这些可能是你和家长需要考虑的阻碍因素。有时光是参与这些课外活动就可以反映出现存的问题，尤其是当孩子被安排过多的活动，或者家长完全按照自己的意愿，不顾孩子的兴趣或能力时。有时这些活动是一种助力，应予以鼓励，这意味着你必须围绕这些活动进行安排。

游戏治疗的时长将根据治疗的节次、孩子的需求、机构的安排（例如学校或者医院）和其他变量来定。例如在学校咨询中，我们的游戏治疗时间通常是 30 分钟，这样学生就不会缺课太久，有时候一周见两次。在我们私人执业的时候，一次治疗时间通常是 45~60 分钟，延长的治疗时间包含与父母咨询的时间。年纪小的孩子或者有特殊需求的孩子能从更简短的治疗中获益，而年纪大一些的孩子通常能从更长时间的治疗中获益。无论你认为最适合的情况是怎样的，你都要与家长沟通。

许多家长（和教师）都希望对治疗的次数和时间有一个大概的估计。我们都会向他们明确表示不能保证准确的治疗次数。我们也会告诉成人，游戏治疗和与孩子的工作几乎很少是短期的。通常情况下跟孩子建立起治疗关系，理解他们独特的动力，帮助他们改变，这需要多次治疗时段。我们还会跟家长讲我们不是来"修理"孩子的（事实上我们不相信孩子是"坏掉了"），然后会解释我们怎么看待孩子的需求，对变化如何发生所持有的信念（第二章旨在帮助你探索自己的哲学观，即人们需要什么以达到改变，并且引导你发展自己的游戏治疗风格）。我们和有些孩子工作了几次就有很好的效果，但是大部分的来访者都需要持续治疗 4~6 个月。个别情况下我们甚至会与来访者工作一年或更长时间。

我们与家长保持密切互动，且一开始就让他们知道我们会定期与他们会面，以讨论游戏治疗的主题和进展，家长在家里可以使用的策略，或其他重要的主题，让他们逐渐加入进来。我们也给很多来访者做家庭游戏，整个过程中我们会讨论为什么以及如何与家庭不同成员一起做家庭的游戏治疗。如果你要和孩子生活中的其他成人（如教师）一起工作，那么要向家长说明这么做的原因，并且拿到你工作机构所需要的知情同意书。

保密原则是一个重要的概念，我们需要确保家长理解这部分。我们会向家长解释，游戏治疗就像与成人的谈话治疗一样，我们要建立一段信任且私密的关系，并且要尊重这段关系。虽然我们不会告诉任何人游戏治疗的具体细节，比如玩了什么或者讨论了什么，但是我们确实会与父母（在某些情况下也可能是教师）分享游戏中呈现的关键主题，以及我们认为面对孩子时有益的应对策略。例如我（Kristin）正与6岁的泰一起做游戏治疗，我发现她一直在关系的议题里面，不断通过游戏隐喻或者从我这里寻求抚慰。我会将观察到的内容与家长分享，和他们一同探讨，试图更好地理解家庭动力，并与他们一起寻找更多的方法来抚慰孩子或者回应她的需求。

我们很清楚地知道要遵循专业伦理守则和法律要求，如果遇到涉嫌虐待和疏忽、伤害自己或他人、被法院传唤的情况，需要打破保密原则。如果你有接受督导，应该补充说明你与其他专业人士的咨询是常规且安全的操作，并且说明在讨论某个具体案例时，不会泄露来访者的名字。以下是一个示例，说明你可以就保密原则向家长说些什么。

"让库珀感到安全，并且让他相信可以与我分享而不必担心我会向任何人透露任何信息，这件事很重要。所以我不会重复库珀在治疗中说的或做的，但是我会和你谈谈在游戏室中我所注意到的模式。我也会分享我对库珀的观察和理解，这样我们就可以为你找到支持他的方法。如果遇到我认为很有必要让你知道的事情，我保证会告诉你。此外，基于工作职责，我负有伦理和法律责任，如果我怀疑存在虐待或者疏忽，或者担心他有伤害自己或他人的风险，我会打破保密原则并通知相关部门。有时候我需要与督导讨论，这是一种常规做法，能确保我不会遗漏来访者的信息，也能集思广益。对于这些您有没有什么疑问？"

因为许多家长都不确定，或者都还没有想过要如何与他们的孩子解释他/她要去做游戏治疗，我们直接开启这个话题，给家长一些提示或参考的说法。大多数情况下，我们会教家长这样说：

> "你将要去见 Terry，在她的游戏室和她玩。很多小朋友在他们感到'伤心、发疯、生气、迷惑、孤单、找不到小伙伴一起玩之类'的时候都会去找她。"

你可以再多说明一句，告诉孩子和治疗师一起玩、聊天，或问问题都是可以的。一般来说，来访者年纪越小，解释越简短。不会有很多孩子在听到"你可以与治疗师玩……"后还继续听的，因为他们听到父母说这个的时候已经跃跃欲试了。你也可以教导父母如何对孩子说话，让他们所说的听起来不会像惩罚或让孩子感到害怕。我（Terry）会借给父母（或教师，如果游戏治疗是在学校里面进行的话）《孩子的第一本游戏治疗书》(*A Child's First Book about Play Therapy*，Nemiroff & Annunziata，1990)，让他们在第一次治疗之前和孩子一起读。这本书对游戏治疗有清晰和具体的描述，并且澄清了游戏治疗的某些概念。

首次见面的时候需要告知家长很多信息。到职业生涯的某个阶段，你就已经能够将这些信息不假思索地倒背如流。但是即使你已经对于开始游戏治疗非常有信心，你仍须谨记大多数的家长（和许多教师）对于游戏治疗其实并不了解。更重要的是，在你见到这些成年人的时候，他们此时往往非常崩溃——他们充满压力、焦虑、忧心如焚且感觉束手无策，对自己的能力充满了怀疑，不知道自己是否有能力当一个好家长或好教师。因此他们可能没办法全然听进去，理解和记忆你所提供的信息。（你有没有经历过在很多事情压得喘不过气来的时候还要备考？你能记得多少要考试的细节内容？）因为你是一个有爱心且富有同情心的治疗师，你可以制作一个包含关键信息的宣传册给家长（或者教师），例如预约时间和时长、办公室的电话号码、游戏治疗的着装要求、如何对孩子说明要来游戏治疗、保密原则。

　　每个人可能都想用自己的方式、依据自己的风格来跟家长和教师谈什么是游戏治疗，以及游戏治疗是如何开展的。你要根据自己与家长和教师进行互动的方式，来规划第一次与他们见面时都说些什么。第二章你就会看到不同游戏治疗流派在与重要的成人工作时的方式是不同的。第八章中还有很多与家长、家庭和教师工作的内容。

对来访者解释什么是游戏治疗

　　当我们与孩子讨论游戏治疗时，我们说的话几乎与建议家长跟孩子说的一样。例如我们会说："在这里，你可以用很多你想要的方式来玩。你可以跳舞、唱歌、讲故事、问问题、寻求问题的答案、在沙子里玩——有很多很多事情可以做。"我们用符合孩子发展阶段的语言给孩子介绍游戏治疗，比如游戏治疗是什么，我们在游戏治疗过程中做些什么。一开始与孩子谈什么是游戏治疗时会有一点别扭。我（Kristin）记得当时自己努力不要让孩子觉得他们惹麻烦了，做错了什么事情，或者他们有什么问题。我也记得自己逐渐了解到（或者至少我是这么解读的）许多孩子对于某些概念的理解有限，也可能不知道治疗需要什么。我曾试着尽量用具体和简单的词语，不要让整件事复杂化。几次尝试之后，我决定只告诉年幼的来访者这些：

　　"你好，我是 Kristin，接下来我们要一起玩（当然，他们听到这里就不听了，但是我会坚持说下去）。你妈妈（或者爸爸，或者教师，或者爷爷奶奶等）告诉我你们刚搬家，你非常想念你的好朋友，觉得很伤心（或者任何呈现的问题）。她 / 他想如果你来做游戏治疗，会感觉好一些。"

　　这通常就够了——孩子会接受这种解释，然后继续玩下去。有时在刚进入房间的最初几分钟内，我们还会讨论保密原则。

"这是一个非常特别的地方，孩子们会过来玩。任何我们在这里做的或者说的事情，我都不会告诉别人，除非你想要我这么做。有时我可能会将我的想法告诉你的父母（或者教师），让他们在家里帮助你。只要你愿意，你可以将我们在这里所做的任何事都告诉他们。"

我们谨慎地增加了最后一句，这是为了不让孩子以为我们在做一些不可告人的事。说到"秘密"，我们要避免用这个词，因为那些被虐待的孩子常常被要求保守"秘密"。我们也会告诉孩子"我的工作之一就是保证你是安全的，所以如果你告诉我有人伤害了你，我必须去告诉那些能够帮助你的人"。根据孩子的回应，我们可能让孩子将这段话用自己的语言复述一遍，还可能会问孩子是否知道保密原则的意思，或者是否有什么疑问。我们想要确定孩子懂得保密原则和保密限制。

越来越多的成年人和青少年参与到游戏治疗中来，因此你也应该（如果你想与他们一起工作）找到一种适合的方法与这个群体讨论游戏治疗。当你考虑要与成人和青少年做游戏治疗的时候，要记住游戏治疗并不仅仅是玩玩具而已，虽然有时候这是对成人和青少年最好的干预手段。游戏治疗也包含讲故事、冒险、跳舞、听故事、编歌曲、在沙子里玩耍，以及进行艺术创作。在对成人和青少年解释游戏治疗的时候，大部分时间我们就是这样和他们说的！我们也会讲讲创造性活动和游戏干预有哪些优势，这段说明要像电梯演讲一样速战速决。下面就是个简短的例子，用来跟青少年和成人来访者解释为什么创造性活动和游戏干预会有效。（此处应有电梯背景音乐……）

"游戏或者创造性的表达能够挖掘我们的无意识，唤起那些用谈话难以触及的记忆、感受或想法。人们常对创造性治疗所展现出的象征意义感到惊讶，他们会发现象征意义这块跳板可以帮助自己用不同的方式看待事物，促进在生活中做出改变。因为相比从说中学，我们大多数人更适合从做中学，也会学得更好，而游戏干预就可以主动地为人们提供一种有效的方式来体验和探索新的想法、感受和行为模式。"

我们也会依据自己的经验给年长的来访者介绍些有趣又有益的游戏治疗策略。当你需要和一个对游戏治疗感兴趣的成年或者青少年来访者解释的时候，可以以此为例。

"我曾与你同龄的来访者一起玩过游戏治疗的活动，比如创造性绘画或者音乐，他们看起来真的很享受。既然你说你很喜欢百老汇戏剧，也喜欢电影配乐，不知道你是否会想尝试一下游戏治疗的活动。我在想如果你依据自己的生活创造一部百老汇音乐剧主题曲，那应该会很有趣。（你可以扩展这个想法，包括画出专辑封面图片，制作海报，编写剧本，或演出一出戏等。）"

这时许多成人和青少年来访者已经跃跃欲试，直接开始游戏了。有些则会有一点点不敢放下身段去玩耍。我们注意到当建议的策略和干预方式与他们的兴趣契合时，就会有更好的结果。与儿童相比，成人更倾向担心活动是不是做得"对"。所以我们会说（有时候会重复，重复，再重复）目标不是写出一首完美的歌（或者画、黏土、诗），完成任务的方法也不分对错。在某些情况下，我们会要求来访者用非优势手作画，或者在一分钟或更短的时间内作画，这样有助于减少表现焦虑，强调过程比结果重要。

我们已经提供了大量向来访者介绍游戏治疗的信息。与本书的许多内容一样，介绍和解释游戏治疗的方法有很多，我们分享的并不是"唯一"正确的，甚至也不见得是"最好"的。我们建议你在面对真实的来访者之前先练习一下如何给来访者解释游戏治疗。可以和你的家人、宠物或者朋友做角色扮演；在自己的车里或者在镜子面前预演。练习以口语表达这些内容会让你在晤谈的时候更加从容自如。

初次见面

当第一次见到儿童来访者时，你需要蹲下来或跪下来，和他们的视线保持在同一水平上说话，做自我介绍。

"你好考特尼。我是 Kristin，很高兴见到你。我看到你穿了一件猫咪 T 恤；它的毛是软软的粉红色！今天我们要在游戏室里面一起玩。我们一起去吧。"

这么多年来我们学习到下列这几点。

1. 如果你不是真的想知道答案，那就不要问。不要问孩子下次是不是还想来游戏室玩。不要问她是不是很兴奋要开始玩或者是不是准备好要玩了。如果你问了这种类型的问题，孩子的回答是"不"，那你真的会很尴尬。相反，你只要宣告你们要一起去游戏室，如果孩子有抵触，到时候再去处理。例如如果一个孩子不想和妈妈分开，你可以邀请妈妈回来待 5 分钟，或设定其他合理的时间。你可以要求妈妈留下她的钥匙，这样孩子会感到和妈妈有联结，或者相信妈妈不会离开。有时候我们会用绳子来连接家长和孩子。孩子抓住一头，家长在等候室里面抓住另一头。（显然，这种特殊的设置需要确保放在等候室和你办公室之间的这段绳子不会绊倒或者妨碍任何人。）孩子或者父母可以随时拉一下绳子来确认或者提醒对方，他／她还在这里。

2. 注意和孩子有关的东西，借此快速建立联结。迅速提及孩子衬衫上的人物，或者他／她的发型（即尖尖的鸡冠头、卷卷的辫子、紫色的挑染）都行。这表示你注意到孩子，并且对他／她感兴趣。就算孩子对于来游戏治疗感到不确定，他／她也会开始觉得你挺会玩，酷酷的。

3. 说话适当热情一点，或者以戏剧化的语气语调说话。这里我们不是建议你故意模仿婴幼儿说话（真的，这是个很糟糕的想法）。从孩子的角度来说，你的语气语调传达了你和他们联结的意愿，也将你区别于那些他们认识的"古板"成人。

4. 你不必局限于"走"进游戏室。对于那些犹豫要不要跟你走的孩子，可以找出更多有趣的方式走进游戏室（只要符合你的设置且是安全的）。或许你可以跳着走，倒着走，假装长了鸭子尾巴（把手放在你屁股后面），或者装成士兵。路上你可以一边走一边倒背英文字母表，唱一首歌，或者以慢动作跑步（就像影视剧中在沙滩上放飞自我一样——当然，不是穿着比基尼）。结束时有些孩子不想离开游戏室，也有一些小技巧能帮助解决这种情况（将在本章后半部分讨论）。

假设现在你已经和孩子到游戏室了，你要简单介绍一下第一次游戏治疗中你们会做什么。许多游戏治疗师（包括很多儿童中心的游戏治疗师）会以这样的内容开始："这是我们的游戏室。在这里，你可以用许多你想要的方式玩所有的玩具。"请注意措辞。孩子可以用"许多"他们想要的方式玩"所有的"玩具。但他们不能为所欲为地玩这些玩具（比如打破玩具，拿颜料涂玩具，把玩具带回家，或者有些孩子会以一些很有创意的方式想出其他违反规则的玩法）。阿德勒游戏治疗师会这么说："这是我们的游戏室，有时候你来决定玩什么，有时候我来决定玩什么。今天，你可以用许多你想要的方式玩所有的玩具。"一个认知行为流派的游戏治疗师会这么说："这是我们的游戏室。在这里我们会一起做一些活动，这会帮助你 _____。"其他流派的游戏治疗师甚至可能不会有一个满是玩具的游戏室，他们对游戏室的介绍也可能是完全不一样的。

我们常会好奇孩子对于游戏治疗的理解是什么，以及他们是否知道自己来做游戏治疗的原因。所以，你瞧，我们可以直接问孩子，"他们是怎么和你说要来做游戏治疗的呀？"有时孩子并不知道为什么要来做游戏治疗。在这种情况下，我们告诉孩子的内容，与我们教父母告诉孩子的内容是很相似的。

"有时候小朋友如果对去学校感到很紧张（或者来访者被送来的任何理由），他们就会来和我玩。我们可以一边玩一边聊天，我们会一起找到让你克服紧张的方法。你觉得这样如何？"

对于那些知道为何要来做治疗的孩子，我们则会去探索他们的感受，或者了解他们对于大人给的理由有什么看法。我们想要知道的其实是，他们是否认同这个理由，有没有不同看法，或者是否对来做游戏治疗的原因抱有负面的想法。如果确实如此，我们将尝试重新架构这个主诉问题，并向他们保证我们并不认为他们这个人本身是一个问题。

想象你是一个孩子，走进一个满是玩具的房间，里面有一个成人，允许你玩这些玩具。你可能会怎么想？（这就像给了 Terry 一个图书馆然后和她说："这是你的！这些都是你的！你想怎样就怎样！"她很可能会欣喜若狂。）

对于身处此情境的这些孩子来说，可能体验到一系列的情绪，他们可能会感到被骗、激动、不确定、兴高采烈、紧张、谨慎、快乐、渴望、好奇或犹豫不决等。（这种情况是指一个游戏室里面所有或大部分的玩具儿童都是可以玩的。然而有些游戏治疗师的房间里不是充满玩具的，这部分将在后面详述。）对于那些游戏室有很多玩具的游戏治疗师，我们通常会让第一次晤谈保持相对非指导性（即使治疗师的理论取向是允许结构性游戏的），以便孩子熟悉空间并与治疗师建立关系。有些孩子不需要提示就会去探索玩具和各种媒介。有些孩子则会像雕像一样站在房间里，对从哪里开始玩感到不知所措。你可以追踪孩子的行为（例如"你在看这里所有的玩具"），反映孩子的感受（例如"你不确定该从哪里开始玩"），或者猜测一下为什么他／她只是站着不动也不玩（例如"我猜你不知道要做什么，并且你想知道我会不会告诉你接下来怎么做"）。如果你的治疗带有更多指导性，你可以邀请孩子和你一起玩一些东西，或者你可以就玩什么给孩子建议。"这里有这么多玩具，很难决定从哪里开始玩。你可以玩积木，我们可以一起画画，或者你想到的其他方式。"然而非指导的游戏治疗师则不会告诉孩子要做什么，取而代之的是对孩子此时此刻的状态做出反应："这里有好多玩具，很难决定从哪里开始玩。"

初次游戏治疗的其他时间你可以使用游戏治疗技术。（可以从第四章中找到与来访者建立关系的技术和方法。）当初次游戏治疗结束时，你可以再次强调你很开心和这位来访者共度这段时间，以及期待下一次见面。你也可以再回顾一下初次游戏治疗时所做的一些事情，并提醒来访者下一次见面的时间，前提是孩子已经能理解日期的概念。下面是一个例子：

"迪米，我们的时间到了，是时候去休息区找爸爸了。今天见到你很高兴，我很期待下次见面。我注意到你很喜欢玩白板和帮娃娃穿着打扮。下次你可以接着玩这些，或者可以选择玩不一样的东西。我也会为你准备一个活动。下周四下午 4 点见。"

真的，我们与成人和青少年开始游戏治疗，和与儿童开始游戏治疗的过程很相似。你要对来访者解释什么是游戏治疗，为什么它会有效，解释保密原则和保密例外，询问来访者对主诉问题的看法，以及来访者对于来治疗可能的想法或看法。你也可以遵循"如果你不是真的想知道答案，那就不要问"这一原则（所以你不要说"准备好来我的办公室了吗"），你可以说出你观察到的细节（例如他的 T 恤、她的皮夹、他的发型等），你可以展现出见到他们和要开始游戏治疗的热情（如果这是你真实的感受——如果不是，不要假装，否则会适得其反）。我们倾向于和成人或青少年来访者一起走到游戏区域，因为跳着走或者鸭子步对他们来说都有一点奇怪——我们想让来访者觉得游戏治疗是有趣且适合他们年龄的，而不是显得很幼稚。跟来访者澄清一下也会有帮助，游戏治疗的一些活动最初就是为成人和青少年而设计，只是现在应用于儿童，而不是一开始就适用于儿童。

我们与成人和青少年的工作一般是这样开始的，我们会回顾治疗中可用的各式选择——我们可以艺术创作，可以玩沙盘，可以跳舞，可以玩音乐，可以造东西，可以玩桌游，可以做冒险活动等。在第一次治疗中，你很可能至少要花一部分时间来探索来访者感兴趣的是什么，以便为他们提供有吸引力的活动。有时候以谈话的方式开展第一次治疗，然后给来访者选择几个不同的结构化游戏会很有帮助。

在游戏治疗的过程中做什么

和孩子——玩！（抱歉，我们无法抗拒这显而易见的答案。）讲真的，正如我们已指出的，游戏不是千篇一律的治疗方法。你可能已经猜到了，我们定义的游戏，包括讲故事、冒险、跳舞、听故事、编歌、玩沙子、艺术创作和玩。游戏治疗中所"做"的，不同的理论取向之间存在相似和不同之处，而这些相似和不同都是基于对人性和转变过程的理念。（我们在第二章将会花大量的时间来描述这些差异。）现在来说，你要知道游戏治疗具有多种排列组合方式，这很重要。从游戏治疗师完全不指导游戏，始终跟随来访者，由其引导，到总是提供结构性的游戏，引导来访者参加；从游戏治疗师在游戏空间放置各式各样玩具，到只放置有限的玩具或没有"玩具"；从不愿意让家长（或其他的成人）参与，到依赖家长积极主动参与游戏治疗过程。你真幸运啊，至于在游戏治疗中都能做什么，为什么要这么做，本书剩下的部分会致力于为你提供各种想法和理论依据。

和青少年及成人——玩！和成人与青少年工作的秘诀就是让他们接受这样的想法：他们可以从游戏中获益，以及知道如何让他们在治疗中玩起来。当你和较大的孩子、青少年或成人工作的时候，你可以这样说来邀请他们："我有一个活动希望你能尝试看看，活动叫作沙盘游戏治疗。"然后你描述一下过程，并且判断来访者是否想要参与到这个活动或游戏中。如果你与一个年龄较大的来访者，在一个"标准"的游戏室里面，或一个有很多玩具、艺术创作材料或者其他东西的房间，你可以注意他们的注意力放在房间里的什么地方，通过非言语信息展现出来的兴趣，邀请他们尝试某个特殊的玩具或媒介。例如，如果一个来访者一直注视着娃娃屋，你可以说："如果你喜欢，可以重新帮娃娃屋布置一下。"这可以帮助来访者进入游戏状态，再从这个起点工作下去。如果来访者提到小时候与兄弟姐妹、表兄妹或父母一起玩的回忆，帮助他们投入的方法可以是与他们讨论这段回忆，然后邀请他们重现这段玩的体验。一般来说，更年长的来访者会享受这样的过程，并且会很讶异这些有趣又有创造性的活动如何让他们的主诉问题更清晰地呈现出来。事实上，我们许多的非儿童来访者做过一次游戏活动后，经常会要求尝试其他的游戏，因为他们很享受这个过程且相信这样做很有帮助。

不论你是用什么方法让来访者加入游戏治疗的，你都可以运用各种活动。与青少年和成人来访者，你可以做非指导的游戏治疗，也可以做指导性的游戏治疗。对于那些喜欢尝试不同的游戏，但可能会抗拒尝试创造性游戏的青少年，我们有时候会从比较指导性的游戏开始，例如拼贴画，玩沙盘，或者画画。当他们有了经验，并且信任游戏治疗的过程时，我们可能会引入更多的没有固定玩法或更具象征性的游戏疗法，如戏剧或黏土。（在第四、五、六、七章中，我们会概述在治疗中要达到不同的目标，例如探索来访者内部和人际动力或帮助来访者做出改变时，所使用的策略和干预。）

如何结束游戏治疗

对于大多数游戏治疗流派来说，结束治疗有一些共同的特点。当治疗快要结束的时候，大多数游戏治疗师的说法类似，例如"博妮塔，我们今天还有 5 分钟时间。"年幼的来访者可能看不懂钟或者太过专注于游戏而没有注意时间。不管是什么原因，我们仍要提醒孩子时间快到了。更年长的来访者一般会更关注时间限制，所以我们通常不必给出这样的提醒。然而，如果年长的来访者玩得很投入，可能也不太会注意时间，这时候提醒他 / 她还剩 5 分钟也是有必要的。有时候我们也会在还剩 1 分钟的时候提醒他们。所以，更清楚地说……我们会提醒两次，剩余 5 分钟时提醒一次，1 分钟时再提醒一次，告诉来访者时间即将结束，帮助他们为结束做好准备。对于那些难以转换频道的来访者（例如，那些很难结束游戏上床睡觉，很难从课间休息过渡到上课，很难一下课就去吃午餐的孩子，或者难以放下电子游戏的青少年或成人），这是一个绝佳的方法。下面是一些小技巧。

1. 不要说"我们有大约 5 分钟，"或者其他犹犹豫豫、不清不楚的时间提醒。这是不可商议的，拜托！我们始终希望沟通和表达期待时能清晰明了。

2. 遵守你的时间限制。想象一下，你还有另一个来访者在等着，遵守时间限制是很实际的做法。不仅如此，现实生活中也是这样要求的。你的老板会坚持要你一天工作大概 8 小时？学校会是大概上午 9 点开始上课吗？不是的。我们理解来访者有时候确实还剩几步就能完成他们的作品，也非常想要延长 2 分钟来完成。然而，时间设置的目的就是帮助来访者来适应所能允许的有限时间。来访者可以选择用不一样的方式来完成作品，在家完成，或者将其保留在你的办公室，直到下次见面再继续，或者玩其他的游戏。这就是我们要给时间提醒的原因，这样来访者可以做相应的准备。通常在发生几次这类情况之后，来访者就可以更好地为准时结束做好准备。然后你就可以强化他们所改变的态度或行为。"我记得你以前很难准时离开游戏室。这次，当时间到了，你已经准备好离开了。哇！能够做到这一点实在是太酷了。"

3. 你可以选择用以下这段话帮助来访者做好结束治疗的准备。

"记住，诺克斯，我们只有 1 分钟了。我不确定你有足够的时间能按照你想要的方式来玩完黏土。"你可以什么都不做，或者只是简单地追踪来访者的行动："你决定放下黏土。"你可以分辨出来访者某个游戏的玩法是不切实际的，因为剩下的时间不够，你可以帮助他们做出不同的选择："我知道你想要玩黏土，不过我们今天只剩下 1 分钟了。以前，在时间快到的时候，你会开始新的游戏来拖延离开的时间。我不知道是不是这次你也想这样。既然玩黏土所花费的时间比我们所剩的时间长，那在剩下的时间里，我们能够做点什么其他的，让你能更开心地离开？"

你可能想知道，在这样的时候该如何决定做什么。好吧，让我们为你澄清一下。视情况而定！（嗯……我们是开玩笑的……我们是开玩笑的。或者我们可能不是跟你闹着玩的，因为，嗯，实际上确实是要看情况。）这取决于治疗目标，你对这位来访者的了解程度，以及你认为在治疗中什么是重要的。你选择的治疗理论在多大程度上具有指导性，这将帮助你确定该如何反应。

是时候讨论各个游戏治疗流派之间的差异了。信不信由你，有关来访者在治疗结束后要不要收拾游戏室这件事，存在很多讨论。非指导性的游戏治疗师不要求来访者收拾东西。这根植于一种信念：清理房间对于来访者来说是有象征性的，代表他们抛下自己的想法、感受和表达。非指导的游戏治疗师还认同这样的逻辑：如果来访者知道在治疗结束以后还要收拾游戏室，他们可能会因为不想清理一堆烂摊子而限制自己在游戏中的表达。如果你遵循这个思路，我们建议你与家长（适当的时候，也可以是教师）沟通一下这个理念。我们猜绝大多数的家长会要求孩子在游戏结束后要帮助收拾，所以在治疗结束时，不计其数的家长会问孩子有没有这么做。如果你不希望孩子帮忙收拾，你也不会希望他们因此而难受。这个部分也可以在初次访谈中与父母讨论。

更有指导性的游戏治疗师可能会要求来访者收拾游戏区域。当我们说"收拾"的时候，我们并不是要求把所有的东西完整归位，将游戏区域恢复成原来的样子。我们的意思是能够为整理的过程出一份力。我们和孩子一起整理：我们一起玩，我们也一起整理。如果有孩子不愿意，我们就设定小目标，例如每个人收拾三样东西。（当然，孩子走后你要把剩下的都收拾好。）我们会逐渐提高要求，到最后是一起整理整个房间。这么做的理由有三：这样做将游戏中发生的事情与"现实世界"中发生的事情建立了联系，治疗是以现实为基础的；这让来访者和游戏治疗师进行合作，通过维护共享的空间来加深关系；除此之外，如果咨询师必须硬着头皮整理来访者故意"破坏"的游戏空间，来访者参与整理可以预防治疗师的反移情。（相信我们，这是很可能发生的。我们有好多来访者会把游戏室里的所有东西都扔到地板上，然后踩在上面，以此来发泄他们的愤怒，或对抗"现实世界"的规则。）

如果你选择与来访者一起整理，要避免自己执着于让来访者将玩具收纳到"对"的地方。你不是在追求完美，你追求的是相互合作。我们会利用这个机会发现来访者的亲社会行为，以此来鼓励他们（他们在家或者在学校得到的鼓励往往不多）。"嘿，亚伦，你今天帮了很大的忙。感谢你把这些玩具放回架子上。"对于儿童来访者，我们甚至可以在等候室，当着孩子的面，在父母面前大谈特谈他们帮忙做了很多整理工作。

治疗过程

游戏治疗的时长和次数由许多因素决定，其中一些因素可以在开始治疗前就进行简单评估，而其他因素只能在游戏治疗的过程中才能知道。影响游戏治疗时长的因素是：主诉问题的严重程度，来访者生活中的人际支持，来访者想改变的渴望程度，来访者投入改变的意愿和能力。主诉问题越严重，治疗时间越长。人际支持越多，来访者（和家庭成员）改变的愿望越强烈，则游戏治疗更快结束。（当然，这是一个概括的说法，但是在大多数情况下都是如此。）影响治疗次数的另一个重要的因素是游戏治疗师的理论取向。更具指导性，以认知和行为干预为基础的游戏治疗，次数最少（3~12 次），而更加人本主义和非指导性的治疗，次数更多（多的可以达到 100 次）。需要澄清的是，这些次数并不是针对严重或复杂的来访者，也不代表游戏治疗对来访者的有效性持续时间。根据不同理论平均一下，最佳的治疗次数大概在30~34 次（Bratton et al.，2005; Kottman，2011）。

我们建议所有参与游戏治疗的人都要清楚，游戏治疗通常不是一种快速见效的疗法，也不是一个线性的过程。在我们的经验里，许多来访者的改变都遵循一个相似的轨迹。亦即"有时变好，然后更严重了，然后又变好。所以，如果出现这样的情况，不要太惊讶"。青少年和成人来访者，以及儿童来访者的家长（和教师）经常在开始游戏治疗后立刻发现好的改变和近乎神奇的变化。我们要提醒新的来访者和家长 / 教师，这可能仅仅只是一个蜜月阶段，并且持续时间不会超过几周。我们不希望来访者认为已经出现质变而结束游戏治疗。对于青少年和成人来访者，蜜月期会持续 3~5 次，此后主诉问题可能会更加严重，通常也会持续 3~4 次，然后又会有新变化。在和孩子的治疗中，我们注意到大概到第三次治疗时，父母 / 教师会再次变得更加担心，甚至担心游戏治疗会制造更多问题（请记住，他们可能会将这一阶段与蜜月期相比较，而相比之下，主诉问题看起来更严重）。我们要提前对此进行解释，让他们有所准备。接着，从此时期起主诉问题会开始比较稳定地改善。一旦我们决定结束治疗，我们就会提醒青少年和成人来访者以及儿童来访者的家长 / 教师，结束关系可能会导致来访者的情感、认知和行为出现倒退，但是这些倒退都是暂时的（大约 1~2 周）。这些信息均有利于建立信任关系，并且设定合理的期望。

结束

当来访者已经达到最初的目标或者治疗目标时，你就要开始准备结束了。你需要确定达到治疗目标的标准，并分辨何时达到目标。因为我们常和来访者家长或教师一起工作，因此我们将他们报告的变化作为准备好结束治疗的依据。当你和年纪稍大的来访者工作时，例如青少年和成人，你可以将他们的自陈报告作为变化的依据。我们也会寻找游戏室中发生改变的模式。任何变化都可能发生，但下面只列出一些我们经常看到的。例如原本行为很紊乱，很冲动或不专心的来访者变得更有意识，更专注。最初以攻击和愤怒为游戏主题的来访者，后来大大降低了玩这些主题的频率，且开始出现与其年龄和发展相符合的主题。最初无法自我调节，或无法遵守游戏室规则的来访者，现在可以识别情境并调整情绪，让自己保持平静。这些类型的改变通常在告诉我们来访者正在进步，并且或许已经准备好结束游戏治疗。如果是年幼的来访者（或你和青少年的家长或家庭成员也有互动），你还可以咨询家长是否注意到家中也有类似的变化（或者询问教师是否注意到在教室里发生的变化）。

某种程度上说，游戏治疗的结束阶段和其他类型的治疗是一样的。当我们注意到来访者已经有所转变，我们需要和来访者讨论一下，有时也要和来访者的父母、教师或者来访者生活中的其他成人谈谈。我们要和来访者讨论对改变的理解，以及来访者（和/或成人）想要达成的其他改变目标。当我们与儿童和青少年来访者工作时，我们会与来访者，以及与来访者有关的重要成人一起会面，这样每个人都会感到被听见，并理解下一阶段要做什么。一旦确定要准备结束治疗，我们将制订一个结束治疗的计划。虽然并没有"总是"或者"每次"都可以用的方法，但在结束一段关系的时候，我们确实会遵循一些策略。

1. 当我们开始游戏治疗的时候，心中不忘有一天会结束。有时候结束近在眼前；有时候结束需要几个月的时间；甚至有时候，我们也无法预期治疗会需要多少时间。不管怎样，我们都会和来访者或家长/教师沟通，告诉他们结束通常要花一段时间，不是一次就直接结束治疗。我们会告诉来访者，我们更期待慢慢地顺利结束，因为来访者和治疗师之间已经建立了牢固的联系，我们不希望来访者感到被抛弃或者感到结束得很突然。特别是幼儿，他们往往对治疗关系和咨询的性质了解有限，因此可能需要更多时间来进行结束。他们往往不明白治疗关系是一种暂时的关系，其目标就是结束这段关系。（想一想，这真的是一种非常特殊的关系，不是吗？）

2. 一般来说，我们与来访者一起工作的时间越长，我们结束的过程就越长。例如，我们和一个来访者一起工作超过一年，我们可能需要3~5次来准备结束治疗。如果我们和来访者一起工作2~3个月，我们可能需要1~3次来准备结束治疗。

3. 来访者越年轻，我们在介绍结束治疗到实际结束治疗之间的时间就越长。如果说治疗时长是相似的，那与42岁的来访者相比，我们会给6岁的来访者更多预告。

4. 我们会在某次治疗开始时就先说明治疗关系准备要结束了，然后接着每次治疗都会倒数计次数。"我们还剩四次治疗。过了今天，我们还有三次治疗。"在这次治疗快要结束的时候，我们会说："我们总共还剩下三次治疗。"然后在下一次治疗刚开始的时候说："我们还有三次治疗。除了今天一次，还有两次。"我们会一直这样提醒，直到治疗结束。

5. 针对一些来访者，接近结束阶段时我们会降低治疗的频率。我们见面的频率可能会变成每隔一周见一次，或每三周一次，以减少他们对我们的依赖，并在没有每周支持的情况下练习治疗中学到的技能。

6. 可以安排后续追踪，借此检验和评估治疗期间所发生的改变是否稳定。后续追踪可以在一个月后，两个月后或其他任何时间进行。你可以打一个简短的回访电话，或者进行一次完整的治疗。这是根据来访者的需求，以及你所了解的来访者有多少可能性可以维持在治疗中所发生的改变而决定的。

7. 我们要向来访者强调如果往后遇到别的挑战，我们也随时欢迎他们回来。结束（与这个词的典型用法相反）不意味着"永远"。我们给来访者（即使是还不认识字的小孩）写了名字和电话号码的名片，这样他们会感到如果想要聊天或需要支持的时候，可以打电话给我们。尽管大部分年幼的来访者从没有打给我们，他们也会很高兴地带走这个纪念品。

实践中可以参考下面的例子。例如我（Kristin）正在与一个7岁的男孩一起工作，他的父母和我已经同意结束治疗，治疗将会在四次之后结束。在最后四次治疗的过程中，我会说：

"格雷森，我注意到过去的几个星期里，你的进步很大，当你感到很沮丧的时候能保持冷静，当你需要帮助的时候也能用说的让别人知道。你妈妈和教师也都注意到这些。对此，你怎么看？（来访者分享看法，我们一起讨论。）因为你做得很好，所以我们认为你不用每周都来见我了，你和我可以每隔一周见一次，一共再见四次。你觉得这样如何？（继续讨论。）所以，我们接下来还要见四次。今天一次和剩下三次。（在治疗结束时……）今天的时间到了。我们接下来还有三次治疗。两周后见！（等等……）"

在最后一次，或者最后阶段的某一次治疗中，我们一般会做一些结束的活动。鉴于你可能读过很多本书，你会发现不是所有的游戏治疗师都会做这些活动。只要你认为这对来访者很重要或者有帮助，就可以选择其中一些活动。比如两人各自独立或一起合作做沙盘，你可以借此分享对于来访者的感受或者注意到的细节；用卡牌或者图片来说明你从来访者身上学到的东西；一个仅仅你们两人参加的舞会（或者与来访者全家），一起庆祝来访者的进步；一则新闻广播，你或者来访者是新闻节目男主持人（或者女主持人），主持人播报你们的治疗关系史，或者来访者的进展和未来的目标，你可以将这个广播录下来送给来访者。你可以根据你与来访者这段时间以来的互动过程，他／她喜欢的游戏类型以及达到的治疗目标，决定干预的类型和活动的重点。

未完待续……

我们希望到此已经激起或者确认了你对于游戏治疗的兴趣。我们已经说明了一些游戏治疗的最基本和基础的治疗原则（谁、是什么、在哪里、为什么、如何开始的），以及（希望吧）为你可能存在的问题提供了一些的答案。下一章节我们将深入探讨"如何做"。我们也邀请和鼓励你去寻找我们在各章节中提供的一些参考文献，以便能够帮助你加深自己对游戏治疗的理解，并获得其他观点。

插曲一
人在和心在

　　我们认为游戏治疗中（或任何其他种类的治疗，或任何类型的关系）最重要的事情是人在和心在，并清楚自己所做的事情。人在和心在（Arrien，1993）在游戏治疗的每方面都很关键——建立关系，探索来访者的议题，帮助来访者学会处理议题——不管你的游戏治疗理论取向为何。人在和心在让你完全专注于来访者的各个方面，以及他／她的行为、沟通和精力状态。这意味着，当你和来访者坐在一起时，你不会想着要列购物清单，不会去烦恼等一下要给你孩子的校长打电话，也不会构想下一次的假期计划——这意味着你将所有的精力和注意力都集中在来访者身上，关注着他／她在这次治疗中所说和所做的。借着人在和心在，你表达了对来访者的关心和兴趣。当你选择沉下心来，将所有的注意力都放在来访者身上，这会大大增强你与来访者的联结。借着人在和心在，你让来访者知道，在这次的治疗过程中，他／她是全世界最重要的人，这也会增强来访者对自我价值的觉察。借着心在，你也能觉察到来访者对游戏室和对你的一些微妙的非言语反应。来访者对游戏室中媒介的许多反应，玩游戏时出现的议题，对你的评论或建议的反应，这些很容易被我们忽视，甚至毫无察觉。选择心在会让你更容易察觉到它们的存在，从而更有可能将其用于治疗。

我们教给学习游戏治疗的学生（好吧，实际上是所有学习心理咨询的学生）人在和心在的一个小技巧（准备好）是"感受你的屁股"。现在，澄清一下，这不是叫你去捏屁股。这个意思是让你确保你此时此刻是身心合一的，并注意到你的身体所存在的物理世界。

如果你真的能感受到你的屁股……进而在心里沿着屁股向下扫描你的身体，屁股……大腿……小腿……脚……脚掌……脚趾……直到你的脚与地面紧密接触的地方——如果你能感受到这一切，然后再从脚开始反方向扫描，脚……屁股……肚子……胸部……肩膀……手臂下部……回到手臂上部……经过你的肩膀……你的脖子……你的脸……你的头顶……深入你的大脑……然后再来一次，你就真的能够人在心也在——在此刻……在此刻……等等……

如果你在每一次游戏治疗的开始时这样做，然后在治疗过程中，当你发现没法感受到自己的屁股时，再次这么做，你就会一直人在心在。

第二章

选择一个理论取向

没有什么比好的理论更具实践性。

——库尔特·勒温（Kurt Lewin，1951，p.169）

在这一章里，我们将讨论"系统化的运用游戏治疗的理论取向"，这是美国游戏治疗协会对游戏治疗的定义中的一部分。在第一章中，我们提到过美国游戏治疗协会对于游戏治疗的定义。（希望大家都和我们一样有兴趣去了解这些理论取向，因为这真的非常重要。）由于我们并没有参与讨论和决定美国游戏治疗协会对游戏治疗的定义，所以不能百分百确定为何将此作为游戏治疗的定义。不过因为我们也相信游戏治疗师（以及那些和成人、青少年工作的心理咨询师）应该要有一套一致的方法去对他们的来访者进行系统的个案概念化，以获得"大 A 计划"（即为来访者制订长期和短期的治疗目标）和"小 a 计划"（针对每一次的疗程所制订的计划）。我们非常同意美国游戏治疗协会的联合创始人 Kevin O'Connor 的观点，他在《游戏治疗的基础》（*Foundations of Play Therapy*，Schaefer，2011）中说："严格遵循系统的理论框架，是游戏治疗师工作有效的前提"（p.254）。无论如何，选择一个已建立的系统性游戏治疗理论取向并开展工作，是最"简单"的方法（至少比"发明"一个你自己的理论要简单得多，否则你需要思考后面文中会列出的所有问题，并且制订合理的方法去思考你的来访者以及他们所面对的所有问题，并提出解决方案，如果你愿意这么做，那是存在可能性的，想法也很棒）。为了帮助你在众多游戏治疗的理论取向中做出选择，我们会在本章给你提供一些方法和思路。

游戏治疗有很多不同的理论取向，有些来源于心理咨询和治疗的基本理论，比如阿德勒、人本主义、认知行为治疗、格式塔、荣格、叙事以及精神动力。还有一些是游戏治疗自身发展出来的理论取向（比如生态系统以及治疗性游戏）。我们将在本章对阿德勒、儿童中心、认知行为、生态系统、完形、荣格、叙事、心理动力和治疗性游戏进行进一步的介绍。之所以选择这些游戏治疗的理论取向，是因为我们很能接受这些取向而且认为它们背后的哲学假设言之成理，且足以让你了解这些理论取向的支持者为何相信这些理论有效以及如何有效。除此以外，还有一些理论取向，比如动态游戏治疗（dynamic play therapy）、经验性游戏治疗（experiential play therapy）、存在主义游戏治疗（existential play therapy）、客体关系游戏治疗（object-relations play therapy）等，对于这些流派，我们并不十分了解，所以很难准确地解释它们。另外还有一种目前很受欢迎的游戏治疗理论取向，处方式或整合性游戏治疗（prescriptive or integrative play therapy），我们将在本章最后来讨论。

要找到一个合适的游戏治疗理论取向，包含以下几个步骤（至少我们是如此认为）：第一步，每一种游戏治疗/心理咨询都有它自己的哲学假设。花时间认真去想一想这些假设，你认为它们是如何在咨询和治疗中起作用的？第二步，了解各种游戏治疗的理论取向，确定它们在回答同样的问题的时候有什么不同。（是的，是的，我们了解，咨询理论并不能真正地"回答"那些问题，但我们确实找不到更好的说法！）第三步，结合你自己的观点和信念，去寻找最匹配的那个理论取向。看吧，你成功地选择了一个理论取向！（奏乐！）

选择理论取向的第一步是思考你自己内心关于心理咨询和游戏治疗的理论假设和哲学基础，思考你认为在咨询中，人们的改变是怎样发生的。以下是我们认为你应该考虑的问题。

1. 你认为人的本性是什么？人天性善良吗（积极的、自我实现的，等等）？人性本恶吗（消极的、非理性的、邪恶的）？还是中性的？或者是两者兼而有之？如果你相信人性是好坏兼有，有时候又不好不坏，那这些成分各自的比例呢？

2. 人格是如何形成的？

   a. 什么因素对人格的形成起到至关重要的作用？

   b. 环境和遗传是如何共同影响人格的？你认为在人格发展中，先天和后天哪个更重要？如果你必须要确定两者的百分比，各自的比例是多少？

   c. 与你对自主意识和环境决定论的看法有关。你认为人们在人格形成中，是否受个人的自主意识的影响？还是人格的形成主要受外部因素的影响，与个人的内部因素无关？抑或自主意识和外部因素的共同作用？如果你必须要确定两者的百分比，你会怎么分配？

   d. 想法、感受和行为之间的关系是什么？想法、感受和行为之间是否存在线性的因果关系？如果是，那什么是因，什么是果？如果不是，那么这些因素之间的关系是什么？

   e. 人们行为的基本动机是什么？是什么激励着人们去做那些他们在生活中所做的事情？

   f. 一个人人格的基本要素是什么？

3. 你对现实世界的看法是怎样的？是主观的，还是客观的？

4. 你认为咨访关系在治疗中的作用是什么？你是否相信咨访关系是必要且充分的（亦即来访者要发挥健康的功能，这是最重要且唯一的因素）？你是否相信咨访关系的必要性，而且同意其是获得治疗进展的必要基础，咨询师借着咨访关系提供的机会来协助来访者看到不同的观点、学习新的应对技巧、学习和实践适应社会的能力、放弃破坏性的模式等？

5. 在咨询中，你是否认为需要帮助来访者去探索过去的经验，探索他们当前问题与过去经验之间的联系？还是应该聚焦在当下而无须考虑过去？

6. 你是否认为，借着帮助来访者获得洞察／变得更有意识，让他们对自己的动机与行为模式更加清楚是很重要的？还是认为，来访者哪怕不了解自己的动机和行为模式，而只是掌握了更有效的应对技巧，就能够变得更好？或者，你认为来访者只要经历一些情况，让他们自身的自我实现倾向被激活，而无须获得额外的信息、练习和洞察，就能够变好？

7. 你认为在咨询中，咨询师最应该关注的是什么？是与来访者建立良好的咨访关系，还是帮助来访者改变他／她的人格、感受、行为、态度和／或想法？如果你觉得咨询师需要帮助来访者做出改变，那么是只改变上述的其中一个影响因素呢？还是要对多个因素做出调整？如果是多个因素，你将如何排列"优先级"？

8. 你如何定义"心理失调"？

9. 你认为咨询的目标应该是什么？

10. 你怎么判断你的来访者正在变得"更好"？你怎么判断你的来访者取得了有效的进展？

11. 你想象一下，如果你是一名咨询师，你的游戏治疗是指导性的还是非指导性的？

    a. 你比较希望为来访者创造一个成长的空间，在游戏室中允许来访者自由地游戏，不给来访者安排固定的活动和布置家庭作业。或者，你比较喜欢邀请来访者参与结构化的游戏过程，并布置家庭作业。

  b. 和来访者进行积极的互动（好吧，实际上就是和他们一起玩）你会感觉自在愉快吗？你是否认为在咨询中和来访者一起玩，无论在什么情况下都不合适？你是否认为只有在接受来访者邀请的情况下，才可以和来访者一起玩？你是否认为主动邀请访者玩是可以接受的？如果来访者邀请你一起玩，你是否认为，哪怕自己对玩的内容很抗拒很不舒服，也必须要和来访者一起玩呢？

12. 如果你的来访者是儿童，你如何看待和父母以及教师的工作？你认为有必要让家长和 / 或教师参与进来吗？或者，你会觉得没有必要让这些成年人参与进来吗？如果你认为有必要，那让他们参与到何种程度是合适的呢？

  这些问题都很难回答，事实上，我们要声明没有所谓"正确"的答案，只有"最适合你"的那个答案。我们希望你能对每一个问题都有一个更清晰的观点，从而明确你的立场。我们也意识到，在以上问题中，我们对"人"的描述有过度概括的倾向，而不是要你针对"某些人"来思考，我们知道，凡事总有例外。但记住，我们让你思考的这些问题，是哲学层面的思考，而不是事实层面的。说真的，你可以和朋友们讨论这些问题，如果你愿意也可以和家人讨论。你可能会在梦中得到启示，甚至你可以和你家的猫聊聊这些（如果你觉得可能有帮助）。无论如何，在得到你的答案之前不要放弃思考。有时候你可以尝试写下来，或做一两次沙盘，画一幅画，或者做一幅拼贴画，不管用什么方式，只要对你有帮助。

  通过这些问题澄清了你的哲学信仰，以及在你的理解中心理咨询和游戏治疗是如何帮助来访者的，下一步就是在众多游戏治疗理论中找出最契合你的理论。我们只是阿德勒游戏治疗方面的专家。虽然我们尽了最大的努力去研究其他的理论是如何回答这些问题的，但我们也会有理解错误的可能。所以，完成这个任务的终极方法应该是你自己去做足够的研究以了解不同的游戏治疗理论将如何回答这些问题。（你很可能会想，"如果我想自己去回答所有这些问题，我就不用买这本书了。"当然，除非你是为了上课不得不买的。）我们的最终目标是激发你足够的兴趣，让你有动力去做进一步的调研，以帮助你缩小范围去找到两三个和你的思想与心灵相连的理论，而又不会让你压力太大。我们在附录 A 中提供了每一种理论的参考文献，希望能给你探索游戏治疗的旅程带来一个好的开始。

阿德勒游戏治疗

Terry 运用了个体心理学的基本概念（也称为阿德勒心理学），把它们和游戏治疗结合起来，发展出阿德勒游戏治疗（Adlerian play therapy）。阿德勒学派的游戏治疗师从阿德勒心理学的角度对来访者进行概念化，同时从宏观和系统的角度使用各种各样的指导性和非指导性的技术，支持和推动来访者在想法、感受、行为和互动模式上不断发生的变化。我们将在本节介绍阿尔弗雷德·阿德勒的理论和当代阿德勒学派的理论，以及 Terry 和 Kristin 的阿德勒游戏治疗。

1. 你认为人的本性是什么？人天性善良吗（积极的、自我实现的，等等）？人性本恶吗（消极的、非理性的、邪恶的）？还是中性的？或者是两者兼而有之？

   阿德勒学派的治疗师相信人们从根本上说是积极和自我实现的（Adler，1931/1958; Ansbacher & Ansbacher，1956; Carlson & Englar-Carlson，2017; Maniacci，Sackett-Maniacci，& Mosak，2014）。阿德勒学派对人持非常乐观的态度，他们认为，所有人生来就在学习如何与他人建立联系（在阿德勒的理论中称为"社会兴趣"），而父母、学校和社会必须在孩子成长过程中促进这种联系的充分发展。

2. 人格是如何形成的？

   a. 什么因素对人格的形成起到至关重要的作用？

      阿德勒学派认为，孩子的家庭成员、学校的教师和同学、左邻右舍以及社会环境对孩子的个性形成有影响。儿童早期发展的经历以及儿童是如何看待这些经历的，这些都影响着他人格的形成（Adler，1931/1958; Carlson & Englar-Carlson，2017; Kottman & Ashby，2015; Kottman & Meany-Walen，2016; Maniacci et al.，2014）。家庭系统排列（心理上的出生顺序）和家庭氛围（家庭内的一般情感基调）这些因素也在影响着孩子的人格发展（Eckstein & Kern，2009; Kottman & Meany-Walen，2016）。

b. 环境 / 遗传?

虽然阿德勒学派承认遗传因素影响一个人人格的形成，认为每个人生来都具有某种智力和气质特征，但他们往往更重视后天培养而不是先天特质（Carlson & Englar-Carlson，2017; Trippany-Simmons，Buckley，Meany-Walen，& Rush-Wilson，2014）。在我（Terry）的职业生涯中，关于遗传和环境对人格发展的影响百分比这个问题我始终犹豫不决。大多数阿德勒学派的治疗师认为这个比例应该是 60% 的环境和 40% 的遗传，还有另外一些治疗师可能更倾向于 70% 的环境和 30% 的遗传。

c. 自主意识还是决定论?

阿德勒学派完全倾向于自主意识。对情感、行为、性格的各个方面、态度等做出选择是一个人的人格和生命的重要组成部分。阿德勒学派的一个重要的咨询目标就是让来访者了解到，她 / 他始终是有选择的。阿德勒疗法的基本前提之一即是认为人是自主的和具备创造性的（Adler，1931/1958; Carlson & Englar-Carlson，2017; Kottman & Ashby，2015; Kottman & Meany-Walen，2016; Trippany-Simmons et al.，2014）。

d. 想法、感受和行为之间的关系是什么?

阿德勒学派并不认为想法、感受和行为之间的关系是线性关系或因果关系。我们认为它们是一个循环，并相互影响。想法对感受和行为有影响；感受对想法和行为有影响；行为对感受和想法有影响。可能对于某些人来说，其中一个比另外两个有更大的影响力，但是，它们在每个人身上都是相互关联的。

e. 行为的基本动力是什么？

根据阿德勒和其他阿德勒理论家的观点，人的行为有几个基本的动力。其中一个动力是增加归属感和联结——所有人生来就需要在世界上某处找到归属感，他们努力想办法在家庭和同龄人中获得重要地位。另外，他们同样也努力去克服困扰每个人的自卑感，这种自卑感源于童年经历，他们总是会认为自己比别人"低"，不如年长者和更成熟的人那样能干。（Ansbacher & Ansbacher，1956; Kottman & Heston，2012; Mosak & Maniacci，2010）。

f. 人格的基本要素？

在思考人格的时候，阿德勒学派的治疗师考虑的是来访者自身的资源（client's assets），生活任务的功能表现（工作、爱情/家庭、友谊、精神/存在的意义以及自我）（Mosak & Maniacci，1999），不良行为的目的（获得关注、权力、报复，或者证明自己能力不足）（Dreikurs & Soltz，1964），关键C [勇气（courage）、能力（capable）、联结（connect）、价值（count）]（Lew & Bettner，1998，2000），还有优势人格（愉悦、舒适、优越以及控制）（Kfir，1989，2011）。阿德勒学派的治疗师在对来访者进行个案概念化和制订治疗计划时会考虑所有以上这些因素（Kottman & Meany-Walen，2016; Maniacci et al.，2014）。

3. 对现实的感知是主观的？还是客观的？

阿德勒学派基于现象学的视角认为，人们在生活中做出的种种选择，是基于他们对事件的主观阐释，而不是基于经验的事实（Adler，1927/1954; Eckstein & Kern，2009; Maniacci et al.，2014）。阿德勒学派的治疗师相信现实是主观感知的，人们如何看待生活中发生的事情比实际发生了什么更重要。

4. 咨访关系在治疗中的作用？

阿德勒学派的治疗师相信，孩子在拥有合适的成长条件之外，还需要拥有其他人员的帮助（有时候是专业人士，比如咨询师和教师，有时候是其他重要人士，比如父母、祖父母、邻居或其他重要的成年人），他们能提供的积极帮助包括但不限于：提供信息、直接指导、结构化、洞察、替代视角，以及教导技巧等（Ansbacher & Ansbacher，1956; Carlson & Englar-Carlson，2017; Corey，2017; Kottman & Meany-Walen，2016; Maniacci et al.，2014）。关系是治疗起效的基础，只有拥有良好的关系以下这些才会发生：探索来访者的生活方式（lifestyle）；帮助来访者洞察他们的生活方式；通过帮助来访者产生可替代的、适当的行为来重新定向 / 重新教育来访者；训练技巧（包括人际关系技巧、沟通技巧、自我调节、问题解决等）；并提供机会让来访者实践技巧。在阿德勒治疗（包括游戏治疗）中，这种关系是一种平等、合作的伙伴关系，治疗师和来访者在治疗中分享权力和责任。

5. 关注过去、既往经历对当下的影响，还是只考虑当下？

阿德勒学派认为，从幼儿时期开始探索来访者对情境和关系的理解是很重要的，他们往往在很小的时候就形成了对自己、他人和世界（生活方式）的基本看法。当阿德勒学派的治疗师探索来访者的既往经历时，经常使用他们 8 岁之前的早年回忆，这往往能帮助来访者理解他们当下的想法、感受和行为（Kottman & Meany-Walen，2016; Maniacci et al.，2014; Watts，2013）。

6. 做出改变是否需要提高洞察力和增强自我觉察？

在阿德勒学派的咨询中，洞察力是做出改变的关键要素之一（Carlson & Englar-Carlson，2017; Eckstein & Kern，2009; Watts，

2013）（甚至在咨询中会设置有专门的阶段来帮助来访者获得洞察力）。阿德勒学派认为，为了改变来访者那些适应不良的模式，促使他们去了解自身的想法、感受和行为模式是非常重要的。为了改变来访者现有的生活方式，阿德勒学派的治疗师帮助他们了解自己的人际关系现状，问题解决的技术，他们对自己、他人和世界的基本信念，以及他们的行为是如何在这些信念下产生的。在游戏治疗中，咨询师需要持续意识到来访者的生理发展水平会决定事情的复杂程度，也会影响可能的洞察力水平（Kottman & Meany-Walen，2016）。

7. 咨询中的主要焦点是什么？

在建立好咨访关系的基础上，阿德勒流派的治疗师始终致力于帮助来访者改变他们现有的生活模式。阿德勒疗法存在四个阶段：（1）建立与来访者的关系；（2）探索来访者的生活方式；（3）帮助来访者了解他们的生活方式；（4）帮助来访者在想法、感受和行为上做出改变。转变想法、感受和行为均很重要，不同的来访者会有不同的"启动顺序"，这取决于他们面对的问题类型、个人风格及人际关系的动力（Kottman & Meany-Walen，2016; Maniacci et al.，2014）。（综上所述，这个问题的答案是，"视情况而定"。）

8. 如何定义"心理失调"？

阿德勒学派将"失调"视为习得性的沮丧（Corey，2017）。这样的来访者固执地相信他们对自己、他人和这个世界所形成的错误信念均属真实，并且依此信念行事，从而陷入自卑的情绪中，他们要么自暴自弃，彻底放弃努力，要么过度补偿，表现出傲慢以及无助于人际关系的行为。

9. 咨询的目标？

一般情况下，阿德勒学派的心理咨询目标是：强化来访者的归属感和自我价值感；帮助来访者以更健康的方式处理自己的沮丧和自卑等情绪；帮助来访者将自我挫败的信念、态度和行为转变为更积极的方式；帮助来访者获得与他人平等的感受；以及帮助来访者为社会和他人做出积极的贡献（Carlson & Englar-Carlson，2017; Corey，2017; Maniacci et al.，2014）。对于一些特殊的来访者而言，咨询目标取决于他们面临的实际问题、内在与人际冲突的动力。（综上所述，这个问题的答案还是，"视情况而定"。）

10. 如何评估咨询进展？

在阿德勒学派中，衡量进展取决于治疗中设定的目标，通过检视来访者是否正在朝着这些目标行动来衡量。当来访者在家庭中、同辈群体中或者工作和学校中发展出更积极的行为方式，获得归属感和价值感；当来访者以更有效的方式应对沮丧和自卑的感受；当来访者从自我贬抑的态度、想法和行为转变为更适应环境、更亲社会的态度、想法和行为；当来访者从觉得自己处处不如人转变为能感受到与别人的平等；以及当他们开始积极地和他人进行互动。当以上情况出现时，咨询师可以假设咨询取得了进展。对个体来访者而言，评估咨询进展也反映出咨询师在跟来访者、家长和 / 或教师工作的内容。

11. 指导性？还是非指导性？

在不同的情况下，和不同的来访者视情况而定……在治疗的不同阶段，阿德勒游戏治疗师可能有较多或较少的指导性。根据不同的主诉问题和来访者的性格特点，他们也会在咨询中调整指导性的水平，以最好地满足来访者的需求。

a. 在游戏治疗中为来访者创造空间，还是使用结构化技术？

阿德勒学派的游戏治疗师根据来访者的不同需求以及咨询的不同阶段，综合使用指导性和非指导性的干预技术（Kottman & Meany-Walen，2016）。在咨询的第一阶段，治疗师会使用一些指导性的技巧来建立与来访者的关系，不过他们通常会更多地使用非指导性技术，只是他们也会跟来访者说："在这里，有时候你说了算，有时候我说了算。"第二阶段，治疗师通过观察并结合提问和指导性的活动来探索来访者的生活方式。第三阶段，治疗师运用干预技术，以及通过隐喻和后设沟通等方式来帮助来访者获得对自身的洞察。第四阶段是最具指导性的阶段，咨询师通过提供结构化的活动和布置家庭作业，训练来访者掌握新的技能，以达到重新定向和再教育。不同的来访者对指导性技术的接受程度大不相同，所以阿德勒学派的治疗师会根据来访者的具体情况来决定指导的程度。为了在理论上保持一致，我们必须要强调，阿德勒学派的游戏治疗师在游戏治疗中不能遵循严格的非指导性，因为阿德勒学派认为，没有指导性是不能完成对来访者的训练的，而实施训练是第四阶段中最重要的干预手段。

b. 是否参与到来访者的游戏中去？

在阿德勒游戏治疗中，治疗师确实会和孩子一起玩，有时候是孩子发起邀请，有时候是治疗师主动提议。大多数时候，我们等待孩子邀请我们去参与他/她的游戏，有时候我们也会主动提议孩子来玩我们预先设计好的游戏活动，通过这些游戏活动我们可以了解这个孩子的生活方式，帮助他/她获得对自身的觉察，实践并掌握某些新的技能。

12. 是否和家长或者教师一起工作？

在阿德勒游戏治疗中，治疗师和家长合作；如果孩子在学校里适应困难，则也需要和孩子的教师合作。强调要与儿童生活中的重要成人直接开展工作，是阿德勒游戏治疗最显著的特点之一。与家长或教师的咨询过程是阿德勒游戏治疗中不可或缺的一部分，治疗师对家长或教师的咨询，要与儿童的游戏治疗进程同步。阿德勒学派的游戏治疗师既会和整个家庭一起工作，开展家庭游戏治疗，也会在必要的时候进入学校，和教师、学生一起开展团体游戏治疗。

儿童中心游戏治疗
（人本主义治疗理论）

儿童中心游戏治疗（child-centered play therapy）是建立在人本主义治疗以及理论基础上的（Axline，1969; Landreth，2012; Ray，2011; Rogers，1961）。在本节中，我们将介绍罗杰斯及其著作中的基本理论，以及介绍儿童中心游戏治疗的历史和当代专家，如 Virginia Axline，Garry Landreth，Dee Ray 和 Rise VanFleet 等。儿童中心游戏治疗的核心理念是，治疗师不需要进行直接和指导性的干预，治疗师在游戏治疗中和儿童建立的非指导性治疗关系是激活儿童自我实现倾向的充分必要条件。

1. 你认为人的本性是什么？人天性善良吗（积极的、自我实现的，等等）？人性本恶吗（消极的、非理性的、邪恶的）？还是中性的？或者是两者兼而有之？

   人本主义疗法对人性的认识是乐观的，治疗师认为人的本性是善良、积极的，每个人都有自我实现的倾向（Corey，2017; Raskin，Rogers，& Witty，2014; Ray，2011）。"罗杰斯认为，人类有不断发展进步、完善自我、和他人建立合作关系的本性"（Fall，Holden，& Marquis，2010，p.174）。

2. 人格是如何形成的？

   a. 什么因素对人格的形成起到至关重要的作用？

   人本主义疗法认为，婴儿从一出生，即运用"有机体评价"系统（他们所觉察到的对周遭环境的感官和内在的体验）来判断一切是否美好（Fall et al.，2010; Raskin et al.，2014; Rogers，1961）。儿童依据其"有机体评价"系统来发展初步的自我概念（"真实自我"）。随着时间的推移，他们会从身边的人，尤其是主要照顾者那里得到反馈，然后他们去阐释这些反馈代表的内涵。通过这些反馈，儿童逐渐了解自己应该成为什么样的人，他们应该怎样做才能被他人接受和被爱,从而形成"价值评价系统"。这时,儿童就不那么关注"有机体评价",转而去追寻"价值条件"。虽然并非所有价值条件都在个体的意识层面,这些条件依然形成了他们的"理想自我",即所有人毕生都在极力追求的自我。

b. 先天和后天哪个更重要?

儿童生来就具有自我实现的倾向和"有机体评价"系统,这些因素促成人格的发展。而后天因素对发展的影响,主要取决于父母或者其他照顾者是否有能力持续无条件地给予儿童积极的关爱(Fall et al., 2010)。我们反复阅读了人本主义疗法有关的文献和书籍,并花费了大量的时间进行讨论,我们的结论是先天和后天的影响各占50%。

c. 自主意识还是决定论?

罗杰斯认为,在人格的形成过程中自主意识比决定论更重要。他认为人们总是在为自己的生活和想要怎样的生活做各种决定,但有时候这些决定会受到他人的影响,而内化成各种"要怎么做才叫作有价值"的内在系统,因此在人格的形成中加上一小部分决定论的色彩(Corey, 2017)。值得注意的是,价值评价系统的形成是基于人们对他们从他人及其环境中获得的信息反馈的主观解释。我们认为,自主意识和决定论在人格发展中的占比各为80%和20%。

d. 想法、感受和行为之间的关系是什么?

"儿童也是完整的个体,包含想法、行为、感受以及生物性存在"(Sweeney & Landreth, 2009, p.124)。人本主义疗法并不关注想法、感受和行为之间的关系。Fall等人(2010)认为,个体先有想法,儿童通过想法了解自身的需要以及如何满足自己的需要。这是从婴儿时期有机体评价系统过滤而来的,随着年龄的增长，再经由价值条件筛选而来，并经过这个过程逐渐发展出感受和行为。（这让我们有点认知失调，人本主义疗法强调感受，按照我们的理解这意味着应该是由感受而引发想法和行为，但我们找不到任何信息来证明这个观点。）

e. 行为的基本动机是什么？

罗杰斯（1951）认为，行为的基本动机是人们身处知觉的现象场时，为了满足自身的需要所做的努力。同时，人们也努力朝向理想的自我，借此满足他们的价值条件（Raskin et al.，2010；Sweeney & Landreth，2009）。

f. 人格的基本要素是什么？

虽然罗杰斯（1951，1961）没有将人格分为不同的组成部分，但是人格包含的两个要素分别是有机体评价和价值条件，借此形成人们的真实自我和理想自我。

3. 对现实的感知是主观的？还是客观的？

罗杰斯认为人类通过有机体评价和价值条件来感知现实世界（Raskin et al.，2010；Ray & Landreth，2015）。他坚信个体对现实世界的感知是主观的。他甚至专门为此创造了一个词"subceive"，意为主观性和感受的结合体。来访者对自身经验的主观感受即是他们的"真实"，因此儿童中心的游戏治疗师必须努力从来访者的观点去理解他们的世界。

4. 咨访关系在治疗中的作用？

"关系即治疗，关系并不仅仅是治疗或行为改变前的准备"（Landreth，2012，p.82）。罗杰斯概述了治疗有效的六个前提条件：咨询师和来访者有心理的接触；来访者正在经历内心冲突和矛盾；咨询师在治疗关系中保持一致；治疗师对来访者保持无条件积极关注；咨询师能共情来访者并能表达出共情；以及来访者能感受到咨询师的无条件积极关注和理解（Rogers，1951；D. Ray，私人通信，2018年

1月13日）。根据人本主义疗法，如果来访者能在咨询中体验到无条件的积极尊重，体会到咨询师的真诚和共情，那么来访者的自我实现倾向会引导其朝着积极的方向发展（Fall et al.，2010; Rankin et al.，2014; Ray，2011; VanFleet，Sywaluk，& Sniscak，2010）。在这个理论中，以上所列的六个前提条件是来访者改变的充分且必要条件，而真诚、无条件积极关注和共情的理解通常被称为"核心条件"。换言之，如果儿童的父母、教师、祖父母、游戏治疗师（或孩子生命中的其他重要他人）能为儿童提供"核心条件"，儿童就会朝着积极的方向成长。在人本主义疗法中，来访者的改变不需要咨询师做直接的干预。

5. 关注过去、既往经历对当下的影响，还是只考虑当下？

　　在人本主义疗法和儿童中心游戏治疗中，治疗师的注意力几乎完全集中在当下，而不是过去（甚至不关心未来）。

6. 做出改变是否需要提高洞察力和增强意识？

　　在人本主义疗法和儿童中心游戏治疗中，提高来访者的意识水平并不是治疗的直接目标。罗杰斯认为，只要来访者体验到人本主义疗法的三个核心条件，他/她的自我觉察就会有所增长。然而绝大多数的儿童中心游戏治疗师认为不需要通过专门设置结构化的指导来提高儿童的意识（Landreth，2012; Ray，2011; VanFleet et al.，2010）。取而代之的是，他们可能会运用一些"软性"的阐释帮助儿童更加清晰地了解他们的模式。

7. 咨询中的主要焦点是什么？

　　在人本主义疗法和儿童中心游戏治疗中，首要关注的是治疗师和来访者之间的关系。就像我们之前反复阐述的，儿童中心的游戏治疗师相信，只要他们能在治疗中创造出这三个核心条件，来访者的自我实现倾向就会被激活，继而发展出健康的功能。

8. 如何定义"心理失调"？

　　根据人本主义疗法和儿童中心游戏治疗理论，现实自我和理想自我的不一致导致了心理失调。这两个自我之间的差距越大，表现出的不适应就会越严重。

9. 咨询的目标？

　　人本主义疗法的首要目标是营造一个咨询师和来访者能在心理层面上相互接触的环境（Fall et al., 2010）。通过这个过程，来访者的自我实现倾向被激活，他们更接纳自我，发展出健康的功能。Landreth（2012）认为，当游戏治疗师通过无条件积极关注、共情、真诚和儿童建立关系后，儿童会发展出更积极的自我概念和内在自我评价，会更有责任感，更能自我指引、自我接纳、自我依赖与自我信任，更能自己做决定，且在他们的生活中体会到更多的胜任感。

10. 如何评估咨询进展？

　　在人本主义疗法和儿童中心游戏治疗中，你可以通过观察来访者的焦虑情绪、困惑、自我防御和其他不良情绪模式是否减少来判断咨询进展（Fall et al, 2010）。如果咨询有效，来访者将表达出更积极的自我概念，拥有正面的内在自我评价，更有责任感，更能自我引导、自我接纳、自我依赖和自我信任，更能自我决定以及在生活中拥有更多的可控感，这些都是来访者在咨询中取得进步的标志。在游戏治疗中，治疗师会通过观察儿童的行为，儿童的自我报告，家长和教师的报告及其他重要成人所提供的信息来评估治疗的进展。

11. 指导性？还是非指导性？

　　儿童中心的游戏治疗是非指导性的（Yasenik & Gardner, 2012）。

a. 在游戏治疗中为来访者创造空间，还是使用结构化技术？

　　儿童中心的游戏治疗师在治疗过程中几乎很少使用结构化和指导性技术。

b. 是否参与到来访者的游戏中去？

大多数儿童中心的游戏治疗师很少在咨询中和来访者一起玩。即使有，他们也会尽量避免成为游戏中的主导者，等待来访者主动开始，由来访者掌握游戏中的主导权。

12. 是否邀请家长或者教师参与咨询？

Landreth（2012）以及 Ray 与 Landreth（2015）都认为，家长是游戏治疗过程中的重要伙伴。因为他们是儿童生活中最重要的人，有必要让他们感受到被游戏治疗师接纳和理解，而且觉得安全。儿童中心的游戏治疗师每隔 3~5 次游戏治疗就会和父母进行一次咨询，提供支持、传授知识和技能，并了解父母对儿童进步的看法。也有些儿童中心的游戏治疗师会和教师一起工作。在儿童中心游戏治疗中另外有一种专门的和父母工作的方法——亲子游戏治疗（Guerney，2013；VanFleet，2013）。在亲子游戏治疗中，游戏治疗师传授给家长基本的游戏治疗技能，并帮助他们通过和孩子的"特别游戏时光"来掌握这些技能。Landreth 和 Bratton 在 2006 年提出了一个亲子游戏治疗的十次模式，并称之为"亲子关系治疗（Child-Parent Relationship Therapy）"，这个模式同样适合教师使用。尽管大多数儿童中心的游戏治疗师认同父母和教师的参与对儿童的进步很有帮助，但他们并不认为游戏治疗取得进展必须要得到父母和教师的参与。

认知行为游戏治疗

认知行为游戏治疗（cognitive-behavioral play therapy）由 Susan Knell（1993，2009）提出，理论基础是基于认知行为理论和治疗。Donald Meichenbaum（1986）和 Albert Ellis（2000）是认知行为理论和治疗的奠基人。本节中，我们将介绍由 Meichenbaum 和 Ellis 提出的基本理论，以及包

括 Susan Knell 和 Angela Cavett 在内的各位过去及当代专家在认知行为游戏治疗上的实践。认知行为游戏治疗的干预技术来自认知学派和行为学派，这两个学派关注来访者的认知和行为模式，以及如何改变来访者丧失功能的模式。在认知行为游戏治疗这个理论流派中，以下有些问题是难以回答的，正如 Knell（2009）指出的，"认知行为理论中并没有人格理论"（p.203）。认知行为游戏治疗更关注的是心理病理学而不是人格的发展。

1. 你认为人的本性是什么？人天性善良吗（积极的、自我实现的，等等）？人性本恶吗（消极的、非理性的、邪恶的）？还是介于两者之间？或者是两者兼而有之？

    根据认知行为理论，人有可能是理性的，也有可能是非理性的（Corey，2017）。也正因为行为主义的治疗师认为人的思维认知是性格的重要组成部分，因此他们倾向于相信人的本质是积极和消极兼而有之的。个体在理性思考并且积极行事的时候呈现出积极的倾向，而个体的非理性倾向就表现为认知歪曲、不适当的情绪以及展现自欺欺人的行为（Ellis，2000；Fallet al.，2010）。

2. 人格是如何形成／构成的？

    a. 什么因素对人格的形成起到至关重要的作用？

        因为认知行为理论的重点是"思维"，此理论认为影响人格形成的最重要因素是思维模式（理性的或者非理性）的发展（Knell，2009）。这些思维模式可能是模仿父母的思维模式，但后续自己很快就传承下来。

    b. 先天和后天哪个更重要？

        认知行为治疗师认为，人与生俱来就具有理性或者非理性的潜质，并倾向于快乐、爱、与他人交流和成长（Corey，2017），然而，随着时间的推移，许多人逐渐走向非理性的"阴暗面"。最初个人是从父母和环境中的其他人那里习得这些非理性的信念，而随着年龄的增长，他们会自己重复那些不合理的认知，直

到把这些融入自己的思维模式并最终影响自己的行为。如果需要我们给出一个先天和后天的比例，我们估计是 20% 和 80%

c. 自主意识还是决定论？

认知行为疗法认为，人们总是可以选择如何阐释当前所发生的事件，而正是这种阐释决定了他们对事件的反应。Ellis（2000）提出，个人总是能够决定自己要怎么想、如何感受和怎么做。这显然说明，在认知行为疗法中自主意识是 100%，一点都没有决定论的影子。

d. 想法、感受和行为之间的关系是什么？

在认知行为理论和认知行为疗法的所有不同分支中，想法、感受和行为之间存在线性的因果关系，即"想法（认知）导致感受和行为"。

e. 行为的基本动机是什么？

对于认知行为治疗师来说，行为的基本动机是生存和享乐（Fall et al.，2010）。行为是为了最大限度地让个体生存和快乐。

f. 人格的基本要素是什么？

因为认知行为理论中确实没有人格理论，所以这一理论的实务工作者并没有提出关于人格要素的假说。

3. 对现实的感知是主观的？还是客观的？

认知行为治疗师认为，人们对现实的感知总是主观的。人们通过知觉和信念来过滤筛选他们的生活经验。在认知行为理论中，这些知觉和信念比实际的经验更重要。

4. 咨访关系在治疗中的作用？

咨访关系在治疗中的作用取决于你所使用的认知行为疗法流派。Ellis（2000）认为，人们不需要被接受或者感受到被爱，所以他们不需要治疗师来关心他们或者传达积极关注的态度。Burns（1999）和Beck（1976）都认为，咨访关系需要做到温暖、共情和真诚（你可能会认为这三个是核心因素，虽然专家们也认为这些条件是必要的，但在认知行为疗法中，光有这些还不够）。至于 Knell（2009）和 Cavett（2015）则同意认知行为游戏治疗师必须建立一种基于积极关注、共情和真诚的关系，然而这种关系并不足以导致改变。

5. 关注过去、既往经历对当下的影响，还是只考虑当下？

   在认知行为疗法和游戏治疗中，治疗师关注的焦点仅仅集中在当下，采用此流派的治疗师不相信检视来访者的过去会对治疗有效。

6. 是否需要提高洞察力和增强自我觉察来做出改变？

   在认知行为疗法和游戏治疗中的洞察被定义为：提高对不合理信念的觉察，并愿意转向更理性的信念（Corey，2017）。这对于来访者的改变是绝对必要的。

7. 咨询中的主要焦点是什么？

   这个问题有点难以回答，因为在成人认知行为治疗中主要关注的是帮助来访者改变他们的思维模式（Corey，2017；Fall et al.，2010），而在认知行为游戏治疗中，主要关注的则是孩子的情感、想法和行为以及他们所处的环境（Cavett，2015）。认知行为游戏治疗是聚焦于来访者的主诉问题且是目标导向的，治疗目标的设立是基于通过改变来访者的认知和行为来减轻症状和改善功能。一名认知行为游戏治疗师会和来访者一起通过游戏来帮助他们"识别和修正潜在的不合理信念"（Knell，1993，p.170），并结合游戏和行为策略来达成来访者对需改变行为的掌控感和责任感（Knell，1993，p.70）。

8. 如何定义"心理失调"？

   对于认知行为治疗师来说，心理失调是一种建立在错误认知上的对应激表现夸大和持续的不良反应（Fall et al.，2010）。认知行为游戏治疗师在和儿童工作的时候，会关注儿童在学校和家庭中的不当行为表现，以及他的想法和感受的异常模式。

9. 咨询的目标？

认知行为疗法的咨询目标是帮助来访者改变思维模式，减少消极的认知，弱化来访者导致情绪和行为改变的非理性思维倾向（Knell，2009）。Knell（1994，2009）还提出，在认知行为游戏治疗中使用例如示范作用等行为技术来改变他们的行为是非常重要的。认知行为疗法的另一个目标是帮助来访者更好地理解和调节他们的情绪，学习新的且合宜的行为，并养成合理思考的习惯（Cavett，2015）。游戏治疗师结合父母共同定制个性化的治疗计划（儿童有时也参与其中），最终目的是向儿童传授技能，让这些技能可转移到游戏室以外的其他环境和关系中（导致让他们不再卷入麻烦）。

10. 如何评估咨询进展？

在认知行为游戏治疗中，治疗师通过父母、教师的报告以及观察，有时候也会使用正式的心理评估问卷，来评估来访者是否朝着设定的目标进展。

11. 指导性？还是非指导性？

认知行为游戏治疗通常是指导性的，治疗师通过一些游戏活动积极地教导来访者新的认知、感觉和行为方式，并提供机会让来访者来练习更具适应性的应对问题的策略。

a. 游戏治疗中为来访者创造空间，还是使用结构化技术？

认知行为游戏治疗师在游戏治疗中使用多种结构化的策略，包括角色扮演、示范、想象、日志、放松、心理教育、系统脱敏、创伤叙事以及阅读疗法（Cavett，2015；Knell，2009）。

b. 是否参与到来访者的游戏中？

认知行为游戏治疗的治疗师确实会和来访者一起玩游戏，有时是来访者提议的，有时是治疗师提议的。游戏可以由来访者主导也可以由治疗师主导。

12. 是否邀请家长或者教师参与咨询？

　　与家长和教师合作，是认知行为游戏治疗的一部分（Knell，2009）。在与儿童来访者进行治疗之前，治疗师先与家长面谈以获取有关儿童的信息，包括主诉问题、发展史以及家长的养育策略等。随着游戏治疗的进展，治疗师也会安排家长访谈，目的是帮助父母学习如何改变他们与孩子的互动，支持父母强化孩子在治疗中的良好表现，并向他们反馈孩子的发展情况以及所呈现出的问题。

生态系统游戏治疗

　　生态系统游戏治疗（ecosystemic play therapy）由 Keven O'Connor（1993，2000，2009，2011，2016）提出，它并不基于任何一种人格理论。"生态系统游戏治疗并不认为哪种理论模式更具优势和说服力，治疗师可以在心理动力学、认知行为、家庭系统或其他理论的引导下有效地工作，只要他们能够始终如一地使用该理论"（O'Connor，2011，p.254）。正因为如此，接下来的有些问题会比较难以回答。

1. 你认为人的本性是什么？人天性善良吗（积极的、自我实现的，等等）？人性本恶吗（消极的、非理性的、邪恶的）？还是介于两者之间？或者是两者兼而有之？

　　O'Connor（2009，2011）认为，根据生态系统游戏治疗，人们基本上是中立的，他们可以以积极的方式或消极的方式发展，这取决于他们所生活的环境。

2. 人格是如何形成的？

a. 什么因素对人格的形成起到至关重要的作用？

　　O'Connor（2000，2009，2011）将人格定义为"个人内在的与人际间的特征、特质、认知、信念和价值观的总和，因此每一个人都是独一无二的"（O'Connor，2000，p.90）。他认为，主要抚养人通过依恋关系满足儿童需求的程度，以及儿童在他生活的环境（"生态系统"）中的经历，是影响儿童人格发展最重要的因素。"生态系统治疗师认为，儿童生活在一系列相互嵌套的系统中，包括家庭、学校、同伴、文化、法律、医疗以及其他方面"（O'Connor，1993，p.245）。所有这些系统都可能对个体人格的发展产生影响。

b. 先天和后天哪个更重要？

生态系统游戏治疗相信所有人生来就有生存和避免惩罚的生理需要，儿童通过社会化的进程来不断修正这种需要。在最开始的时候，主要抚养人对儿童需求的满足程度以及儿童与主要抚养人的互动，塑造了儿童对于他人对自己的反应的心理期望。在以后的生活中，儿童逐渐学会怎样通过与他人合作来满足自己的需要。根据我们对阅读 O'Connor（1993，2000，2009，2011）著作的判断，在生态系统游戏治疗中，先天与后天的比例分别为 30% 和 70%。

c. 自主意识还是决定论？

自主意识在生态系统游戏治疗中极其重要。所有人对自己的处境都有选择。他们的经历以及和他人的互动对他们所做的选择和人生道路会有影响，但是决定权仍然在他们自己身上。

d. 想法、感受和行为之间的关系是什么？

从生态系统的角度看，想法影响感受、行为以及人际关系。虽然 O'Connor（2009）也会关注感受和行为，但他始终认为认知功能是核心，他相信认知功能的发展会推动其他方面的发展。生态系统游戏治疗师首先使用游戏来干预和改变来访者的认知过程，然后再通过游戏的疗愈力来改变来访者的情感历程和人际历程（O'Connor，2011）。

e. 行为的基本动机是什么？

生态系统游戏治疗认为，行为的基本动机是满足需求、避免惩罚和痛苦（O'Connor，2000，2009，2011）。

f. 人格的基本要素是什么？

O'Connor（2000）将许多不同的人格理论纳入他的"个人理论"中，包括精神分析、人本主义、治疗性游戏、发展性游戏治疗和现实治疗等（Kottman，2011；O'Connor，2000）。因为他认为每一位实务工作者都必须发展属于自己的人格理论来解释人格的基本成分，所以这个问题的答案将取决于你选择怎样的理论作为你和来访者工作的基础。

3. 对现实的感知是主观的？还是客观的？

生态系统游戏治疗是建立在现象学的基础上的，这种哲学认为没有什么是绝对的，人们所有的感知都是主观的（O'Connor，2000，2009，2011，2016）。这意味着游戏治疗师应该重视和信任在游戏治疗中收集到的所有信息，并努力从系统观去理解每个人所处的环境（换言之，我们都是通过自己的世界观去过滤所有的信息，没有任何人的世界观比其他人的更好或者更正确）。

4. 咨访关系在治疗中的作用？

O'Connor（2011，2016）认为治疗关系是帮助来访者解决问题的重要工具，能够引发来访者的改变并促进来访者以更适应社会规则的方式来满足自己的需求。但是他同样认为，仅仅是治疗关系本身不足以创造来访者所需的变化。

在生态系统游戏治疗中，进入游戏室之前需要对来访者做一个全面的评估。评估的内容包括：从来访者及来访者的重要他人处了解来访者的主诉问题；了解来访者及其家庭的发展历史；探索来访者在他/她所处的各个系统中的功能状态，包括之前的和当下的；以及了解对来访者的感受和功能产生重要影响的社会文化因素及亚文化因素（Carmichael，2006; O'Connor & Ammen，1997）。收集以上这些信息可以通过和来访者的家长会谈（当然，如果你是和成人来访者工作就不需要和家长面谈，与成人工作在生态系统游戏治疗中是很少见的），和来访者及其家长分别进行会谈以及使用标准化的量表来评估来访者的智力、人格特质、发展水平、注意力和行为症状。治疗师也可以使用投射类的工具来测量来访者在人际关系中的态度和技能，以及他/她的内在动力。根据评估的结果，治疗师分别通过与家长（如果有）及来访者见面，开始建立治疗关系，制订具体而明确的治疗合同（O'Connor，2016）。（需要提醒的是，如果你很想做生态系统游戏治疗，但是你的工作环境中只允许心理评估师来完成评估工作，你就必须将来访者介绍给一位心理评估师完成以上这些评估，在阅读了心理评估报告后再开始建立治疗关系。）

5. 关注过去、既往经历对当下的影响，还是只考虑当下？

从对问题4的回答可以看出，在生态系统游戏治疗中"过去"和"当下"都很重要，"过去"的经验为"当下"和"当下"的功能状态提供了线索。

6. 做出改变是否需要提高洞察力和增强意识？

（这个问题的答案是，"视情况而定"。）在某些情况下，生态系统游戏治疗师会认为有必要通过阐释和提供反馈，帮助一些来访者了解他/她的动机和模式。比如一位来访者总是对别人说"好的"，但实际上她的内心是拒绝的，此时治疗师可以通过阐释和反馈让这位来访者了解到，这不是一个满足自己需求的最佳方法。但也有一些来访者，生态系统游戏治疗师会认为即使他们不了解自己的动机和模式，只要学习到更好的应对方法就能够变得更好（O'Connor，2009）。比如，当一个儿童害怕床下有怪物时，无须任何反馈和阐释，只要给他一罐"驱魔剂"就可以帮助他缓解这种恐惧。

7. 咨询中的主要焦点是什么？

　　生态系统游戏治疗主要聚焦于帮助来访者在不影响他人的前提下，最大限度地发挥他／她的能力来满足自己的需求。

8. 如何定义"心理失调"？

　　生态系统游戏治疗认为，来访者的心理失调主要表现为以下三个因素中的一个或者多个：（1）他们无法在不影响他人权益的情况下满足自己的需求；（2）他们存在严重的疾病、发育迟缓或精神异常；（3）他们"陷入了有问题的系统或人际环境"（O'Connor，2011，p.260）。

9. 咨询的目标？

　　生态系统游戏治疗的首要目标是帮助来访者学会在不干扰别人满足其需求的情况下满足自己的需求，增强依恋关系，发掘更多的资源来解决自己的心理症状和人际关系问题。生态系统游戏治疗的另一个目标是帮助来访者在认知、情感和人际发展水平上尽可能接近他们的年龄水平，并确保在各方面领域中保持相对的均衡（O'Connor，2011）。因为每个来访者都在游戏治疗的预备阶段定制了个体化的目标，每个来访者针对认知、情感和人际发展方面的进展均会制订具体的目标。

10. 如何评估咨询进展？

　　在生态系统游戏治疗中，治疗师通过治疗目标来衡量来访者的进展。所以其中一个指标就是检视来访者总体目标的实现，包括学习如何在不干扰他人满足其需求的情况下满足自己的需求，增强依恋关系，开发更多资源以减少心理症状和处理人际问题，以及在认知、情感和人际发展水平上的提高和均衡。另一个指标则是和每一位来访者检查，是否有达到其个体化的目标。和大多数其他学派的游戏治疗师一样，生态系统游戏治疗师通过几种不同的方法来衡量来访者的治疗进展，包括：观察来访者在治疗过程中的行为表现，来访者的自陈报告，来自来访者的父母或其他重要成人的报告。生态系统游戏治疗似乎比其他游戏治疗流派更强调来访者的自陈报告，因为来访者更多地参与到了治疗目标的设定过程中。治疗师也会使用心理测量工具来对来访者的治疗进展进行评估，或者建议来访者再度接受心理测量（如果当初不是治疗师自己做测量）。

11. 指导性？还是非指导性？

　　生态系统游戏治疗是指导性的，治疗过程由治疗师主导和驱动。事实上，除了治疗性游戏流派，它是最具指导性的游戏治疗流派。

a. 游戏治疗中为来访者创造空间，还是使用结构化技术？

　　生态系统游戏治疗师有一个空的游戏室，游戏室外的壁橱里有玩具和其他材料。治疗开始时，治疗师会把他／她准备用来和来访者一起完成某个特定治疗目标的玩具和材料带进游戏室。由于每个游戏治疗小节都有专门为帮助来访者实现某个目标而设计的活动，因此是由治疗师掌控所有的活动计划。每次治疗开始时，治疗师向来访者解释当天将一起做的活动，有时候也会向来访者解释这个活动将如何帮助他／她完成某个治疗目标（取决于来访者的理解能力）。

b. 是否参与到来访者的游戏中去？

　　因为治疗过程中的游戏和活动完全是由治疗师指导的，所以治疗师通常会参与进去。当然，参与的程度取决于计划中的活动类型。总体来说，生态系统游戏治疗师坚信和来访者一起玩的疗效。

12. 是否邀请家长或者教师参与咨询？

　　生态系统游戏治疗师与家长和教师一起工作，毕竟，这些成年人是儿童（或青少年）生态系统中的重要影响者。

格式塔游戏治疗

Violet Oaklander（1992，1993，2003，2011，2015）基于 Fritz 和 Laura Perls 的格式塔治疗，提出了格式塔游戏治疗（Gestalt play therapy）。Violet Oaklander 将格式塔治疗描述为"人本主义的、以历程为导向的一种治疗形式，涉及整个人的所有层面：感官、躯体、情感和智力等各个方面"（Oaklander，1993，p.281）。她认为，来访者需要发展出与他人不同的自我意识，游戏治疗师帮助来访者学习如何设立自己和他人的边界，以及如何识别、定义和发展自己的历程。

1. 你认为人的本性是什么？人天性善良吗（积极的、自我实现的，等等）？人性本恶吗（消极的、非理性的、邪恶的）？还是介于两者之间？或者是两者兼而有之？

   格式塔理论认为，人的本性是中性的，人们既没有积极的想法、感受和行为的倾向，也没有消极的想法、感受和行为的倾向（Fall et al，2010）。

2. 人格是如何形成的？

   a. 什么因素对人格的形成起到至关重要的作用？

      根据格式塔理论，影响人格形成的因素有：努力满足自身的需求以及自我调节，自身和环境之间的关系，发展出边界感的困扰（包括父母传递过来的错误内摄），以及朝向对环境的觉察和自我觉察（Fall et al.，2010；Oaklander，2015；Perls，1970）。

   b. 先天和后天哪个更重要？

      在格式塔理论中，人格被认为是生物学和环境相互影响而结合形成的，所有的经验都有助于人格的发展，每个人都有一套独特的基因蓝图以决定每个人如何以自己独特的方式去感知其经验（Fall et al.，2010）。"儿童的自我意识形成是自身的生物倾向和环境之间互动的结果"（Carmichael，2006，p.122）。我们估计在格式塔游戏治疗中，先天与后天的比例是 40% 和 60%。

c. 自主意识还是决定论？

个体对自己的行为和所做的选择负责（Naranjo，1970），这意味着格式塔心理学是站在自主意识的立场上的（Carmichael，2006；Fall et al.，2010）。

d. 想法、感受和行为之间的关系是什么？

格式塔治疗中强调的是包括感官、躯体、情感和智力的整个人（Oaklander，2015）。这意味着在自我中的这些方面之间不是线性的关系，在人格方面，一个并不比另一个更重要。在格式塔治疗和格式塔游戏治疗中，大多数治疗师倾向于更多地关注感官、躯体和情感，而较少关注认知。

e. 行为的基本动机是什么？

格式塔治疗师认为，行为的基本动机是通过满足自己的需求来达到生活中的平衡（Fall et al，2010；Perls，Hefferline & Goodman，1951）。儿童意识到他们无法满足自己的基本需求，因此他们必须依赖成年人来帮助他们生存，他们经常发展出包括限制、抑制和阻断自我功能等不同表现的症状，以避免被拒绝和抛弃，并获得生活中重要成人的认可（Oaklander，1993），在很多情况下，光是为了避免被拒绝或被抛弃，以及获得成人的认可，这些即构成了儿童行为动机的绝大部分，如果来访者在儿童或青少年时期不处理这些问题，这种情况会延续到成年。

f. 人格的基本要素是什么？

格式塔学派并不会把人格分割成各个组成部分，不过仍有一些重要的概念涉及如何理解人格。包括：有机体的自我调节（健康和需求满足之间的平衡）；发展强烈的自我意识（一种和他人区隔的自我意识，不需要为其他人的行为和感受负责任，了解自己的需求并且为了满足自己的需求不惜采用适当的攻击）；健康的触碰边界（所有的感官都处于当下，因此能产生健康的思维、躯体、智力和安全感）；以及整体论（整体大于各部分之总和，个人的各个方面都很重要，都需要认真对待并获得支持）。

3. 对现实的感知是主观的？还是客观的？

　　每个人都通过自己独有的"过滤器"来感知世界。格式塔治疗师的部分工作就是站在来访者的立场去理解和欣赏来访者对他 / 她的直接体验的理解，治疗师尊重来访者的知觉，努力去体会来访者所感受到的方方面面（Fall et al.，2010）。

4. 咨访关系在治疗中的作用？

　　在格式塔治疗（以及格式塔游戏治疗）中，治疗关系是整个治疗过程的核心。治疗师必须和来访者建立良好的合作关系，这种我－你的关系是指两人相遇，彼此在权力和权利上保持平等，并愿意将全部的自我投入到这段关系中（Oaklander，1994，2003，2015）。这是一种珍贵、尊重、真诚且一致的关系，在此关系中治疗师鼓励来访者冒险以及尝试新事物（如对话、正念）。这种关系的建立取决于治疗师与来访者建立和保持"接触"的意愿和能力。良好的咨访关系是治疗过程中的一个必要组成部分，但它本身并不足以带来来访者所需要的健康和达到最佳功能的所有变化。

5. 关注过去、既往经历对当下的影响，还是只考虑当下？

　　格式塔治疗的重点是在过去的背景下关注现在（Fall et al.，2010；Naranjo，1970）。既往的互动模式和经验以及自我接纳都影响着一个人当下的感受、想法和行为。治疗师帮助来访者处理当下的感受，辨识（有时是向来访者指出）他 / 她很多的感受都和过去相关。在很多的治疗过程中，治疗师关注的焦点是来访者当下的感官和躯体，而不是过去。

6. 做出改变是否需要提高洞察力和增强自我觉察？

　　在格式塔治疗中，来访者除了需要了解过去如何影响当下，还需要对当下的现状有更清晰的觉察，以便做出健康的改变（Fallet et al.，2010；Oaklander，1992，1994，2003）。重点是对当下所处的环境、对自身的历程感受、对个人需求、边界以及自我等的觉察。格式塔游戏治疗师运用他 / 她在治疗过程中学到的多种多样的游戏治疗技术，通过各种体验和尝试，来帮助来访者提高觉察。在格式塔治疗中，觉察是一种整体的体验，它涉及心智、躯体、情绪和感官。

7. 咨询中的主要焦点是什么？

因为觉察是一种能帮助来访者改变的重要能力，所以它是咨询的主要焦点（Fall et al.，2010；Oaklander，1992，1994，2003）。治疗师致力于将来访者的注意力引导到当下，帮助来访者获得对环境和自我的觉察，让来访者学习如何适当地满足自身的需求，且能让其朝向实现积极潜能的发展。在很多格式塔治疗的过程中，焦点会放在感受和身体感官知觉上。治疗师可能会问："你感觉如何？"或者"你现在身体的哪一个部位有感受？"然后，治疗师可以帮助来访者理解这种感受，并努力去接受这种感受，或者将这种感受转换成可掌控的一些体验（比如解开肚子上的结，甩掉背上的猴子）。

8. 如何定义"心理失调"？

很多情况下，心理失调包括违反边界（通常包括无法恰当地将自己与他人、环境分开，自我意识薄弱），来自父母或者社会的错误内摄（通常是对自己的消极信念），或无法满足自己的需求（Fall et al.，2010；Oaklander，1992，1994，2003）。对于一些青少年和成人来访者而言，失调通常被定义为"未尽的事务"，这些会导致他 / 她的焦虑或 / 和心理不适。

9. 咨询的目标？

格式塔治疗主要的目标是整合，包括：满足自己的需求和发挥自身的潜能；在生活中达到平衡和和谐的感受；学会自我调节；增强自我觉察和自我接纳；活在当下；以及接受从前不被接纳的自我（Fall et al.，2010）。"有困扰的儿童需要帮助恢复健康有机体的自我调节机制，唤醒他/她对内部和外部事物的觉察，并能够利用环境中可用的资源来满足自己的需求"（Carroll & Oaklander，1997，p.188）。格式塔游戏治疗的目标是让孩子恢复健康的自我意识，学会接受先前被否定和拒绝的部分自我，学习充分支持自我的方法，以及有能力且愿意感受痛苦和不适（Carroll，2009；Carroll & Oaklander，1997）。

10. 如何评估咨询进展？

在格式塔游戏治疗中，治疗师主要依靠对来访者的观察来衡量咨询进展，偶尔也会通过家长和教师的报告。格式塔游戏治疗师主要关注以下几点：（1）关注过去和未来，且逐渐会关注当下；（2）提高满足自身需求的技能；（3）更愿意体验以及尝试新事物；（4）来访更愿意对自身的行动负责；以及（5）来访者攻击性能量的适当增长，敢于触碰边界，更多自我接纳和自我滋养（Carroll，2009；Carroll & Oaklander，1997；Oaklander，1994，2003）。

11. 指导性？还是非指导性？

格式塔游戏治疗同时具有指导性（有时）和非指导性（有时），这取决于来访者的需求和治疗的进展。

a. 游戏治疗中为来访者创造空间，还是使用结构化技术？

在格式塔游戏治疗中创造一个安全和关爱的空间是很重要的，但主要的焦点是治疗师通过讲故事、音乐、艺术、舞蹈/动作、摄影等方式引入体验及尝试。格式塔游戏治疗中指导性和非指导性互动平衡的关键是治疗师的觉察和对孩子的尊重。治疗师可能在某一次疗程有一个治疗目标或计划，但对孩子或者孩子的行为反应没有抱有期望，治疗师会非常小心地避免把来访者推向他/她不愿意去的方向（Oaklander，1994，2003，2011，2015）。

b. 是否参与到来访者的游戏中去？

格式塔游戏治疗师偶尔会与来访者一起玩（通常是在来访者的要求下），但是治疗师在游戏治疗中的主要功能是设计并引入特定的练习或"体验"，并为来访者搭起脚手架开展体验，催化来访者获得更多的自我觉察。这个脚手架可能是针对一个"作品"提问（比如艺术创作或沙盘作品，如果有），也可以是在进行实验的一个过程。格式塔游戏治疗师反映了很多来访者的感受，但是只会用"软性"的阐释，以协助来访者理解其自身经验的重要性。

12. 是否邀请家长或者教师参与咨询？

格式塔游戏治疗师愿意与父母和教师一起工作，治疗师可以从这些儿童生活中的重要成人处了解到儿童的功能和社会支持情况。治疗师提供教育、鼓励，并在必要的时候转介他/她去做心理咨询（Carroll & Oaklander，1997）。

荣格游戏治疗

荣格游戏治疗（Jungian play therapy）是由 John Allan（1988）首先提出的，建立在荣格心理学的基础上，荣格是和弗洛伊德同时代的心理大师。荣格游戏治疗建立在这样的信念之上："心理有自我疗愈的潜能，通过原型来协助统整儿童的行为，通过游戏、艺术、戏剧和写作等创造性过程帮助儿童朝疗愈的方向转化（Carmichael，2006，p.90）。"很难简单地解释荣格的分析性心理治疗，因为这个理论的基础思想很深，而且荣格的概念和语言有时很难理解。不过，有必要了解：

"荣格的心理治疗并不能归类于某种'治疗方案'，而是将每个进入治疗世界的儿童视为一个独特的个体，他们以自己独特而有意义的方式来面对自己的生活……我们努力唤醒他们内心疗愈性的力量，以确保他们的疗愈是'真实'的，而不仅仅是外部影响的产物。我们的目标是达到真正的转化性疗愈，而不仅仅是消除一堆症状而已，症状的减轻和消除是达到转化性疗愈的必然结果。"（Lilly，2015，p.49）

这意味着从某种意义上说，本书的前提（提供一些目标导向的游戏治疗技术和技巧）与荣格游戏治疗的核心目标是相违背的。荣格游戏治疗只和儿童工作，并不服务横跨各年龄层的来访者。如果你想和成年来访者通过游戏治疗工作，荣格游戏治疗可能不是你的最佳选择，除非你想开创一种应用荣格游戏治疗的新方法。（我们认为这超级酷！）

1. 你认为人的本性是什么？人天性善良吗（积极的、自我实现的，等等）？人性本恶吗（消极的、非理性的、邪恶的）？还是介于两者之间？或者是两者兼而有之？

荣格心理学认为人的本性是中性的，不好也不坏。心灵（由有意识和无意识的人格结构组成）是为了生存而发展起来的，它会引导个体进入积极的和自我实现的行为，也会引导个体出现消极的行为。人类在成长和发展自我的过程中，会无意识地选择发展一些个性特征而排斥其他个性特征。被排斥的这些就成了人的"阴影"，意指自我（ego）所创造出来但是拒绝融入自性（self）的一些特征（Jung，1969; Netto，2011）。荣格同时认为，人生来就拥有自己面临的所有问题的答案（Allan，1988，1997）。

2. 人格是如何形成的？

a. 什么因素对人格的形成起到至关重要的作用？

荣格分析心理治疗认为影响人格行为的因素是多方面的（Allan，1988，1997; Green，2009; Peery，2003），其中一个因素是孩子与父母的关系以及他们对父母是否有满足自己需求的感受。幼儿发展出心理防御机制，如压抑、投射、幻想以及"好"

与"坏"的二分法（Carmichael, 2006）。日常的生活压力（如饥饿、寒冷、疼痛、疲劳等）会和其他人（尤其是父母）对这些压力的不恰当的反应结合起来，造成孩子自我的分裂和冲突，而儿童及父母处理这种"分裂"（解体和重组）的过程，决定了儿童依恋模式的发展以及其适应或不适应。影响人格形成的另外一个重要的因素是原型，即"构成人类人格基本结构元素的普遍性组织原则"（Peery, 2003, p.23）。原型是跨文化、跨世代，对人类具有共同意义的图像或符号。

b. 先天和后天哪个更重要？

我们相信大多数荣格学派的治疗师会认同先天和后天对人格形成的影响是平等的。人天生就具有先天的结构，例如自我和自性组成了人的心灵，以及集体潜意识意味着人们将历代人类的经验及困扰继承了下来。不过儿童和父母的互动关系，会塑造他们与其他心灵结构有所区隔的自我（Allan, 1997）。

c. 自主意识还是决定论？

荣格对自主意识或者决定论持怀疑态度。从荣格的观点看，每个人都有能力自己做出有意识的决定，但都受到个人潜意识和集体潜意识的影响。

d. 想法、感受和行为之间的关系是什么？

在荣格的理论中，想法、感受和行为之间的关系不是线性的。感受可以归因于人们的经历和他们所认同的原型，这些感受会影响他们对自己的看法（Douglas, 2008）。行为是人们对自己以及对父母的未完成争斗的反应（儿童期和成人期）。当人们变得更能觉察、平衡和自我接纳的时候，就会减少对问题行为和防御机制的依赖（Allan, 1997）。

e. 行为的基本动机是什么？

荣格理论认为大多数行为的动机来自潜意识，要么是集体潜意识（随时间和文化发展而逐渐演变的原型），要么是个人潜意识（压抑的记忆和本能驱力）（Allan & Levin，1993）。心灵的主要趋力来自个体化（individuation）。"荣格认为个体处于一段不断进化的进程中，不仅仅包括自己的过去和未来，还包括集体的过去和未来，同时也承受着遗传和环境的影响"（James，1997，p.127）。

f. 人格的基本要素是什么？

荣格的理论中，人的心灵由自我、个人潜意识和集体潜意识三个部分构成。自我是"个体意识的核心，为个体提供统一性和连续性的一种复杂的表征"（Punnett，2016，p.70）。自我的主要功能是思考、感受、感知和直觉，自我并不能单独形成人格，另外一个重要的因素是自性，它影响自我并形成了"自我－自性轴（ego-self axis）"（Lilly，2015）。个人潜意识是被压抑和遗忘的记忆和经验的储存库，而集体潜意识则是通过原型、隐喻、符号、幻想和梦，经过岁月流逝而储存下来的人类经验库（Green，2009；Lilly，2015；Punnett，2016）。

3. 对现实的感知是主观的？还是客观的？

荣格学派认同个体是"主观的感知现实"的观点，但是在荣格学派中，这并不是一个重要的概念。

4. 咨访关系在治疗中的作用？

荣格游戏治疗中，治疗师通过真诚、信任和平等来营造治疗关系。游戏治疗师的任务是创造一个称为"圣殿（temenos）"的空间，"它是一个圣地，因为安全，所以可以带来转化"（J. P. Lilly，私人通信，2010 年 2 月）。

5. 关注过去、既往经历对当下的影响，还是只考虑当下？

荣格相信一个人的过去可以影响他／她的未来，但是对未来的期待也可以塑造一个人的行为方式。治疗聚焦于当下，"我们深信，当孩子进入游戏室，我们的工作是帮助他／她安全地接触这些排山倒海而来的内容，激活他／她内在的疗愈力量，让他／她的自性和自我相接触，通过使用我们放置在游戏室中的'象征符号'来表达疗愈的过程"（Lilly，2015，p.55）。

6. 做出改变是否需要提高洞察力和增强自我觉察？

在荣格学派的心理治疗中，增强来访者的意识将有助于疗愈。根据 Lilly（2015；私人通信，2010 年 2 月）的说法，荣格游戏治疗师在游戏治疗中使用"软阐释"，对来访者的认知过程给予反馈，识别来访者的情绪，有时也会猜测游戏媒介或隐喻的象征性含义。

7. 咨询中的主要焦点是什么？

荣格分析治疗的治疗重点是帮助来访者发展自身独特的自我认同，克服或者接纳失落，并能够适应来自家庭、学校和社会的要求（Allan，1997）。而在荣格游戏治疗中，治疗的重点是激活来访者的个体化历程，发展自我，改善意识和潜意识之间的交流，帮助来访者发展更弹性的防御机制，以及激活自我疗愈的机制，使人格得以重新获得整合（Green，2009; Lilly，2015; Punnett，2016）。

8. 如何定义"心理失调"？

根据荣格的理论，当个体的自我－自性轴的扰动干扰到了个体化进程时，心理失调就会发生。那些没有自我力量去处理困扰议题或经历的来访者往往很难重新统整，他／她为了保护自己免于彻底解体，常会使用一些死板的和不存在的防御机制（Allan，1988，1997; Carmichael，2006; Lilly，2015）。有时，失调是因为两性特质的不平衡，阿尼玛（个体特质中的"女性"方面）和阿尼姆斯（男性方面）扮演的角色和某些方面不能协调（Carmichael，2006; Eversfahey，2016）。

9. 咨询的目标？

荣格分析游戏治疗咨询的目标是：（1）激活儿童心灵层面自我

疗愈的潜能；（2）增强自我；（3）激发来访者的想象力和创造力；（4）疗愈并超越创伤；（5）帮助来访者发展（灵性）内修的生活；（6）培养来访者的胜任感和驾驭感；（7）帮助来访者发展应对未来问题的技能；（8）帮助来访者理解生活的复杂性并做好准备适应变化（Allan，1997）。

10. 如何评估咨询进展？

　　荣格学派的治疗师会检视来访者在自我实现和疗愈方面的进展。疗愈进展得越深入，他越能显露出真实的自我（比如阴影，比如阿尼玛和阿尼姆斯之间的平衡），同时他/她也越能发展出更灵活的自我防御模式。觉察到那些潜意识的需求和渴望可以帮助个体重新主导其意识，并开始在生活中做出重要的积极改变（Douglas，2008）。

11. 指导性？还是非指导性？

　　大多数专家认为荣格游戏治疗是非指导性的，但也有一些荣格的游戏治疗师会比其他人更有指导性。

　a. 游戏治疗中为来访者创造空间，还是使用结构化技术？

　　虽然荣格学派的游戏治疗师在游戏治疗中的主要任务就是创造一个被称为圣殿的空间，他们也会使用一些提问以澄清一些问题，并使用一些"软阐释"（Allan，1988，1997; Green，2009; Lilly，2015; Peery，2003）。他们很少使用结构化的技术，当他们使用的时候，通常用沙盘、艺术或隐喻故事，即便使用结构化技术，除了一些初始的指导语之外，他们也很少引导和指导。

　b. 是否参与到来访者的游戏中去？

　　一旦来访者邀请，荣格游戏治疗师会和来访者一起玩。治疗师的角色是参与者与观察者。通过参与游戏，治疗师传达出对来访者的接纳，来访者不需要承担必须改变的压力。这种安全感是圣殿的一部分，是一个神圣而安全的地方（Lilly，2015;

Peery，2003）。

12. 是否邀请家长或者教师参与咨询？

荣格游戏治疗师和父母一起工作，他们通常每 3~4 次咨询后
与父母见面，提供给父母有关育儿策略的指导，并向父母收集有关
孩子困顿或进步的信息，也为父母提供心理支持或协助联络转介
（Peery，2003）。Allan（1997）建议在接受荣格游戏治疗儿童的父母
也应该接受荣格心理分析治疗，因为儿童需要从父母的投射中解脱
出来，以便能够实现完全的个体化。

叙事游戏治疗

叙事游戏治疗（narrative play therapy）有两种截然不同的方法
（Cattanach，2008；Mills，2015）。Ann Cattanach（2006，2008）采用 Michael
White 的叙事治疗模式作为她的叙事游戏治疗理论基础，在这种形式的游戏
治疗中，咨询师通过向来访者提问，引导来访者对自己的生活经历进行生动
的描述。而 Joyce Mills（2015）则发展出故事剧（Storyplay），这是一种单独
使用叙事来开展游戏治疗的方法。故事剧的理论基础来自 Milton Erickson，
在故事剧本中，治疗师同时使用来访者的症状和来访者的故事来"唤起行为
和情感的转化性改变"（Mills，2015，p.171）。我们尝试综合这两种方法来回
答以下 12 个问题，不过其中的几个问题并不容易回答。我们相信，这两种方
法对于人们如何发展以及对心理病理学的基本哲学大体相似，主要的区别在
于，游戏室中的治疗师用什么样的方式和来访者互动。

1. 你认为人的本性是什么？人天性善良吗（积极的、自我实现的，等
   等）？人性本恶吗（消极的、非理性的、邪恶的）？还是介于两者之
   间？或者是两者兼而有之？

   "从'砰'的一声开始！"我们在两种叙事治疗方法的文献中都
   找不到与这个问题相关的任何信息，因此我们假设，人的本性这个问

题对他们来说并不是一个重要的概念。Cattanach（2006）提出："自我是被很多层的关系定义的，人不断地构建他们的生活和对自我的定义"（p.86）。（所以，我们认为这个问题的答案是：人既不好也不坏，而是中性的。）

2. 人格是如何形成的？

　　a. 什么因素对人格的形成起到至关重要的作用？

　　　　这两种叙事治疗方法都表明，我们从出生开始所听到的那些故事（如童话故事、家庭故事、儿童故事书、历史课、电视、电影）形成我们的人格（Cattanach，2006；Mills，2015；Mills & Crowley，2014；White，2007；White & Epston，1990；Taylor de Faoite，2011）。当我们在历史和文化的背景下去感知这些故事时，我们即是从听到的故事中获得意义。例如，Camila（一个6岁的小女孩）她所听到的关于女孩（能干的女孩、害怕的女孩、聪明的女孩、放弃的女孩、坚持的女孩）的那些故事将影响她如何看待女孩的角色，以及她如何看待自己身为女性的这个角色。Aideen Taylor de Faoite（2011）是 Cattanach 的学生，他认为儿童有玩耍的天性。儿童循序通过具象游戏（embodiment play；通过感官来学习和玩耍）、投射游戏（他 / 她将自己的经验、愿望、感受和想法投射到语言、象征符号和隐喻中）和角色扮演（尝试新角色，假装自己是公主、超级英雄、教师、家长、好人或者坏人，并通过轮流和分享来发展社交技能），在自然发展的过程中逐渐创造出对自我的描述。两种方法都认为文化、家庭，以及知觉和阐释是影响人格发展的关键因素。

　　b. 先天和后天哪个更重要？

　　　　Mills 并没有直接回答过这个问题，但因为她非常明确地认定故事对个性的发展至关重要，所以我们认为她会说后天比先天更重要。根据我们对 Taylor de Faoite（2011）的理解，叙事游戏治疗认为先天和后天的比例应该是 30% 和 70%（30% 的先天是因为人们的基因本身就带有某些疾病，比如抑郁症、焦虑症及双相情感障碍等，而 70% 的后天源于家庭、环境和文化中所讲述的故事以及个人赋予的意义）。

c. 自主意识还是决定论？

两种叙事游戏治疗都重视自主意识。每个人都可以自由选择不同的故事，可以改变他们对故事的阐释，以及 / 或者改变他们赋予故事的意义。

d. 想法、感受和行为之间的关系是什么？

同样，这个问题不是叙事游戏治疗关注的重点。两种叙事游戏治疗的方法都没有假设想法、感受和行为之间存在线性的关系，但它们似乎都更关注思维，关注个体对于所听到和所讲述的故事所赋予的意义。感觉和行为似乎略次要于思维，感觉伴随思维而来，它源于个体如何看待自己，而行为则是对于认为自己是谁的一种反应（Cattanach，2006；Mills & Crowley，2014；Taylor de Faoite，2011）。

e. 行为的基本动机是什么？

两种叙事游戏治疗的方法都没有明确回答这个问题（我们猜测，这个问题的答案与"故事"有关）。

f. 性格的基本要素是什么？

叙事治疗并没有将人格分为不同的组成部分，所以这个问题与叙事游戏治疗相关性不大。两派的叙事游戏治疗都认为，自我是在关系和系统的背景下被社会所建构的，而人格则是通过人们相信的或向自己讲述的一个个故事而发展起来的（Mills & Crowley，2014；Taylor de Faoite，2011；White，2000；White & Epston，1990；Zimmerman & Dickerson,1996）。

3. 对现实的感知是主观的？还是客观的？

　　Mills（2015）和Cattanach（2006）都以社会建构主义的态度来看待现实：虽然我们可能都会用感官来知觉客观世界，但我们不断阐释自己在努力赋予存在的意义时所经历的一切。

4. 咨访关系在治疗中的作用？

　　在叙事游戏治疗的两种方法中，治疗师都致力于创建一个安全且不评判的场域，让来访者可以自由地表达情感，以及和他人一起创造故事（Cattanach，2006；Mills，2015；Mills & Crowley，2014；Taylor de Faoite，2011）。治疗师采取一种好奇但是不预设（not-knowing）的姿态，倾听和讲述故事，并建议一些活动以改变来访者的故事。

5. 关注过去、既往经历对当下的影响，还是只考虑当下？

　　虽然治疗师愿意听到来访者过去的故事，但治疗的焦点是在当下。诚如Mills（2015）所言，她所关注的当下，是源于传统的埃里克森式治疗原则，亦即"不侧重于分析过去和病理学，而是关注当下，关注来访者隐藏的潜能和内部资源来促进积极的改变"（p.173）。Cattanach建议治疗师可以让来访者将旧故事和在咨询中所建构的新故事进行比较，看哪个方向更适合来访者自己，但是很显然，她并不赞同沉湎于过去。

6. 做出改变是否需要提高洞察力和增强自我觉察？

　　在叙事游戏治疗中，提高觉察和洞察力可能会对一些来访者有帮助，但是所有意识的改变总是通过故事、隐喻艺术、沙盘或者舞动，而不是通过直接的、阐释性的方式。

7. 咨询中的主要焦点是什么？

　　在叙事游戏治疗中，来访者带着一个"塞满了问题"的故事来咨询，治疗师的首要关注点是帮助来访者把问题从自己身上分离出来。在两种叙事游戏治疗方法中，来访者均被邀请通过各种选择来展开叙事，包括可以使用玩具、道具或者其他感官材料。治疗师和来访者通过治疗性活动、对话和关系共同建构叙述（Cattanach，2006；Mills，2015）。治疗师也可以为来访者创造或改变故事，来重演他们叙述的主题。

8. 如何定义"心理失调"？

虽然叙事治疗的重点从来没有放在心理失调上，但文化背景、人际关系和个人内部的动力有助于充满问题的故事之发展，以及／或者这些故事中的来访者本身就是问题。在很多情况下，来访者的挣扎往往源于缺乏机会、缺乏能力或者不被许可去发展和展示他／她自身能力和价值的故事（Cattanach，2006；Mills，2015；Taylor de Faoite，2011；White，2000；White & Epston，1990；Zimmerman & Dickerson，1996）。

9. 咨询的目标？

这两种叙事游戏治疗方法的目标都是将问题从人身上分离出来，并在咨询中帮助来访者转化他们的故事。有时，咨询的目标是创造一个新的故事，而另一些时候则是修改当前的故事使之更健康，并为来访者赋能。为了达到以上的目标，一种方法是将问题外化（Cattanach，2006；Taylor de Faoite，2011），另一种方法则是将来访者与他们的内部资源、潜藏的潜力、跨文化的智慧和疗愈哲学、整个自然界以及他们自身的创造力等各方面联结起来（Mills，2015）。

10. 如何评估咨询进展？

在叙事游戏治疗中，治疗师通过两种方式来衡量治疗的进展，一种是倾听来访者的故事，另外一种是观察来访者对治疗师在治疗过程中引入的故事的反应。积极或者理性的故事增多，原本的消极结尾变得更积极，将原本消极的故事结局转化成积极的，以及显示来访者能成功将问题从自己身上分离的故事，这些都是叙事游戏治疗取得进展的迹象（Mills & Crowley，2014; Taylor de Faoite，2011）。

11. 指导性？还是非指导性？

指导性还是非指导性，取决于治疗师、来访者、主诉问题以及游戏治疗的开展过程。

a. 游戏治疗中为来访者创造空间，还是使用结构化技术？

两种叙事游戏治疗的方法都认为治疗过程的第一步是创造一个安全、不具评判的空间。同样，两种方法都认为，仅仅这一步是不够的。叙事游戏治疗师允许来访者主导许多治疗中的互动。在 Cattanach 的叙事游戏治疗中，治疗师用一种好奇和真诚的态度，通过提问来引导故事的发展，并帮助来访者探索不一样的故事结局（Cattanach，2006）。治疗师会邀请来访者与自己一起创造故事，或者将自己创造的故事传递给来访者。治疗师可以在来访者开始叙述的时候记录下来。Cattanach 的叙事游戏治疗运用感官性的媒介协助来访者呈现故事，以及提供一些小人偶和布偶，借此鼓励角色扮演，将故事戏剧化。而在 Mills（2015; Mills & Crowley，2014）的叙事游戏治疗中，应用故事剧的治疗师避免使用提问，而是通过隐喻策略来创造"各种各样以优势为基础的叙事，包括讲故事、戏剧、艺术隐喻、故事手工艺品、治疗性仪式和隐喻等形式"（p.178）。

b. 是否参与到来访者的游戏中去？

在叙事游戏治疗中，与来访者玩的主要形式是共同创造故事。大多数时候，治疗师只是作为来访者故事和游戏的见证者，而不是游戏的积极参与者。

12. 是否邀请家长或者教师参与咨询？

大多数叙事游戏治疗师和来访者的家长和教师一起工作，目的是收集有关儿童的信息，以及儿童所听到的故事的信息（Mills & Crowley，2014；Taylor de Faoite，2011）。这可以帮助治疗师更好地理解孩子讲述的故事以及为这些故事创造的意义。

叙事游戏治疗师有时会邀请父母做咨询，目的是教他们如何与孩子讨论故事的不同版本。在咨询接近结束的时候，治疗师会鼓励家长帮助孩子创造新的故事，为孩子的与众不同提供安全感，不再一成不变地坚持原有的故事/存在的方式。必要时，治疗师会转介家长去接受咨询。

心理动力游戏治疗

写心理动力游戏治疗（psychodynamic play therapy）的难点之一，是心理动力学的理论和治疗有很多种不同的"风味"。众所周知，心理动力学的人格理论和治疗方法是由西格蒙德·弗洛伊德创立的。一些治疗师跟随弗洛伊德或者其继任者学习（如 Anna Freud、Hermine Hughellmuth、Melanie Klein 和 Margaret Lowenfeld 等），他们拓展了弗洛伊德的思想，并开始在和儿童来访者工作中进行实践（Punnett，2016）。虽然心理动力游戏治疗的大部分过程是非指导性的（例如治疗师很少在游戏治疗中发起指导性的活动），但心理动力游戏治疗师仍会持续分析来访者的游戏和言语的潜在含义，在建立了稳固的治疗关系后，才开始使用阐释将行为和动机下的潜意识过程分享给来访者。

1. 你认为人的本性是什么？人天性善良吗（积极的、自我实现的，等等）？人性本恶吗（消极的、非理性的、邪恶的）？还是介于两者之间？或者是两者兼而有之？

    大多数的精神动力学理论家认为人天生就是消极的。根据此理论，人类自私地试图满足自己的生物需求，即死亡驱力和生存驱力（Fall et al.，2010；Freud，1949）。死亡驱力包括人类攻击性和破坏性的倾向，而生存驱力则包括寻求享乐（通常是通过性）和避免痛苦（Fall et al.，2010；Mordock，2015；Punnett，2016）。

2. 人格是如何形成的？

a. 什么因素对人格的形成起到至关重要的作用？

　　大多数以心理动力学理论为基础的应用都认为，人类会经历多个性心理的发展阶段：口欲期、肛欲期、性器期、潜伏期和生殖器期（Cangelosi，1993；Fall et al.，2010；Punnett，2016）。口欲期从出生到2岁，这一阶段的发展任务是生存和形成依恋。肛欲期（大约）从2~4岁，任务是发展身体控制和自主意识的萌芽。性器期大约从4~6岁，精神能量集中在生殖区域。在这一阶段，儿童必须解决恋父/恋母情结，他/她都想要"拥有"自己的异性父母。为了顺利度过这个阶段，儿童必须认同同性父母，并放弃拥有异性父母的需求。潜伏期，从恋父/恋母情结被解决开始一直持续到青春期，儿童停下来并巩固之前所经历的一切，然后进入人生的剩余阶段，生殖器期。最后阶段的发展任务是成人性关系的培养。当一个人在不同的时期经历不同的阶段面对不同的冲突，人格就发展了，这些阶段的需求"如何"被满足会影响其人格，在某些阶段未能圆满解决的冲突将"固着"在那个阶段（Cangelosi，1993；Fall et al.，2010；Freud，1949；Mordock，2015；Punnett，2016）。

b. 先天和后天哪个更重要？

　　由于心理动力学理论认为人是由内在的性驱力和攻击驱力所驱动形成的，所以大多数心理动力学的治疗师认为人格受到先天因素的巨大影响。然而，此理论也支持认同童年经历和性心理阶段的发展情况会影响人格的形成。综上，我们相信心理动力学的游戏治疗师会认可70%先天和30%后天的比例。

c. 自主意识还是决定论？

　　由于心理动力学的理论认为生物驱力和童年经历与当前行为之间存在直接的因果关系，人无法做出选择来作为缓冲，因此心理动力学理论支持人格决定论（Fall et al.，2010；Safran & Kris，2014）。

d. 想法、感受和行为之间的关系是什么？

　　这个问题不太适合心理动力学理论来回答。人们的行为源于潜意识的冲动，他们往往在真正理解自己为什么这样做之前已经有所行动。当发现功能失调的行为时，治疗师通过分析来识别出潜意识并解决导致失调行为的议题，完全不强调想法、感受或行为。在治疗中帮助来访者做出改变的重点在于将潜意识动机带入意识，并帮助来访者控制其本能的驱力（Fall et al.，2010；Punnett，2016）。

e. 行为的基本动机是什么？

　　根据心理动力学理论，人的所有行为来自两种本能冲动，生本能和死本能，这两种本能冲动都源于本我。生本能是性冲动和生命本能，死本能是攻击冲动和死亡本能。综上，行为的基本动机是趋乐避苦。由于这些驱力源于本我，心理动力学理论认为行为源于潜意识（Carmichael，2006；Fall et al.，2010；Freud，1949；Safran & Kris，2014）。

f. 人格的基本要素是什么？

　　在心理动力学理论中，人格有三个基本组成部分：本我、自我和超我。出生时，本我是人格的唯一组成部分，也是本能趋力的源泉，尤其是性冲动和攻击冲动。本我使人们按照"享乐原则"行事，促使人们避免痛苦和最大程度地追求快乐。自我是人格中有组织的组成部分，包括防御、知觉、智能－认知和执行功能。自我是人格中理解外界世界的部分，由自我务实地评估哪些本我的需求可以得到满足并对他人的负面影响最小。超我则是社会规则的内化，通常由父母和家庭灌输给孩子，然后由学校加强，它在人格结构中负责处理对与错——良知的所在（Corey，2017；Fall et al.，2010；Freud，1949）。

3. 对现实的感知是主观的？还是客观的？

　　既然许多都是在潜意识下进行的，所以根据心理动力学理论，对现实的感知是主观的。不过这并不是这个理论关注的重点。

4. 咨访关系在治疗中的作用？

　　心理动力学派的咨询师是一名负责指导和阐释的参与者 – 观察员。从 Anna Freud 开始，心理动力学的治疗师利用游戏和儿童建立治疗联盟，然后他们从游戏转向更多的言语互动，帮助儿童获得更多的洞察（Mccalla，1994）。治疗师通过治疗关系为来访者营造出一个无忧的空间，来访者可以在其中自由地接触并表达他们的潜意识。为了促发来访者的移情，治疗师应该避免自我暴露（Carmichael，2006；Cangelosi，1993）。治疗师在治疗关系中必须表达出三种特点：共情，直觉和内省（Fall et al.，2010）。

5. 关注过去、既往经历对当下的影响，还是只考虑当下？

　　心理动力学理论的焦点是过去，认为成人的情感和行为都源于其童年经历（Fall et al.，2010）。

6. 做出改变是否需要提高洞察力和增强意识？

　　洞察力在心理动力理论中极其重要（Fall et al.，2010；Safrankris，2014）。通常，治疗师通过语言来帮助来访者增加对自己意识的接触并获得洞察力。和儿童工作时，游戏是建立关系和揭露治疗师自我的手段。游戏治疗师通过语言向来访者阐释游戏，帮助来访者获得对自我的洞察（Mccalla，1994；Mordock，2015）。至于在和成人工作时，治疗师则是通过为来访者分析梦境和自由联想（使用谈话、游戏、艺术等形式进行）来理解和阐释来访者的议题和内部冲突（Fall et al.，2010）。

7. 咨询中的主要焦点是什么？

　　在和成人工作时，咨询的主要重点是自由联想。借此"一个人可以不被打断、不会被监控地陈述自己的意识流"（Fall et al.，

2004，p.55）。至于对儿童来说，游戏就是他们的自由联想。游戏治疗师的任务是向他们阐释他们的游戏（Mccalla，1994）。Mordock（2015）认为，心理动力学游戏治疗师并不仅仅依靠阐释，同时也帮助儿童找到更好的方式来表达被压抑的情感，以及发展应对焦虑更成熟的防御机制，来提高儿童的"适应能力"（p.75）。由于心理动力学游戏治疗强调帮助儿童解决心理内部冲突，因此"治疗师为儿童自我的发展提供援助，帮助儿童达成发展性的重组，解决冲突和防御，让儿童的自我得以浮现"（Punnett，2016，p.76）。

8. 如何定义"心理失调"？

"自我不能胜任管理本我、超我和外部现实的要求"（Fall et al.，2004，p.53）。根据心理动力学理论，不同的人格结构经常发生冲突并导致焦虑和功能失调。产生心理失调的另外原因，是那些在特定性心理阶段的固着现象，未解决的恋母 / 恋父情结，及防御机制的过度使用或滥用。

9. 咨询的目标？

心理动力学的主要咨询目标是洞察力。来访者必须意识到其自我挫败行为和痛苦感受背后的内在潜意识冲突，才能带来人格的改变（McCalla，1994; Fall et al.，2010）。另外的目标则是来访者放弃对原有防御机制的过度使用和滥用，走向更成熟的防御机制（Mordock，2015）。

10. 如何评估咨询进展？

通过对游戏的观察和来自主要抚养人的报告来评估心理动力游戏治疗的进展。当儿童呈现的问题不再被视为问题时，当儿童来访者建立了适当的攻击性、依赖性和适应能力时，当他 / 她能够应对焦虑时，或当他 / 她能够使用成熟的防御机制时，治疗即被认为有效（Carmichael，2006; Fall et al.，2010; Mordock，2015）。

11. 指导性？还是非指导性？

　　精神动力游戏治疗有时是非指导性的，有时是指导性的（Mccalla，1994；Mordock，2015；Punnett，2016）。精神动力游戏治疗允许使用指导性技术（比如通过特定的干预方式、阐释、面质以及提问策略），但更崇尚通过非指导性的游戏过程所揭露的一切。阐释则通常是当儿童以象征的方式游戏时，所提出的隐喻。

a. 游戏治疗中为来访者创造空间，还是使用结构化技术？

　　在精神动力游戏治疗中，治疗师为来访者营造一个无忧的空间，来访者可以在这里自由地表达自己。治疗师也会使用一些结构性技术，用来收集来访者特定的动力信息，帮助来访者获得对自我的洞察，以及为他们改变自身原有的防御机制提供支持（Mccalla，1994；Mordock，2015；Punnett，2016）。

b. 是否参与到来访者的游戏中去？

　　由于精神动力学的游戏治疗师非常重视移情，他们对治疗过程中是否和儿童积极玩耍的议题非常关注。他们偶尔会"和"孩子玩，此时扮演的主要角色是"参与者 – 观察者"。当他们选择和儿童玩时，往往是为了收集信息或通过隐喻来提供阐释。

12. 是否邀请家长或者教师参与咨询？

　　理想情况下，精神动力游戏治疗师会在一周内安排数次治疗，每周与父母至少会面一次（Lee，2009）。治疗师会和父母一起探讨在家庭中对情绪稳定存在重大影响的议题以及其他与孩子有关的议题，目的是帮助父母更好地了解儿童内在的心理冲突，以及更清楚地了解这些冲突对孩子的影响（Carmichael，2006）。精神动力游戏治疗师通常不和教师工作，因为他们认为教师在儿童人格培养方面的影响不如父母重要，或在帮助儿童完成发展时不如父母有影响力。

治疗性游戏

治疗性游戏（Theraplay）是由 Ann Jernberg（1979）创立，当时她正在伊利诺伊州芝加哥市和几百个接受开端计划（Head Start）的儿童工作，她注意到他们中的大多数人和父母的依恋关系存在问题。她参考了 Austin Des Lauriers（1962）和 Viola Brody（1978，1993）的理论开发了治疗性游戏，是一种帮助儿童及其父母合作建立或加强亲子依恋关系的结构化方法。治疗性游戏基于依恋理论，是一种短期且密集的游戏治疗方法，非常有趣、强调参与且以关系为主，旨在帮助亲子间建立健康和谐的互动关系（Bundy-Myrow & Booth，2009）。

鉴于治疗性游戏是专门为家庭的实务工作而设计，并没有基于人格的心理学理论，所以我们罗列出的问题中有一部分根本没有在这个流派中涉及。如果某个问题和治疗性游戏无关，我们将会在本节中注明。

1. 你认为人的本性是什么？人天性善良吗（积极的、自我实现的，等等）？人性本恶吗（消极的、非理性的、邪恶的）？还是介于两者之间？或者是两者兼而有之？

治疗性游戏并没有针对人的本性提出假设。Jernberg 的确强调，当父母努力与孩子建立依恋关系时，他们不应该被批评或评判，他们已经尽了自己最大的努力为孩子营造生活的环境（Jernberg，1979；Jernberg et al.，1993）。

2. 人格是如何形成的？

a. 什么因素对人格的形成起到至关重要的作用？

治疗性游戏认为，"父母和儿童的早期互动，是儿童自我和个性发展的熔炉"（Koller & Booth, 1997，p.206）。积极的、有趣的、充满爱的亲子互动会产生强烈的自我意识、价值感和安全的依恋；消极的、匮乏的、不一致的、疏忽或虐待及平淡的亲子互动则会导致儿童的人格发展问题和人际困难（Bundy-Myrow &

Booth，2009）。

　b. 先天和后天哪个更重要？

　　　治疗性游戏并没有直接回答这个问题，但我们可以推测，治疗性游戏的治疗师将人格发展的 25% 归于先天，因为人们生来就需要和他人建立联结。将 75% 归因于后天的培养，因为治疗性游戏非常强调，人格是否可以健康发展取决于儿童是否得到他们所需的足够合适和有回应的照料（Bundy-Myrow & Booth，2009）。

　c. 自主意识还是决定论？

　　　在治疗性游戏的理论文献里，我们没有找到关于自主意识和决定论的观点。但是在这个流派中，选择似乎很重要。

　d. 想法、感受和行为之间的关系是什么？

　　　这个问题也没有答案。治疗性游戏的重点始终是培养依恋，干预的重点是行为，而不是想法或者感受。

　e. 行为的基本动机是什么？

　　　治疗性游戏以依恋理论为基础，从父母和婴儿的关系来解释行为的基本动机，这可由两股内在的驱力所支持：为了安全而保持亲密的驱力以及分享意义和陪伴的驱力（Booth & Winstead，2015）。

　f. 人格的基本要素是什么？

　　　治疗性游戏的支持者并不关心性格的基本成分。治疗性游戏"基于依恋理论，该理论认为，敏锐且有回应的照料和有趣的亲子互动，通过自我及他人的表征可以滋养儿童的大脑，并终生影响儿童的行为和情感"（Booth & Jernberg，2010，p.4）。

3. 对现实的感知是主观的？还是客观的？

　　同样，这个问题在治疗性游戏的相关文献中没有提及。

4. 咨访关系在治疗中的作用？

　　治疗性游戏的重点是抚养人与儿童（或青少年）之间的关系，抚养人和儿童都参与治疗。父母或抚养人和儿童在治疗中形成的关系至关重要，因此治疗师会与亲子双方共同建立一种和谐的、支持性的关系，示范合理期望，并对成人和儿童完全接纳（Munns，2011）。治疗师营造出一种以互动关系为基础的体验，以增加亲子双方学习这种充满游戏、欢乐、安全感和保障的互动方式，并能够积极在生活中实践（Booth & Winstead，2016）。

5. 关注过去、既往经历对当下的影响，还是只考虑当下？

治疗性游戏的重点是当下，以及当下正在发生的互动（Booth & Winsted，2016；Munns，2011）。其理论假设是在咨询开始前儿童及其抚养人之间的关系紧张，或依恋关系已经发生了某种程度的破裂。但是此理论并不聚焦于解决过去的问题，在治疗中也不认为过去是重要的。在治疗中，只有当需要向抚养人教授育儿技巧时，才会去处理在某些时间和环境下断裂的依恋关系。比如，存在早期依恋断裂的来访者，治疗师会模拟示范那些在断裂时期所需的亲子互动技巧，比如轻轻摇摆、喂养及其他亲子互动很典型的一些任务，并指导抚养人通过这些技巧重建依恋（Munns，2011）。

6. 做出改变是否需要提高洞察力和增强自我觉察？

在治疗性游戏中，儿童不需要为了改变而提高自己的洞察力。不过，有时候抚养人意识的提高有助于其为儿童提供系统的、支持性的并且共创的亲子互动体验（Booth & Winstead. 2015，2016）。抚养人需要能自省自己的内在状态，也要能够觉察到孩子的内心状态。"如果抚养人自己没有得到过良好的父母照顾，他 / 她将很难在亲子互动中做到足够敏感的觉察。治疗师和抚养人的工作，一个重要的目标就是帮助他们能够觉察到自己和孩子的体验"（Booth & Winstead，2016，p.169）。

7. 咨询中的主要焦点是什么？

治疗性游戏的主要焦点是抚养人和孩子的互动（Munns，2011）。

治疗师的治疗计划中每一次都会融入健康的亲子互动演示，通过示范来指导抚养人如何做、如何反应，以便他 / 她可以在治疗情境中和治疗环境外去复制这些行为和反应。良好的亲子互动有四个维度，在大多数治疗中治疗师会运用到这四个维度，但根据儿童的需要，在某些维度治疗师会给予某些家庭特别的关注。这四个维度分别是：（1）结构（确保有明确的规则和边界，且建立起可预期的常规，借此可满足儿童对秩序、安全及共创的需要）；（2）参与（与孩子以游戏和充满欢乐的方式进行联结，比如镜像模仿、棉花球大战、用身体部位发出奇怪的声音，比如用鼻音吹出喇叭声等，以满足孩子与父母建立良好连接的需要）；（3）抚育（为孩子提供身体上的抚慰，比如相互喂食、互相在伤口上涂抹药膏、轻轻摇晃或拥抱等，以满足孩子对舒适、支持和抚慰的需要）；（4）挑战（帮助孩子增强自我效能感和自信，通过那些旨在帮助孩子与他人合作和学习新事物的活动，比如接住对方吹的泡泡和用气球来打乒乓球等，满足孩子承担适龄风险、掌握新技能和增加信心的需要）（Booth & Jernberg，2010；Booth & Winfield，2016；Munns，2011）。

8. 如何定义"心理失调"？

　　心理失调是儿童在早期以及 / 或者持续在亲子互动中感受到无回应、疏忽甚至虐待的结果。儿童会认为自己是不被人喜欢的，认为他人是冷漠的、不值得信任的，同时认为世界是不安全的（Bundy-Myrow & Booth，2009）。

9. 咨询的目标？

　　治疗性游戏的目标是：（1）在抚养人和儿童来访者之间建立积极且滋养的关系；（2）帮助抚养人学习如何与儿童建立或重建安全的依恋关系；（3）帮助抚养人对儿童的需求保持敏感；（4）帮助抚养人学会与儿童互动，使儿童对亲子关系的看法从消极变为积极；（5）帮助抚养人在治疗进程中和游戏室之外能够为孩子提供结构、参与、抚育和挑战；（6）帮助抚养人学会反思和觉察自己的情感体验和孩子的情感体验，以便能够和孩子共同调节（Booth & Winstead，2015；Bundy-Myrow & Booth，2009；Munns，2011）。

10. 如何评估咨询进展？

在治疗性游戏中，治疗进展主要通过治疗师的观察和抚养人的报告来衡量。由于治疗的主要目标是改善抚养人与孩子的关系，这是评估改善的焦点，尽管有时候治疗师也可能检视家庭互动是否也得到改善。

11. 指导性？还是非指导性？

毫无疑问是指导性的！治疗性游戏可能是游戏治疗中最具指导性的取向，只有生态系统游戏治疗能与之匹敌。

a. 游戏治疗中为来访者创造空间，还是使用结构化技术？

治疗性游戏是非常有指导性的，每次治疗过程都充满了治疗师预先准备好的活动项目。治疗是在一个整洁的房间里进行，地板上有毯子或垫子，参与活动的人可以坐在枕头上或垫子上。治疗师为特定的结构化活动准备精心挑选的道具和材料（如羽毛、乳液、粉末、棉球等）。治疗师指导抚养人如何与孩子建立更好的关系，如何进行，以及何时做。大部分治疗都是由治疗师先示范如何和孩子交流，指导抚养人如何和孩子互动，并为抚养人的努力搭起脚手架、反馈和鼓励。

b. 是否参与到来访者的游戏中去？

治疗师和孩子们一起玩，主要是为了给父母或者抚养人示范协调的抚育行为。最终目的是为了让抚养人能够和孩子"一起玩"以练习这些抚育行为，并最终让抚养者能类化，为孩子提供结构、参与、抚育和挑战的亲子互动环境。

12. 是否邀请家长或者教师参与咨询？

（这个应该是非常明显的，不过为了从一而终，我们仍然会回答这个问题……）对！治疗性游戏需要至少一位抚养人（通常是父母，但也可能是养父母，祖父母或者监护人）的参与。治疗师只在少数情况下与教师合作。

整合型／折中取向游戏治疗

折中取向游戏治疗是游戏治疗中的一种方法，它为了符合来访者特定的需要，综合使用多种游戏治疗的理论和技术，来创建一个针对性的游戏治疗干预方案（Schaefer & Drewes，2016）。整合型／折中取向游戏治疗的支持者认为，此模式会让治疗师"探索不同心理治疗模式中的哪些成分或能力的变化将可带来积极疗效，使来访者在该特定的干预中获益，同时在进行全面性的评估时又能满足临床上的弹性，借此可以辨识出哪些特定的干预会带来哪些特定的疗效"（Gil，Konrath，Shaw，Goldin & Bryan，2015，p.111）。

很多游戏治疗师开始将整合型游戏治疗应用到实践中（Kenney-Noziska，Schaefer，& Homeyer，2012），在本章开始的时候我们曾经说本章讨论的是"系统化的应用游戏治疗的理论取向"，有时，整合型游戏治疗会与此相悖。折中取向游戏治疗可能有两种形式：系统地且刻意地针对特定问题制订特定的干预措施，或"厨房水槽"式的大杂烩折中取向（Norcross，2005）。整合型／折中取向游戏治疗是一种复杂的方法，治疗师需要系统地分析来访者的情况并思考如何与他们工作，需要整合几种不同的游戏治疗方法来达成目标。如果你选择这样做，你必须确定你想要整合的理论背后的哲学假设是否一致。否则，就会变成"厨房水槽"式的大杂烩折中，你只是在游戏室中随机地使用各种技术，但并不知道自己为什么要这样做。

1. 你认为人的本性是什么？人天性善良吗（积极的、自我实现的，等等）？人性本恶吗（消极的、非理性的、邪恶的）？还是介于两者之间？或者是两者兼而有之？

    （你可能会喜欢，但也可能不会……不管怎样，这种游戏治疗方法对以下每一个问题的回答都是"这取决于……"）这取决于游戏治疗师，以及他 / 她为了特定的来访者的特定主诉问题，在治疗的特定阶段所选择的理论方法。

2. 人格是如何形成的？

　　a. 什么因素对人格的形成起到至关重要的作用？

　　　　这取决于游戏治疗师，以及他 / 她为了特定的来访者的特定主诉问题，在治疗的特定阶段所选择的理论方法。

　　b. 先天和后天哪个更重要？

　　　　这取决于……

　　c. 自主意识还是决定论？

　　　　这取决于……

　　d. 想法、感受和行为之间的关系是什么？

　　　　这取决于……

　　e. 行为的基本动机是什么？

　　　　这取决于……

　　f. 性格的基本要素是什么？

　　　　这取决于……

3. 对现实的感知是主观的？还是客观的？

　　　这取决于……

4. 咨访关系在治疗中的作用？

　　　这取决于……

5. 关注过去、既往经历对当下的影响，还是只考虑当下？

　　　这取决于……

6. 做出改变是否需要提高洞察力和增强自我觉察？

　　　这取决于……

7. 咨询中的主要焦点是什么？

　　　这取决于……

8. 如何定义"心理失调"？

　　　这取决于……

9. 咨询的目标？

　　　这取决于……

10. 如何评估咨询进展？

　　　这取决于……

11. 指导性？还是非指导性？

　　　这取决于……

　　a. 游戏治疗中为来访者创造空间，还是使用结构化技术？

　　　　这取决于……

　　b. 是否参与到来访者的游戏中去？

　　　　这取决于……

12. 是否邀请家长或者教师参与咨询？

　　　这取决于……

未完待续……

　　哇！你太棒了！我们对你到此刻依然和我们在一起表示钦佩和感激。在本章开头我们说过，寻求"你自己的游戏治疗取向"的最终目标是让你思考哪些理论方法与你的个人信仰、信念和倾向更匹配。必须提醒你的是，我们并没有囊括所有的游戏治疗方法，所以如果你的答案是"以上皆非"也不要放弃。继续寻觅——使用我们提供的问题和其他你自己的探究方式，在其他的游戏治疗学派中为自己找到答案。在学习本书的其余部分时，请记得你自己针对这些问题的回答以及这些游戏治疗流派的回答，因为你如何、何时或者是否使用这些游戏治疗的技术和技巧，很大程度上取决于你内心的理论取向，以及你对人的成长、改变和更健康发展的认识和看法。

插曲二
表达关注

　　虽然在对四步骤（Four-fold Way）的描述中我们已经提到了"表达关注"的重要性，但我们依然加入了这一篇章，因为它确实太重要了，我们想要强调表达关注是游戏治疗中的一项重要的技术。我们会介绍一些表达关注的具体方法，通过一些你可能比较熟悉的某些特定主题的例子帮助你更好地理解应该如何表达关注。你可以问一些开放性的问题；了解对某些来访者而言很重要的特定议题，且已经准备好在会谈中提及；你的声音及非言语信息要匹配来访者的情感感受；以及通过语调和身体语言来表达你的热情。

- 问开放性的问题。这是一件棘手的事，因为我们必须提醒你，我们不是在游戏室里做谈话治疗，但是我们还是认为你应该允许自己提问。虽然我们同意可以对来访者提问，但是一定要问得有价值。所以，每个小节限制自己提 4~6 个强有力的问题。（我们还是要提醒你，有些游戏治疗的方法会认为提问是不合适的，甚至是令人生厌的。）问题的焦点应该放在以下方面：（1）来访者生活中的人（即，谁对来访者重要？是什么让这些人重要？谁让来访者觉得很抚慰？

谁给来访者带来困扰？等等……）；（2）目前生活中影响他们的事（好的、坏的、丑陋的）；（3）来访者平时的生活是怎么度过的（工作、学校、电子游戏、运动、社区剧场的演出、课外活动等）。

- 了解对来访者重要的特定议题，并准备好在咨询中谈及（哪怕你不感兴趣，只要你的来访者感兴趣，你就需要去学习、了解它们）。这意味着你可能要看特别的电视节目，学习（甚至可能玩）电子游戏，读他们正在读的书，看他们提到的电影，看他们喜欢的漫画书等。我们承认，这需要时间（可能还需要花钱）。（你可能会说，你可以让来访者来"教"你这些事，但我们觉得这样不够。确实，这样让来访者成了"专家"，但这同样表明，你对你的来访者不够关心，你没有努力去了解那些对他们来说重要的事情。）

- 你的声音及非言语信息要匹配来访者的情感感受。（我们非常确定，在你以往接受的训练中已经包括了这个部分，我们不想老生常谈。）我们都注意到，很多游戏治疗师都很难将自己的非言语信息和来访者的情感相匹配。在观看学生的治疗录像或现场督导他们的治疗过程时，我们发现很多游戏治疗师倾向于认为，当他们在游戏治疗中和来访者互动时（尤其是与较年幼的孩子），他们需要活泼和快乐（甚至要唱歌）。在表达关注的过程中，必须让你的声音和姿势与来访者的情感相匹配，特别是当他们感受到悲伤、失望和愤怒时，这些情绪往往被贴上"消极"的标签。这意味着你需要控制自己的情绪，有时候治疗师会对这些消极情绪感到不舒服，也常常觉得自己需要去拯救来访者，让他们不要体会到这些消极的情绪。

- 通过语调和身体语言来表达你的热情。（我们知道你了解这些！那些老掉牙的身体前倾，做眼神交流等。但是我们仍然希望你能做到这些，并能通过你的声音和姿态表达出对来访者觉得重要的事情的热情。可能现在我们所说的和之前会有一些矛盾……但我们并不是在讨论当来访者感到悲伤、疯狂和沮丧的时候。）当来访者对某件事感觉到兴奋的时候，跟上他／她的节奏很重要。而有时，当来访者表达出（或说出）一些无聊的事情，一些游戏治疗师会表达出不感兴趣或心不在焉。我们要声明的是我们并不是要求你假装热情，而是在你自己身上找到与来访者的积极能量连接的方式。比如，你和一个喜欢 Shopkins™（一种流行玩偶）的孩子工作，当她兴奋的时候你也会感到兴奋；如果你和一个青少年一起工作，他为在使命召唤游戏中的高杀伤率而自豪，你也需要去认同他的成就。

第三章

广义的游戏治疗策略

不管在游戏治疗的哪个阶段，游戏治疗师都能选择使用几种不同的通用策略。其中有些策略（尤其是沙盘以及艺术技巧）需要接受过专业训练才能使用。治疗中我们俩都会广泛借鉴其他领域的策略。虽然我们都接受过专项培训，如舞蹈、艺术、冒险治疗、沙盘治疗，但我们不是专业的艺术治疗师、舞动治疗师或音乐治疗师；我们只是运用这些领域技术的游戏治疗师。这些广义的策略是去理论化的，所以你需要将它们融合到你自己的理论取向中。常用的策略通常分为以下几类：冒险治疗、讲故事和治疗性隐喻、运动/舞蹈/音乐体验、沙盘活动、艺术技巧和结构化游戏体验。本章我们提供这些策略的概况，在接下来的每章中，在讲解游戏治疗的某个阶段时，我们会提供几项适合这一阶段的策略。

冒险治疗技巧

冒险治疗技巧"运用游戏、活动、主动性和高峰体验来推动团体历程发展，增进人际关系，促进个人成长，获得治疗效果"（Ashby et al.，2008, p.1）。冒险治疗技巧可以用不同的理论观点来定义和解释，这在我们看来挺有趣的。因为我们希望你也能根据自己的理论取向自行筛选，思考怎样架构本书中提供的这些方法。对于活动怎样引入、推进与展开，你可以根据自己想达到的目标，来访者的实际情况和你想怎样"抓住"来访者来自行裁量。个体、团体、家庭、儿童、青少年或成人都可以做冒险治疗活动。你可以用冒险治疗技巧引发来访者的体验，借此展开讨论，也可以仅仅去体验，体验的过程中自然有收获（Kottman，Ashby，& DeGraaf，2001）。（毕竟我们是在做游戏治疗。）在与家庭和团体工作时，冒险治疗活动的运用不仅指向特定治疗目标，还创造了一段共同的美好时光，帮助参与者分享欢乐（为家庭或团体注入积极能量）。对于团体成员、家庭成员、个体来说，冒险活动应该既是干预也是评估。当你带领来访者针对某个特定目标进行活动时，你同时也要在活动中特别关注来访者的反应，这会让你在很大程度上了解来访者，知道他们是怎样解决问题的、怎样沟通的，或怎样处理冲突的等。

根据 Schoel 和 Maizell（2002）的说法，冒险治疗活动可以分为四大类（有些是重叠的）：破冰、开放（deinhibitizers）、建立信任 / 同理心以及迎接挑战 / 问题解决。如果我们采用不同活动，不管是在同一个还是多个咨询时段中，通常是以上面这样的顺序排列活动。如果你已经用其他方法建立好联结，达成了信任，就不见得一定要用冒险治疗来达到这个目的，可以直接跳到用迎接挑战 / 问题解决活动来帮助来访者学习 / 练习做出改变。每个冒险治疗活动都可以作为一种独立的方法，用于达成特定目标，或作为系列步骤中的一步来推动来访者前进。

破冰活动以有趣和易达成为目标。任务要容易完成，顶多会有一些挫败感，不需要太多语言互动和决策技巧。在建立关系阶段，不管是个体来访者还是家庭，破冰活动都能帮助他们与游戏治疗师形成联结。就团体而言，破冰活动为成员提供了解彼此，感受自在相处的机会。破冰活动常和名字有关，比如轮流说出自己的名字，要求前面加上首字母与名字发音相同的形容词，例如，特棒的泰瑞（Terrific Terry），可靠的克里斯丁（Kapable Kristin）。

（我们知道 capable 首字母不是 k，但实在想不出其他以 K 开头的词来形容 Kristin 了。）

开放活动存在情绪和肢体的风险，可能会让来访者觉得不舒服，甚至感到挫败。不过如果你引导得当，来访者会体验到敢于尝试和付出努力比成败本身更重要。这些有趣的活动会让来访者看到一个不一样的自己，能至少在一个人面前表现得更有能力，更自信（那个人就是你）。开放活动让来访者有机会尝试踏出舒适区，增进自己的承诺，敢于在他人面前展示自己的不足（即使这个"他人"只有你——他的游戏治疗师）。如果是以团体或家庭为单位开展活动，你需要创造合作与支持的氛围来鼓励全员参与，提升所有人的信心。比如捉人这个活动（在这个活动中你与其他人玩捉人游戏，当有人碰到你，你就变成"鬼"，等你再捉到其他人，换他／她变成"鬼"）会让每个人都跑跳起来，不论是团体、家庭或个体来访者都可以用。这些活动可以用来建立关系或者探索动力。遇到比较拘谨的来访者时，你可以时不时地用这些活动来帮助他／她有所觉察，或促进行为改变，让他／她有机会练习新的行为、认知或情绪模式。

信任和同理心活动让来访者有机会将自己的安全交托给他人，不管是人身安全还是心理情感安全（在个体咨询中这个他人可以是你；在团体／家庭治疗中可以是其他团体／家庭成员）。通常，信任／同理心活动既有趣又会引发焦虑。（我们知道这不好拿捏，但相信我，可以实现的。）这类活动需要来访者相信你，或相信其他团体或家庭成员，这样才能保障每个人的安全。从信赖他人到被他人信赖，这样的角色转换也有助于建立对他人的同理心。安全车就是我们很喜欢的一个信任／同理活动（第五章会详细介绍）。这些活动常用来探索动力或帮助来访者获得洞察。

至于迎接挑战／问题解决活动，则能为来访者在问题解决时与他人进行有效沟通、合作和让步提供平台。这些活动通常在家庭或团体中进行，不过发挥下想象力，你就能将活动改编成个人版。通过倾听、合作、让步，成员间能够协力发现解决具体问题的方法，比如用一块桌布盖住全家人；或在全家或全体成员都站在桌布上的情况下，把桌布翻过来；或和同伴一起用身体夹住气球，运送到指定位置，期间不能用手帮忙，气球不能掉落。在解决现有问题或达成既定目标的过程中，领导角色会出现。我们会在第七章介绍一些迎接挑战/问题解决活动，这类活动常用来促进来访者转变。

使用冒险治疗技巧时需要记住以下准则（Ashby et al.，2008；Kottman et al.，2001；Rohnke，2004）。

1. 监控安全措施。要始终注意来访者的情绪和人身安全。

2. 不要只是解说，自己要投入到活动中。有机会就尽量做示范，这是确保来访者在活动开始前能准确理解指导语的一种方法。

3. 知道并理解游戏规则。规则尽量简洁。遇到不确定的地方，让来访者或者团体决定怎样来进行游戏。偶尔打破或改变规则。邀请来访者发起规则修改，或请他们给出修改意见。

4. 如果需要器材，活动开始之前就准备好。这样可以避免来访者因为要等你做好准备而白白浪费时间——相信我，这样活动还没开始就注定失败。

5. 为游戏保鲜。选用不太常见的道具，将熟悉的活动加以修改，让参与者感觉新鲜有趣。

6. 全情投入，充满热情。不管是跟来访者单独工作，还是与团体、家庭工作，你都可以决定偶尔放纵玩一次。（当然，面对单独的来访者时，你很可能不得不陪着玩，所以最好学着习惯犯傻和冒险。我们真的相信，你让来访者做的事，首先自己要愿意去做，否则提都不要提。）

7. 每个活动都要有个结尾。在活动达到高潮的时候收尾，这样可以确保下一次你想再用这个游戏时，来访者还会想玩。如果一个活动不受欢迎，就换其他的试试。

8. 在团体或家庭活动中，制造挑战，让来访者尽可能多地参与进来。如果要引入竞争，要强调是与自己比赛。尽可能让来访者公平竞争。

9. 在团体或家庭活动中，让来访者能玩得下去。不要制订永久性淘汰的游戏规则。玩淘汰类的游戏时，发挥创意，想办法让输了的参与者能有机会重新加入游戏。

来访者参与冒险治疗活动时，你需要观察以下几个要素（Rohnke，1991），一来可以帮助你更好地理解人际间和个人内在动力系统，二来如果你想用语言描述活动中参与者经历了什么，这些可以提供指引。

- **领导与被领导**。谁是领导者，为什么？这是怎样决定的？什么情况下事情会起变化？来访者是如何看待自己"被领导"的？作为被领导者，他们愿意支持领导者吗？（我们观察发现，在团体和家庭中这些问题的答案更显而易见，但即使是观察个体来访者也能看出来。）
- **支持**。什么体现支持？支持从哪里来？在团体或家庭中，支持是怎样建立的？支持怎样在成员间传递？怎样通过沟通传达？成员希望沟通有哪些变化或改进？
- **压力**。压力起到积极效果还是消极效果？什么时候压力会有影响？是什么决定压力的影响是积极的还是消极的？压力是怎样传达和理解的？在团体或家庭中，压力源在哪里？压力的发展有模式可循吗？
- **消极－敌对**。来访者是怎样表达的？为什么会产生消极－敌对？你是怎样处理的？谁表达消极－敌对，谁是被攻击的对象，这有一定模式吗？（希望不是你散发消极或敌对情绪——那样就太糟糕了。）消极状态与成员们日常生活中发生的事情有关吗？
- **竞争**。竞争的对象是谁？是与自己竞争，还是与你、另一队、一个假想的群体竞争，或把一个记录当成对手？来访者对以上这些对手的容忍度有多高？你怎样让竞争起到积极作用？
- **害怕／焦虑**。来访者害怕什么？害怕源于身体还是心理？来访者是怎样应对的？你和／或其他成员是怎样帮助来访者的，或给他／她制造更大的困难？要克服害怕和焦虑，来访者需要怎样的帮助？

- **快乐与幸福**。什么是有趣的？快乐 / 幸福是怎样传达的？乐趣是怎么来的？怎样可以有更多乐趣？
- **迁移**。活动中这些虚拟的问题怎样与现实生活相连接？怎样在二者间搭一座桥，帮助来访者思考怎样将收获拓展到游戏室外？

讲故事和治疗性隐喻

讲故事和治疗性隐喻是可以用来帮助来访者洞察和 / 或做出改变的广义指导性游戏治疗策略中的一种。（如果发挥想象力，你或许也可以用这一策略来和来访者建立关系，探索动力。）讲个故事，读本书，或帮助来访者将一个负面的隐喻转变为正面的，这些都可以让来访者跟困难的议题保持安全距离，但又能传递关键的想法或技巧。在这种情况下，来访者即使假装故事跟他 / 她本人没关系，仍然可以从故事中获益。关于故事和治疗性隐喻，与其借用现成的，我们认为根据你对特定来访者和相关议题的了解，专属定制会更好。在游戏治疗中讲故事时，不管你怎么讲，要记住主人公可以是任何你觉得对来访者最有用的东西，它可以是人、机器人、兔子和狐狸、外星生物等。我们会用好几种不同的讲故事形式和治疗性隐喻：治疗性故事（Kottman & Meany-Walen，2016; Mills & Crowley，2014），交互说故事（Gardner，1993; Kottman & Meany-Walen，2016），合作讲故事，特定变化隐喻（Lankton & Lankton，1989），创意角色 Creative Characters（Brooks，1981; Kottman & Meany-Walen，2016），阅读治疗（Malchiodi & Ginns-Gruenberg，2008; Karges-Bone，2015），隐喻转换。合作讲故事常用来与来访者建立关系，在交互说故事时倾听来访者讲述的部分可以帮助探索其人际互动和内在动力。不过这一策略最常用来帮助来访者获得洞察，以及转换适应不良的模式。

运动 / 舞蹈 / 音乐体验

参加游戏治疗的孩子、青少年、成人很少是动觉 / 触觉学习占优势的，或者说喜欢动来动去的。我们发现（是的，我们在持续关注着）很多用视觉或听觉来沟通的游戏治疗技术对这类来访者来说不太有效。加入舞蹈和肢体活动（还有对一些人而言——音乐，当然如果来访者不太喜欢音乐，那就算了），能帮助很多有特殊议题的来访者，比如感觉统合问题、注意力缺陷、行为问题、沟通障碍、学习障碍、社交技能缺陷、情绪障碍。对自己的身体感到不自在或不协调的来访者也可以用这些策略工作。同样，这些技巧可以用作评估，也可以用作干预。用作评估时，可以评估来访者的人际交往能力、身体意象、自信心、创造力、自律、对自己身体的自在程度以及问题解决能力。用作干预时，舞蹈、肢体动作、音乐技巧可以帮助来访者发现自己的情绪、态度、行为模式；可以发掘他们的身体智慧；练习与他人互动的新方法；建立信任；分享控制权；增进合作，应对问题情境；以及加强与他人的关系（Devereux，2014; LeFeber，2014）。

很重要的一点是要注意，当你让来访者"跳舞"时，有些来访者会直接被吓到。就像如果你请来访者写诗，一些来访者很明显不愿意，但你如果让他们给金属黑板上写有单词的磁力贴换换位置（是的，磁力诗，我们跟青少年做游戏治疗时很喜欢用的技巧），他们就不会反应那么强烈。所以，你只需要记住，把你想让来访者做的叫作"肢体活动"而不是"跳舞"即可。

根据不同来访者的需求与喜好，做肢体活动或跳舞时可以配上音乐，也可以不用音乐。我们发现很多大一点的孩子、青少年和成年人更喜欢自带音乐，或让我们帮忙播放某一首曲子。有时我们也在游戏室里用鼓为舞蹈打节拍，或者邀请来访者来敲鼓定节拍。

你需要考虑一下自己是否要跟着来访者一起跳。（想必你也知道，每一个以"我是否要……"开头的问题，回答就是"看情况……"）有些来访者会觉得难为情，迟疑放不开，这时你跳起来就会有良好的示范作用，你自己先融入身体的律动中，用肢体运动随心地表达自我。（我们也要提醒一下，你可能对融入身体律动，用肢体表达自我感到很不自在——那就努力克服吧。）有些来访者会拿自己跟你比较，如果你很会跳舞，他们会认定自己不可能像你一样跳得那么好，然后就直接放弃尝试。然而还有些来访者不喜欢一个人跳，就喜欢有人陪着跳，有些却只喜欢独舞。所以既要注意结果（舞蹈或肢体活动），也要关注过程（怎样跳起来的），这样有助于帮助来访者理解从这些活动中能学到什么。

舞蹈和肢体活动策略在我们看来可以以多种形式融入游戏治疗中，比如陪伴舞蹈、释放舞蹈、礼赞舞蹈、唤起舞蹈、联结舞蹈、练习舞蹈、故事讲述舞蹈。（这些名称是我们编出来，不属于任何流派的正式分类。）联结舞蹈会在第四章中讲到，因为常被用来与来访者建立关系。故事讲述舞蹈会在第五章中讲解，因为可以用来探索来访者的内在动力。至于陪伴舞蹈、释放舞蹈、礼赞舞蹈、唤起舞蹈和练习舞蹈会在第七章中提及，因为我们常用这些策略来帮助来访者转变。当然，你也可以在咨询的任何一段历程中运用，只要你觉得这对你和来访者来说是最好的做法。

沙盘游戏治疗

我们管自己所做的这个广义策略叫作沙盘游戏治疗——是一种用许多小玩具和一个沙盘作为媒介进行探索和表达的游戏治疗。我们的做法是让来访者从许多迷你物件中选择玩偶，并在沙盘中摆放出来。（我们知道相较于很多取向对沙盘的定义，这种说法不是很正式，也了解根据你的理论取向，这个过程进行起来可能比我们要正式。）沙盘游戏治疗很适合象征性思维的来访者（因为玩偶本意是用来代表来访者生命中的人、事件、想法、关系等）。我们常认为沙盘游戏治疗和艺术技巧有相似之处，相比用艺术手法创作，在沙盘游戏治疗中，来访者更喜欢选择摆件，通过在沙盘中摆放进行创作。你可以只用几个摆件来代表重要的类别（人物、动物、植物、建筑、交通工具、家居用品、栅栏和指示牌、自然物、幻想人物、灵性或神秘生物、外在布局）（参见 Homeyer & Sweeney，2017，沙盘游戏包含的物品清单），或者你可以用很多、很多、很多、很多摆件来代表每一个分类。（如果你决定走这个路线，先声明：我们不对摆件成瘾负责！）有很多给摆件分类的方法，你可以参考不同专家意见，选择适合自己的（例如可以参考 Boik & Goodwin，2000; Carey，2008; DeDomenico，1995; Turner，2005）。

当我们用沙盘游戏治疗和来访者工作时，我们参考了《沙盘游戏实用手册》（*Sandtray: A Practical Manual*，Homeyer & Sweeney，2017）中的步骤：（1）准备房间，自己也做好准备；（2）将沙盘介绍给来访者；（3）请来访者创作沙盘；（4）引导来访者体验、重新摆放沙盘；（5）来访者讲解沙盘；（6）帮助来访者体验（潜在重构）沙盘；（7）你或来访者记录沙盘；（8）你和 / 或来访者清理沙盘。做沙盘之前需要准备好房间，自己也要做好准备。准备好房间是指你需要检查一遍摆件，确定都在架子上原来的位置。自己做好准备则是指你要确保自己平静而专注——在沙盘创作中，你的角色更多是来访者和过程的见证者，而不是像在很多冒险治疗、舞动、故事讲述活动中，要成为积极的参与者。

将沙盘介绍给来访者，我们的意思是你需要为这次沙盘创作设定主题。你可以采取非指导介绍。（比如"创造你的世界""选择任何你想要的摆件，将它们摆放在沙盘中"或"选择吸引你的摆件，和 / 或让你反感的摆件，摆放在沙盘中"。）或者你可以更具体，更有指导性。（比如"选择摆件来代表你们家里的每一个人，将他们摆放在沙盘中"或者"选择摆件来代表你的老板、几个同事和你自己""选择摆件来告诉我你对数学和数学教师的感受"。）根据我们对来访者反应的预估，通常会给几个可选的主题。有时候我们会降低指导性，只是让来访者做一个沙盘，让他们自己挑选主题。（当然，我们通常用适合来访者发展水平的语言，让来访者能听得懂——如果你是在跟 6 岁的阿基工作，他很可能不明白"吸引和 / 或反感"，你就需要让指导语更简单一点。）

接下来你就退到一旁，让来访者"主宰"，这就是来访者创作沙盘阶段。（我们不知道该说些什么；来访者选择摆件，摆在沙盘里……你就看着他们，观察他们是怎么做的——来访者对哪些摆件温柔地轻拿轻放，哪些他们拿起又放下，选择时身体语言传达了什么信息等。）

当来访者完成了选择和摆放，你就要引导他们来"体验"沙盘。请来访者坐下来，和自己创作的沙盘待一会儿，沉淀一下，然后建议他们围着沙盘转一圈，试着从每个方向看过去，这样他们就能从不同视角看到沙盘是什么样的。做完这些之后，我们会询问来访者是否要重新调整一下，例如说："通常到这时候，有些人喜欢移动沙盘里的东西，拿出来一些或再加些其他东西进去。你要试试看吗？"（我们之所以这样说，是要避免让来访者觉得我们在暗示沙盘有什么不对的地方，要让他们再调整改正。）

完成了上面的过程后，接着就要让来访者带领"导览"沙盘。[当我（Terry）刚接触沙盘时，我学的标准说法是"请带我参观一下吧"——青少年和成人来访者很快能理解我指的是什么，但儿童来访者会看着我一脸迷茫，所以现在我告诉小朋友们"给我讲讲沙盘里都有些什么吧"，这样就容易理解多了。]

有时候，来访者在给你讲解的时候就已经在体验沙盘了（即讲出沙盘的含义），但现实并不总是这么顺利，这就需要你帮忙给支点来组织体验过程。我们常用"我注意到……"技术给来访者起个头，就是仅仅说出沙盘中你注意到的东西。（为了不让自己太快开始解释，开头要简洁，让来访者有机会自己摸索出其中意义，而不是我们直接给出解释。）"我注意到……"技术包括指出：（1）空间关系（例如，摆件之间距离的远近，摆放是否有模式，哪些摆件靠得近，有没有跟整体大多数摆件离得很远的？）；（2）摆放物品的相对大小；（3）被来访者从一处移动到另一处的摆件；（4）被埋起来的摆件；（5）一个或一组特别显眼的摆件（例如，某个摆件跟其他的不相同，或在沙盘中摆放的位置让人觉得意外）；（6）摆件的朝向（例如，哪些人或物件是面向沙盘之外的？哪些人或物件是面面相对的？哪些人或物件是相互背对的？哪些是直立摆放的？哪些是平躺在沙盘中的？）；
（7）摆件的分组（例如，摆件有明显的分组吗？每组包含哪些摆件？同组
中的摆件有什么共通点？组与组之间有什么区别？）；（8）所选择或所摆放
的摆件有什么模式；（9）沙盘的感情基调——是什么奠定了基调？这个体
验过程可以直接做，也可以用隐喻的方式做。直接的方式就是用摆件代表
的人或关系来命名，隐喻的方式则是指用摆件的名称而不是摆件所代表的
含义命名。

　　如果在"我注意到……"的体验阶段结束时，来访者的反应没能解答你
的疑问，则可根据你的理论取向，询问制作沙盘的过程和/或沙盘中有什么。
这些问题的导向跟"我注意到……"阶段关注的东西一致。除此之外，如果
你想跟来访者分享你观察到的，可以用尝试性假设或"软性"解释，对沙盘
中不同元素的意义进行诠释。你的解释要以你的理论取向为基础，因为运用
沙盘帮助来访者理解时，不同取向的游戏治疗强调的重点有很大差异。这时
你和来访者常常你来我往，充满活动力，看起来有点像谈话治疗。这个体验
部分你可以直接做也可以借用隐喻。这个部分完成后，鉴于有新的发现，如
果来访者愿意你可以再请她/他重新调整沙盘。如果来访者想要调整沙盘，
就将体验再推进。（我们承认，你会遇见这样一些来访者，他们对沙盘和自己
摆放的物品有什么意义并不想探索，或者说不需要探索。那你就不要太纠结
于此了——很多人仅仅从创作沙盘的过程中就能获得他们需要的。）

　　在"古时候"，我们用宝丽来相机将沙盘拍下来 [好吧，我（Terry）是这
么做的]。随着手机拍照功能的发展，记录沙盘变得简单了。成年来访者常拿
出手机给沙盘拍照留念，我们如果需要留存档案，也常常把沙盘拍下来。接
下来，根据不同理论取向，清理沙盘也有很多的选择。荣格学派常会等来访
者离开后再清理。作为阿德勒学派的治疗师，我们让来访者自己做选择。是
要亲自清理，还是和治疗师合作清理，是治疗师当面清理还是等他们离开后
再清理，全看来访者的选择。

艺术技巧

大多数游戏治疗师在游戏室都会运用一些艺术技巧。许多来访者很自然地就选择艺术创作，有些来访者则需要治疗师邀请。用来帮助来访者探索情感、关系、认知；理解人际或个体内在动力；洞察来访者的模式；为来访者练习新的行为或态度提供载体等的艺术技巧资源数不胜数（例如，Brooke，2004; Buchalter，2009; Malchiodi，2007，2015）。说来也奇怪，艺术技巧对喜欢艺术创作的来访者更有效。我们总是会在治疗初期邀请来访者进行艺术创作，以此来评估他们参加艺术活动的意愿。通常我们会给来访者多种不同的艺术创作形式进行选择，这样对评估更有帮助，因为不同的形式适合不同的人。我们认为在游戏室里很好用的艺术表达形式有以下几类：绘画、用贴纸创作图案、建造、雕塑、拼贴画、做布偶或面具。（我们实在忍不住，决定把用贴纸创作图案叫作"贴贴纸"。）

你可以为来访者提供很多不同的绘画材料。比如硬笔画可以用普通的铅笔、粗马克笔、细马克笔、彩色铅笔、彩色粉笔或炭笔、油画棒，软笔画可以创作蛋彩画、丙烯画、水彩画、手指画。我们喜欢让来访者自己选择材料。至于来访者的材料选择有什么意义，还是留给受过训练的艺术治疗专家来区分，我们更关注来访者选择的材料是杂乱的还是清爽的，是细致的还是笼统的。我们总是在找寻来访者如何表达自己的蛛丝马迹。

如果你的游戏治疗取向是偏指导性的，这时就可以宽泛地指导（例如，"该画图了，你可以选择你想画的"），或者更具体点指导，给来访者主题进行选择（例如，"你可以选择画全家人，或只画出家里你喜欢的和最不喜欢的人""假如你是个公主，画出你想住的城堡，或你要出行时想乘坐的马车"或"你是个疯狂科学家，画出你创造的生物"）。确定了创作主题后，我们常建议来访者选择具象化的表达（例如，"你画的可以跟实际中的看起来很像"）或抽象化的表达（"你画的不见得要跟真实生活中的看起来像——你可以仅仅用不同的颜色、形状和质感来表达"）。

创作完成后有些来访者喜欢聊一聊，这时可以聚焦在创作过程或作品本身，或者都谈谈——这取决于来访者的意愿和你自己的理论取向。我们倾向于邀请来访者就创作过程和作品都谈一谈，我们常会用"我注意到……"开启话题，就像在沙盘游戏中一样，然后才会提问题，做诠释。（我们倾向于少做诠释，因为每个人都会为自己的艺术创作赋予独一无二的意义，不能靠放诸四海皆准的意象来解释。）

最近我们意识到（好吧，实际上是过去十年来我们意识到）很多来访者不愿意画画，所以我们开始让这群来访者用贴贴纸创作，这样对他们来说感觉更安全 / 少点风险。我们给来访者准备各种各样的贴纸，告诉他们需要做什么或表达什么，然后让来访者选择贴纸，并将贴纸粘在一张纸上。接下来的步骤就跟沙盘、画画一样。（我们知道你可能不信，但这就是这么简单——我们只是提供这个方法作为参考。）

实际上我们俩都很喜欢搭建东西。我们发现这个策略对难以应付的群体特别有效，比如 10—14 岁的男孩，而且对注意缺陷 / 多动障碍来访者也很管用。我们发现这两类来访者很喜欢搭建东西（还有很多其他来访者，包括青少年和成人，所以不要局限在前面提到的这两类来访者）。我们用了大量市场上可以买到的专门用于搭建的材料 [乐高、万能工匠（Tinker Toys）、木头积木（Lincoln Logs）]，以及周边就能找到的材料，像回收品（回收的装鸡蛋的盒子、泡沫塑料外卖盒 / 箱子、小药盒）、牙签、扭扭棒、棒冰棍、吸管、压舌板等。

至于雕塑，我们会提供多种材料，比如用面粉和水制成的混凝纸浆、黏土、轻型黏土、彩泥、软陶等类似材料。同样，我们给来访者的指导语或笼统（例如"用它做点什么吧"）或具体（例如，"做一个雪人吧，她因为伤心而融化了""做一座桥，现在感到抑郁的你通过这座桥就能找到你想要的快乐"，或者"做一个万能机器人，你让它干什么它就干什么"）。开始时我们可能先用笼统的指导语，看来访者如何反应，然后用目标更明确的指导语，这很大程度上要看针对不同来访者我们想要达成什么目标。

相比小孩，青少年和成人用拼贴画效果更好，部分原因是这要求特殊的动作技能。（是的，我们所说的"特殊的动作技能"是指用剪刀和胶水。）同时，做拼贴画要翻找杂志，把文字图片剪下来，常常一次做不完，需要将任务延续到未来几周，而对小孩来说很难花好几周做同一件事。为了解决时间不足的问题，我们会事先从杂志上剪好很多照片，装在一个文件袋里，这样就能节省很多时间。（需要说明一下，我们有"很多"空闲的时间来剪杂志上的图文，而你可能没有。）同样，你可以让来访者做个一般的拼贴画（例如"找找看，选出你喜欢的和／或不喜欢的图片"）或者做个目标明确的（例如"为你家里每个人选一个代表他们的动物照片""选一些跟你性格有关的词语，让我多认识你一下"，或"你想要的朋友是什么样的，通过选照片来告诉我吧"）。拼贴画的体验过程可参照沙盘游戏、绘画的做法。

做玩偶／面具是一个对所有参与游戏治疗的来访者都很有效的艺术技巧。你可以邀请来访者做很简单的玩偶或面具，用纸盘子、纸袋子、马克笔或蜡笔就行。你也可以做得复杂一些，除了纸盘子、纸袋子、泡沫板、旧袜子（当然是干净的，用来做玩偶），或者其他能买到的面具，再加上其他材料，比如亮片、亮片胶、宝石、珠子。年龄大一点的来访者，可以用木勺子做玩偶，用麻绳、彩带、亮片、宝石、珠子和其他材料做装饰。

可以请来访者做代表他们自己的玩偶，或者代表他们生命中的其他人；也可以做玩偶代表过去的自己、未来的自己、最棒的自己、最糟糕的自己、理想的好朋友、世界上最讨厌的人，诸如此类。发挥想象力，只有你想不到的，没有做不到的。

当跟年纪大一点的孩子（10岁及以上）工作时，可以用石膏纱布做更复杂的面具，把石膏纱布缠在假人头上，就像手臂骨折打石膏一样，等石膏干了之后可以在上面画或装饰。[如果你办公室里有微波炉，一次治疗中就可完成干燥和装饰的步骤——只要别把假人头烧爆。首先，在假人头上涂抹凡士林，然后将石膏纱布放水里浸湿，拧掉多余的水分，把石膏纱布一层层缠在假人头上。接下来放到微波炉里，高火4分钟，拿出来，甩一甩降下温，再重复一到两次。我们知道有些治疗师会把石膏纱布直接裹在来访者脸上，做出来访者特有的面具，但是我（Terry）曾参加过一个治疗团体，治疗师引导成员这么做，结果造成一位成员惊恐发作。从那以后，我就觉得用假人头更好一些。] 我知道你可能觉得接下来又是那两句：指导语可以更笼统一点（比如"做一个面具"）或者更有目标性（比如"在面具外层描画出你呈现在外的面孔，内层是只有你自己知道的那个你""外层用记号笔写下当你感觉乐观时跟自己说的话，内层写当你觉得沮丧的时候对自己说的话"，或者"你哥哥做让你伤心的事情时你是什么样子的，做一个面具展示出来吧"）。同样，你可以进行讨论（对这一环节比较能接受的来访者），谈谈做玩偶或面具的过程，和 / 或作品本身；这个过程可以是直接的，也可以借助隐喻。

结构化游戏体验

结构化游戏体验很大程度上指的就是字面意思——相较自由游戏，你会引入并构建游戏体验。这些活动可以用在个体咨询（通常是面对儿童或青少年）、团体咨询或家庭咨询中。对于个体咨询的来访者，你可以把结构化的游戏活动用作评估，帮助你理解来访者的内在动力或人际间动力，也可以作为帮助来访者获得洞察，或催化改变的媒介。结构化游戏体验可以非常简单，比如接球、投球，或吹泡泡，也可以是更复杂的活动，比如木偶剧、角色扮演、桌游、娃娃屋或过家家。

未完待续……

你可能想思考一下这些广义的策略当中哪些更吸引你。

- 哪些跟最符合你的个人信念和互动风格的理论取向最匹配？
- 哪些听起来觉得跟来访者工作的时候会比较有趣？

- 哪些会比较适合你想工作的来访者，对他们可能有帮助？
- 哪些是你更想进一步探索的干预方法？

为了让你更容易找到自己最感兴趣的活动类型，我们在接下来的几章中将聚焦这些策略——游戏治疗四个不同阶段所适用的所有技巧，都被安排在广义策略的标题下。举例来说，如果你对冒险治疗很有感觉，你可以找到几种不同的冒险技巧分别来与来访者建立关系，探索来访者动力，帮助来访者获得洞察，以及帮助来访者催化改变。

尽情享受吧……

插曲三
对自己的干预有意识和即兴发挥

在游戏室里工作时要对自己的干预有意识，这至关重要。对于很多非指导性的游戏治疗师而言，做到这点相对比较简单，因为他们基本上对每一位来访者做的都一样——他们用基础的游戏技术（追踪、重述内容、反馈情感、归还责任给来访者、设限）与来访者建立关系，创造空间来激活来访者正向成长与改变的内在驱力。对于更具指导性的游戏治疗师而言，这样做更难，因为他们除了运用基本技术之外会用很多技巧和活动（甚至取代基本技术）。我们相信，根据游戏治疗师希望与来访者往哪儿走，谨慎选技巧和活动，这是很关键的。我们想鼓励游戏治疗师在面对特定来访者时，真正去思考在这次的游戏治疗中想达到什么，以及整体目标是什么。指导性游戏治疗师陷入既定模式是很常见的，即对每一个来访者都用同样的活动或技巧——"这是上周末我从一个工作坊中学的，我要给每个来访者都用用看"，或者以"不管什么都试试，瞎猫撞死耗子"的态度来做游戏治疗。

我们不鼓励你这样做。你要观察来访者，思考对来访者来说什么是重要的，以此为依据选择某个活动，并调整活动来满足来访者的需求。留心来访者是不是喜欢艺术，用什么手法（油画？铅笔画？贴纸画？建造东西？做手工？）；来访者提起过什么话题（电子游戏？运动？机器人？棋类游戏？

滑板？）；来访者表达自己的方式（舞蹈？木偶剧？做沙盘？玩人偶或娃娃屋？敲鼓玩音乐？），这样你就可以更有目的性地设计和实施游戏治疗干预。

大A事项，小a事项……是我（Terry）从共创式领导项目中学到的，该项目由教练培训机构创立（Coaches Training Institute）。就治疗而言，你的大A事项是由你和来访者想要持续努力达成的长远目标和阶段性目标组成的——需要你时刻铭记在心（会延续多次咨询时段），一直记得要将来访者带去哪里。小a事项则是本次咨询中你想要尝试的计划。因为要配合来访者在当下咨询时段的状态，所以你要有弹性，不要拘泥于小a事项——这只是一个暂时性的计划，是这次咨询还没开始之前定的。你可能要放弃这次原定的具体计划，而根据来访者生活中正在发生的情况，跟着来访者此刻的需求对要做的内容进行调整。你要锁定目标，不断向大A事项靠拢（当然，你要明白大A事项可能需要根据来访者和他们的环境变化做出调整），而施行小a事项就要灵活得多。

我们认为成为一个出色的游戏治疗师要愿意"即兴发挥"，并且有这个能力。我们教人做游戏治疗，给游戏治疗师做督导很多年了，发现许多原本非常有想象力、创造性，又有趣的人，在接受游戏治疗培训后变了，变得不那么有想象力、创造性，（有时甚至）都变无趣了。我们也发现游戏治疗干预真的从来都不是"以不变应万变"。这就意味着除了要创造新的干预手法，你也要将已知的进行调整。也就是为来访者"量体裁衣"，这也是超级重要的，要专门为这个来访者，为今天这次游戏治疗定制干预手法。

对于什么是游戏治疗，我们邀请你（不，是给你忠告）放弃旧有的、限制性思维（甚至是规则）。当你在游戏室里和来访者工作时，让无穷的想象力引领你创造活动、故事、舞蹈、冒险。所以，为了给你的独创精神提供支持（以防所有都自由发挥会让你一下子压力太大），我们想给你一些可能的建议，希望能帮你梳理下思路，大胆相信自己可以进行创造（或调整），可以满足来访者的需要。当你想设计新的干预活动时（或将从别处学到的进行调整，包括从书上学的），问问自己以下问题。

1. 据我所知，这个来访者如何与他人建立连接（包括跟我）？

2. 据我所知，什么对这个来访者来说是重要的？

3. 据我所知，来访者的人际关系和自我内在动力是怎样的？

4. 对于这个来访者，我想要达成什么？本次咨询中小 a 事项是什么？整体目标（大 A 事项）是什么？

5. 对这个来访者来说，我认为他／她需要学习些什么才能走上人生巅峰（不管对特定来访者来说这意味着什么）？

6. 对这个来访者来说，我认为他／她需要练习些什么才能走上人生巅峰（不管对特定来访者来说这意味着什么）？

7. 我怎样为来访者的治疗目标排优先序列？在此次跟这个来访者的治疗中，什么会给我（和来访者）带来最大的治疗效益？

8. 来访者今天怎么了？在咨询的这一个小时中怎么了？

9. 这个来访者通常是怎样沟通的？较隐晦还是较直白？

10. 来访者对于表达情感有什么规则？

11. 来访者在游戏室里做了什么？（铅笔画、油画、其他艺术技巧、布偶、人偶、沙盘、故事、运动、音乐、游戏、书）？

12. 来访者通常的认知模式是怎样的？抽象的还是具体的？线性的还是发散的？

13. 来访者最适合的学习模式是怎样的（或有多个模式）？听觉？视觉？动手？移动？前面某些选项的组合？

14. 游戏室外来访者有哪些兴趣爱好？

　　当你知道上述这些问题（或许全部问题）的答案后（并且你也问了其他你能想到的，对量身定制来访者游戏治疗干预方案可能也很重要的问题），你就可以即兴发挥，试着运用在来访者身上。要记得，只要你清晰地知道干预的目标，并且留意你的干预对来访者的影响，就不太可能对来访者造成伤害。很多时候你不得不通过练习让自己勇敢面对不完美，尝试新方法。

第四章

建立关系

尽管各理论对人的发展和人格的理解不同，使用的游戏治疗技术和技巧也不尽相同，但是几乎所有理论取向的游戏治疗师都赞同，治疗过程能够起作用，治疗关系是不可或缺的组成部分。治疗关系的发展很难定义和描述，就像许多游戏治疗师都证实"经营（doing）"关系就是治疗师的一部分，而不是为了达到治疗目标，披在身上的一层技术外衣。对很多游戏治疗师而言，关系就是一种存在的方式。

必须说，我们俩天生就能自如地与他人建立关系。（你也可以说这是我们俩的一项超能力。我们认为很可能你也有这个超能力。）有的游戏治疗师有很多天生技能和超能力，尽管如此，有时候他们在与来访者建立关系时（以及在后续治疗历程的其他部分维持关系时）仍需要一点帮助和指导（可以是具体的游戏治疗技术、策略、技巧）。这就是本章的内容……

在游戏治疗中运用四部曲

不论一个人建立关系的技术是与生俱来的还是后天习得的，我们相信如果要与来访者建立真正的治愈性关系，以下态度是不可或缺的。四部曲是 Arrien（1993）发展出的一套准则，用以描述疗愈自我、与他人和环境和谐相处的过程。Arrien 相信纵观人类生存史，所有人（不仅仅是治疗师）是相互联系的，且有责任治愈彼此。四部曲由四条准则组成。

1. 陪伴并选择与来访者同在（即插曲 1 中的"人在和心在"）。
2. 关注有感情和有意义的内容。
3. 不带责怪或评判地说出事实。
4. 接纳结果，不执着于结果。

Arrien 并不是治疗师，所以她的作品并不是关于经营治疗关系的，而是关于生活方式的。当我（Terry）第一次阅读她的关于四部曲的书时，我就想"我要把这些准则应用到跟家人和朋友的相处中"。久而久之，这些准则渗透到生活的方方面面，我意识到其实在工作关系中我也在用它们（在与同事的相处中，在我自己的咨询、教学和督导中都在用），而且真的在关系中非常有帮助。我把这些准则教给所有学游戏治疗的学生，所以现在也教给你们。

选择与来访者同在

你有选择权。你可以全身心专注投入，对你与来访者的关系充满兴趣，对来访者表达的内容充满好奇；或者你可以心不在焉，脑袋里被其他有趣的事或要完成的任务占据（比如晚饭要做什么菜，谁会赢得比赛，要怎样才能照顾好生病的弟弟）。要践行这一准则，关键是要思考当下你能掌控的是什么，然后有意识地（还记得我们强调的有意识吗？）做出选择，在咨询中选择跟来访者同在。

我们并不是说生活的其他领域不重要。事实上，我们相信要达到最佳效果你必须照顾到生活的方方面面。经验也告诉我们，当有其他事情的压力时真的很难与来访者同在（比如个人或家人生病、压力或其他义务）。对我（Kristin）来说，将生活中需要我花精力处理的地方都列出来是一个管用的方法，然后利用 Covey（2013）的紧急与重要矩阵，进行优先排序，一一做出应对计划。这会帮助我把其他责任暂时放在一边，选择跟我的来访者同在。另一方面，我（Kristin）并不是很有条理的人。我只是决定在咨询时段把所有我个人的顾虑和想法放下，这样我就能将注意力放在来访者身上。你需要找出适合你的方法，让你能够选择此时此刻与来访者同在。

关注有感情和有意义的内容

游戏治疗师用耳朵，用眼睛，用直觉，用心来倾听。我们会去关注什么对来访者是重要的。来访者或许会用语言告诉我们，或表现出来让我们感受到。与来访者同频的游戏治疗师能感受到来访者正在分享什么。我们会把注意力集中在来访者所揭露和表达的核心上。通常情况下，有些重点会明显又直白，比如父母离异、宠物死亡或在学校被欺凌；也有些会比较微妙，如浮现出的潜在情绪、态度或信念，来访者或许是害怕没有归属感，被拒绝，或被轻视。很多来访者不会直接表达，特别是小孩，这很大程度是因为他们没有这个意识，或这些太抽象。而游戏治疗师的工作就是要跟来访者调到同一"频道"，接收这些信息。

虽然我们不能给出具体的方法，让你能准确地了解来访者的感受或知道什么对来访者来说是重要的，但是我们可以提供一些策略来帮助你发现对来访者来说什么是有感情的，有意义的。要留心注意：（1）反复出现的主题或游戏模式；（2）游戏中断（来访者突然停止做某项活动，转而去做其他的）；（3）在游戏室里一直用同样的物品；（4）逃避或特别执着于某个特定活动或玩具；（5）来访者是如何触摸和拿着物品的。很大程度上要评估什么对来访者来说是重要的，最重要的工具就是你自己的感受和直觉反应。这需要练习以及冒险去相信自己。（警告：要留意你自己的议题，把自己的反应和来访者的反应区别开。很多时候，我们需要先自我核查一下，避免草率地认为正在进行的是来访者的议题，而实际上却是自己的。）

不带责怪或评判地说出事实

想象一下你自己是个孩子，有多少你所听到的信息或接收到的反馈，会让你觉得自己并没有被指责，被评价？等等，即使是成人，你所听到的信息、所获得的反馈又有多少是让你觉得没有被指责，被评价的？大概不会如你想要的那么多。作为游戏治疗师，我们在关系中的职责就是去关注，而不是去指责或评判。指责或评判会压抑孩子，让他们没有办法打开心扉，表达真正的困扰和议题。我们需要有意识地通过语言和肢体语言传达同理心。

"那要怎么做呢？"你可能会疑惑。首先确保你的音调和面部表情保持中性。可以尝试请能够给你真实反馈（不责怪、不评判）的朋友帮忙。听说过"咨询脸"吗？就是不带评判，波澜不惊的面部表情。运用这个表情的时候还要注意让自己不要显得对来访者缺乏兴趣或感到无聊。（说起来容易做起来难，不是吗？）你还需要让自己的其他身体语言也保持中性，因为身体语言极易透露出否定。

另一个建议是发表意见时用"我注意到……"这样的句子开头。这其实暗含了你真正专注于来访者正在做什么，但是不做评价。"我注意到你喜欢玩大象家族。""我注意到当我去等候室接你的时候，你笑了。"这样的表达传达出你在时刻观察但并不会评价。

有时也需要给来访者真诚的反馈。你可以真实地传达自己的反应和感受，你认为其他人可能会对来访者的反应，以及来访者这些行为可能的后果，但不必在评论中夹带谴责。例如"一起玩游戏却不能有自己的意见，这对我来说不好玩。我在想有没有一种方法让我们可以一起决定怎样玩""当你在学校冲着其他同学大吼大叫，他们就不想跟你一起玩"，或"如果你上班迟到，老板很难不解雇你"。这样的评论可以帮助你给来访者反馈。再强调一次，你要确保自己的用词、声音、面部表情和肢体语言不带有评判意味。

接纳结果，不执着于结果

就像治疗有许多层面一样，接纳结果并不像听起来那么简单。当事情没有如愿或没有按计划进行时，仍要保持冷静，相信治疗过程，这对治疗师来说真的很难。时间是解药。这适用于某一个治疗时段或整个历程。如果你是非指导性的游戏治疗师，有些时候对于来访者在治疗中会做什么，或会有什么反应，你可能会抱有一定预期，然而他们却可能让你失望；如果你能遵守对未知保持开放这一准则，就不会陷在失望里，而会努力让自己抛掉预期。如果你是指导性的游戏治疗师，很可能会带着计划好的流程开始进入游戏室。这时要避免被自己原计划的活动和预期效果限制，这点很重要。有些时候来访者并不喜欢你安排的活动，很多情况下他们也不会按照你的预期反应，又或者打算用的技巧并不如你想象中的顺利。不管过程中发生什么情况，都要保持开放的学习态度，这才是关键。不管来访者怎样反应，你都会对他 / 她多一份了解——只是可能不像你原来设想的那样罢了。（而且你也会多了解自己一点……就顺其自然吧，不要一门心思坚持认为你可以控制别人的反应，控制活动的效果。所以，安啦。）

对整个游戏治疗不断展开的过程保持开放态度，这也很重要。这是一个缓慢的过程，要有耐心，来访者没有像自己期待的那样有进展时不要怀疑自己的能力。以我们的经验来看，放开自己，相信过程的力量，做来访者的陪伴者和见证者，这样游戏治疗才会更有趣！这是一段未知的旅程，我们也不知道会发现什么。但我们相信，不管发现什么，都是宝藏，都是重要且有意义的。如果仅仅执着于某一些特定的结果，反而会阻碍治疗过程，掐灭来访者和治疗师的创造之火。相信你自己，相信来访者，相信过程。

游戏治疗技术

讨论过建立咨访关系的基本准则后，我们来说一说游戏治疗中与来访者建立、增强关系的常用技术。Kottman（2011）指出，不管是指导性还是非指导性，绝大多数游戏治疗取向都会用到追踪、重述内容、情感反映、归还责任给来访者以及设限这些基础技术，来跟来访者建立关系。有些取向也会将鼓励来访者，一起清理游戏治疗室，以及陪来访者玩作为建立关系的方法。

追踪

　　游戏治疗师描述来访者正在做什么，这就是追踪技术（Kottman，2011; Landreth，2012; Ray，2011; VanFleet et al.，2010）。追踪技术是为了传达给来访者你一直在关注着他 / 她，你注意到了什么。类似于谈话治疗中的简述语义或微小鼓励。新手游戏治疗师通常会说用追踪技术时觉得挺尴尬，挺不自然的。放心吧，用多了就会越来越自然。用的时候你需要描述来访者正在做的事情，和 / 或来访者是怎样做的。例如，"你把它搬到那里""你用了很多颜色""你很迅速地移动了它"。你也可以从玩具的角度追踪，"它移动到那边"（追踪狮子的行为）或"他移动得很快"。这里要避免给玩具命名，来访者可以自己决定把玩具当成什么，而不是你给玩具贴个标签，然后强加给来访者。

重述内容

　　重述内容相当于谈话治疗中的简述语义（Glover & Landreth，2016; Kottman，2011; Landreth，2012; Ray，2011; VanFleet et al.，2010）。你将来访者说的重新加以叙述，同时避免鹦鹉学舌（来访者说什么你就原封不动再说一遍），尝试自己组织语言把来访者所分享的换种方式讲出来。如果来访者说"我今天晚上要住在爸爸家"，你可以说"你会和爸爸在一起"或"你不常常去爸爸那里"。你也可以重述玩具所说的内容。如果巫师玩偶对警察玩偶说"你是个坏男孩，你要进监狱"，游戏治疗师可以重述内容为"他做了违反规则的事情，惹了大麻烦"。和追踪一样，重述内容的目的就是让来访者感受到你一直在关注着他 / 她，尝试去理解他 / 她想表达的。

情感反映

你猜对了！情感反映在游戏治疗环节中的作用跟谈话治疗中一样（Glover & Landreth，2016; Goodyear-Brown，2010; Kottman，2011; Landreth，2012; Ray，2011; VanFleet et al.，2010）。治疗师要反馈来访者明显表达出来的情绪和／或者隐约流露出来的感受。如果来访者不用情绪词汇描述自己的感受，游戏治疗师就要做出合理的猜测。跟追踪或重述内容一样，游戏治疗师可以反映来访者的感受，也可以反映玩具的感受。当一位来访者在等候室见到你时露出笑容，你可以说"你很高兴能来这里"或"你挺期待我们共同的游戏时光"。当来访者粗暴地把小卡车扔进沙箱时，你可以说"它让你觉得很沮丧"或者"事情不符合你的预期，这让你不开心"。你也可以反映玩具的情绪。如果大象宝宝依偎在象妈妈身边，你可以说"哇，她真的很爱妈妈呢""小的跟大的在一起感到很安全"。

归还责任给来访者

归还责任是给来访者赋能的技术（Kottman，2011; Kottman & Meany-Walen，2016; Landreth，2012; Ray，2011）。游戏治疗师相信来访者有能力自己做决定和／或面对挑战。这项技术温和地推动来访者运用自身资源，体验自主。要避免替来访者承担做决定的责任，这很重要。要实现这点，最好的办法就是将责任归还给来访者。举个例子，孩子拿起一个玩具说："这是什么？"治疗师给孩子决定权，可以说："在这里你说了算。"或"你可以决定它是什么。"如果一个十几岁的来访者问她可以扔掉自己画的画吗，治疗师可以将责任归还给来访者，说："看起来你在想该如何处理它。"选择不帮来访者做他们力所能及的事情，归还责任给来访者，同时也是在给来访者赋能。例如，一个成人来访者试也不试就直接把胶水递给治疗师说："你帮我打开吧。"会归还责任的游戏治疗师会这么说："我想这是你自己能做到的。"如果治疗师不太确定来访者是否有能力做到，他／她会说："让我看看你觉得可以怎么办。"这样治疗师持续鼓励来访者去面对挑战，评估来访者的相关能力。很多情况下，给来访者提示或者直接帮忙对治疗师来说更简单，但这样来访者就失去了学习的机会，也不能体验到自己的能力。我们要避免强化来访者潜在的信念，如"别人会帮我做好""我不行，我什么也不懂""与其做错不如让别人帮我做"。归还责任让来访者有机会体验自己做决定，自己做新的尝试。

鼓励

鼓励技术旨在帮助来访者建立内在自我评价和内在动机（Kottman，2011; Kottman & Meany-Walen，2016; Nelsen，Nelsen，Tamborski，& Ainge，2016）。要用鼓励替代表扬和其他评价性词句。表扬的时候治疗师会说"真棒啊""做得好""做得很对"，关注点是活动或任务的结果和成就。而鼓励关注的则是努力（例如"你真的很努力""你尽力在做""你不放弃"），是进步（例如"昨天你放弃了，今天你找到了方法""上周这个拼图难倒了你，今天你把它全拼好了"），是来访者的成就感（例如"测验考得好让你很自豪""你很高兴自己能克服恐惧，尝试玩跳床"），是来访者自身的资源（例如"你知道怎样得到自己想要的""你知道怎样作画"）。很多不同取向的游戏治疗都会用到鼓励，但阿德勒游戏治疗格外重视这一技术。其他取向，比如认知行为游戏治疗可能会用表扬技术改变或增强儿童的积极行为。

设限

设限作为增进游戏治疗关系的一种方法，可以建立可预期性，增强安全感和界限感。尽管设限的策略有很多，游戏治疗专家一致同意，只有在必要的时候才进行设限，而不是在治疗一开始就跟诵经似的宣布一长串规则（Bixler，1949; Glover & Landreth，2016; Kottman，2011; Ray，2011; VanFleet et al.，2010）。当游戏治疗师判断来访者的行为存在以下危险时需要进行设限：（1）伤害来访者自己；（2）伤害治疗师；（3）破坏游戏治疗室或材料；（4）破坏儿童和游戏治疗师间的关系。两种常用的设限方法分别来自阿德勒游戏治疗模式（Kottman & Meany-Walen，2016）和儿童中心治疗模式（Landreth，2012; Ray，2011）。阿德勒游戏治疗师会：（1）说明界限，"＿＿＿＿＿＿＿＿（某行为）违反游戏室的规定"；（2）反映来访者的情绪和／或后设沟通来访者行为背后的目的；（3）邀请来访者一起思考可以接受的替代做法（必要时再这样做——如果来访者可以接受你头脑风暴出来的行为选项，就别多此一举了）；（4）协助来访者确定，如果继续违反游戏室的规定，就是决定承担可能的后果（只有在来访者不能坚持执行第三步中生成的可接受选项时，才用第四步）。儿童中心游戏治疗师会：（1）辨识出来访者的感受；（2）说明界限；（3）建议恰当的备选项。

接下来就说说在治疗中要怎么做。假设一个孩子正要将胶水倒到娃娃上，相信大多数治疗师都不认为这是可以接受的行为，因为违反了"不能损坏游戏室或材料"这项规定。阿德勒游戏治疗师会说："（孩子名字），把胶水倒在娃娃身上违反了游戏室的规定。我猜你是想告诉我你有很多奇思妙想，而且你也想知道如果把胶水倒在娃娃身上我会怎么说。我们一起来想想，有哪些东西是可以让你倒胶水，但又能不破坏游戏室的规定的呢？"儿童中心游戏治疗师会说："（孩子名字），你觉得把胶水倒在娃娃身上会很有趣，但娃娃不是用来被胶水倒的。你可以把胶水倒在纸上。"重点是两种设限方法都尊重来访者，且能接纳来访者的愿望、动机或感受。两种方法都是为了帮助来访者找到可接受的表达途径，不同的是阿德勒治疗用主动语态，清晰地说明规则，且邀请来访者思考替代选项（如果有必要，还可以思考后果）；儿童中心治疗则是用被动语态，重新引导来访者做恰当的行为。

和孩子一起玩

玩或不玩……这是个问题！（或者至少在我们看来这是个值得思考的问题。但你要知道，并不是所有教授游戏治疗的人都这么认为。）在游戏治疗中，你的人格特质、你对来访者需求的信念，这些都会在你和来访者的互动中"玩"出来*。（看出我们用的双关语了吗？）有些游戏治疗师在游戏室里，就像体育比赛解说员不断播报赛事进展一样，在来访者独自玩的时候反馈他们的行为、想法、情绪。有的游戏治疗师则会变身成玩伴，跟来访者一起玩得很开心。但即使是选择跟来访者一起玩，还有另一个问题等着呢：是要等来访者邀请的时候再加入一起玩，还是主动发起游戏。玩或不玩，并不见得哪种更好，你要跟着自己的治疗意图和真心走。作为阿德勒学派，我们更倾向于跟孩子一起玩，有时候主动发起游戏，有时候等着来访者邀请。要知道，我（Kristin）曾经为了躲避"坏蛋"躺在地板上打滚，也曾作为来访者的盟军打响保卫战。跟儿童来访者一起玩捉迷藏，跟青少年和成人来访者一起下棋，进行冒险治疗活动，这就是我（Kristin）的日常。当然有时候直觉会告诉我们来访者需要点独处的空间，这时我们就不会打扰。

清理房间

怎样清理房间也是个要做出选择的问题，这要基于你是如何看待游戏治疗历程及其展开过程的。不管你信不信，是否让来访者清理房间，或要怎么清理，都有理论依据可循。

一些游戏治疗学派（如儿童中心、荣格学派、心理动力）认为儿童如何玩玩具，包括结束时房间会成什么样，都是治疗过程不可分割的一部分（Axline，1969；Landreth，2012；Ray & Landreth，2015）。这样一来，结束时要求来访者收拾房间就等于让来访者把刚在游戏治疗室分享的再收回去，是不可取的。

另一些游戏治疗学派（如阿德勒、格式塔、整合学派、治疗性游戏）则认为清理房间是将治疗扎根于现实生活，咨访双方合作整理会增进治疗关系（Booth & Jernberg，2010；Kottman，2011；Kottman & Meany-Walen，2016）。现实生活中很少有情况是允许孩子（或成人）留下一堆烂摊子给别人整理的。

---

* 原文为 "play" a role，在英文中，还有扮演角色的意思。——译者注

认同这种观念的游戏治疗师会和来访者一起把房间清理干净。(这里注意，干净是主观的。)对于年龄非常小的孩子，有行为问题的来访者或刚开始游戏治疗的来访者，我(Kristin)经常会让他们只收拾三个玩具，为的是给来访者创造机会练习合作，培养社会责任感，同时借此我也有机会鼓励来访者有益的行为。但在少数情况下我们也不会让来访者帮忙清理，比如对有创伤经历的来访者、完美主义的来访者就不适合，又或者太难进行，以至于互动毫无效果，或者可能会破坏治疗关系，这样的情况就不会强求。

建立关系的技巧

除了游戏治疗技术，你还可以运用广义的游戏治疗策略中的技巧来和来访者建立关系：冒险治疗技巧，讲故事和治疗性隐喻，运动/舞蹈/音乐体验，沙盘游戏治疗，艺术技巧和结构化游戏体验。所有这些技巧都可以做调整，来适应不同年龄的来访者、不同的群体以及不同的主诉问题，很多游戏治疗取向也都可以用。如果你乐于发挥想象力，大多数这些技巧也可以应用于游戏治疗的其他阶段。请注意，我们在每一个活动中都有描述各种目标。虽然这里提到的所有技巧都是用来建立关系的，但也可以另作他用，后面会有说明。不要被下面的描述限制了想象力，尝试创意地运用这些技巧。我们完全同意！

本质上来说，这些技巧大多是指导性的，这点要记牢。在游戏治疗中它们不会"碰巧"出现，你需要将活动设计为治疗的一部分，为来访者提供多种参与方式，或邀请他们参加不同的活动。通常我们会给来访者一张清单，上面列了很多指导性技巧，来访者可以选择不参与任何一个活动。换句话说，我们不赞成"强迫"来访者做任何我们安排的活动。并不是所有游戏治疗取向都是这样介绍指导性技巧的。在生态系统游戏治疗和治疗性游戏中，游戏治疗师不会直接让来访者选。但是，任何一种游戏治疗取向运用指导性技巧时都会秉承来访者利益最大化的原则。请记住，我们强调所有指导性技巧都要根据来访者的情况量体裁衣。

冒险治疗技巧

画姓名

这项活动的主要目的就是建立关系——这种有趣的方式会让大家跟着你笑起来，当然也就是建立联结的好方法了。它也可以用来建立自信和积极的自我感觉，帮助巩固团体活动中必要的合作技能，借此还可以温和地邀请来访者走出舒适圈，迈出人际互动的一小步。

对于能拼（写）出自己名字的来访者，这是个很好的破冰游戏（Ashby et al.，2008）。团体、家庭、个体咨询中都可以用。如果是在团体或家庭中用，首先让参与者围圈坐（即使对有些团体或家庭来说是个很小的圈）。如果是个体咨询，可以两个人坐成一排。请来访者想象右手拿着画笔（即使来访者是左撇子），告诉他们任务是凌空写出自己的名字，越大越好。你可以示范写出自己名字的第一个字，踮起脚尽量往上够，弯下腰尽量向下探。如果是团体或家庭，你可以说明写的时候围着圈移动，这样空中的字母就一个挨着一个舒展开，而不是一个叠着一个。如果是跟来访者单独玩这个游戏，你们可以一边写一边平行移动，并肩写名字。（这样做确保了你和来访者，或团体成员间、家庭成员间必须要协调动作，也会建立联结与合作。）右手写完了，可以用左手写，接着还可以想象用牙咬着笔写，（或搞怪一点）用肚脐眼写。

镜子游戏

这个游戏的目标是根据来访者的具体需求定的。对于跟别人建立关系有困难的来访者，这个游戏可以作为建立关系的桥梁。对于要练习轮流、分享控制权、与他人合作，以及注意缺陷／多动障碍的来访者，这是一个好机会。特别是对有注意缺陷／多动障碍的来访者来说，更可以借此学习降低冲动性，克服不专注和不服从的行为。对于容易陷入权力争夺的来访者（包含有注意

缺陷 / 多动障碍的来访者），游戏的合作性让他们有机会体验不用争取权力来压倒对方的人际关系。镜子游戏的升级版还会要求做反向动作，通常挺有压力的，可以让易感压力的来访者通过游戏潜移默化地学习应对压力的方法，因而对压力免疫。个体、家庭和团体治疗中都可以用。

个体治疗中，你就是来访者的搭档；家庭和团体治疗中则可以让成员自由选择搭档。（观察他们是怎么选的；你可以稍加反馈或仅仅用来作为后面活动的灵感。）与来访者面对面站立。（团体和家庭治疗中，请成员面对自己的搭档。）个体治疗时，先和来访者聊一聊，决定谁先谁后。团体和家庭治疗时，则是请成员自行决定谁先来。这位先来的就是最初的"主人"，另一位就是"随从"。主人要做一些肢体动作（他 / 她要确定这些动作是其他人可以模仿得来的），随从要跟着做，就像照镜子一样。（并不是一定要对来访者做这些说明，我们是为了方便你理解后面的变式 1。其实就是两人面对面，当主人举起右手时，为了镜像模仿，随从要举起的是左手，以此类推。）要强调这是一个合作的游戏，目的是观察、沟通、合作——但不能出声。4~5 分钟后停一下，交换角色（小一点的孩子时间短一些，年长的来访者时间就长一些），新的主人和最初的主人带领差不多长的时间。如果来访者玩得很投入，你们可以来回多次交换角色，如果来访者不太感兴趣，做一次就好了。

变式 1

这次不是做镜像动作，而是让随从反着做动作（也就是说当主人举起左手时，随从也要举起左手，这样看起来两个人的动作是相反的）。这就比最初的镜像模仿难多了，模仿的搭档要将看到的动作转换一下，确保是反着的，这就有压力了。同样，两人轮流扮演主人和随从。随后你可以组织分享，这样是不是更难，为什么，询问会不会更有压力。如果是，你可以借机教来访者一些压力管理策略（脚踩实，调整呼吸，观察身体哪个部位感受到压力，有意识地放松那些地方，等等。）重复做这个活动，和来访者一起练习。（好吧，你是在做示范，来访者是在练习。）

变式 2

接下来的变式 2（对注意缺陷 / 多动障碍来访者以及容易陷入权力争夺的来访者很有帮助），参与者要面朝一个方向，一个站在另一个身后。在这个活动中，你需要反复提醒主人确保做的动作随从也能做得来，这是一个合作挑战。然后让主人在房间走动起来，一边走一边做动作（举手臂、小跳、点头、扭屁股等），随从得跟着做。3~5 分钟后交换角色。做的时候可以保持安静；也可以让随从练习给反馈，告诉主人喜欢哪些动作，不喜欢哪些动作；你也可以跟着音乐做，等等。如果是家庭或团体，就不用两两分组了，可以所有成员排成一队，面朝一个方向，排头的成员带领大家在场地内一边走动一边做动作，其他人学着做。

讲故事和治疗性隐喻

合作讲故事

合作讲故事是为了建立联结以及提供练习合作的机会（这就是把这个活动安排在这一章的原因）。你也可以借此设计一个情境，情境中来访者可以练习站在他人的立场上感受和思考，辨别并解读社交信息，与他人分享权力，轮流与分享，积极倾听，维持并推进恰当的谈话内容。合作讲故事对于注意缺陷 / 多动障碍、学习障碍、社交技能缺失的来访者特别适用，可以用于个体、团体咨询和家庭治疗。

首先，要说明的是合作讲故事就是你和来访者（或家庭成员、团体成员）轮流讲同一个故事。可以有很多不同的方式。你可以选好标题，给故事开个头，这样就确定了主题和第一部分，建立了故事背景，然后让来访者接着讲下去。或者你可以让来访者来选主题，给故事起个头，等他 / 她讲完第一部分，你接着讲，然后再轮到来访者讲。你可以跟来访者商量，以合作的方式共同决定故事要讲些什么，选择角色和背景，然后再确定谁先讲，有时候这个过程会充满乐趣。你们可以一人一句轮流讲，也可以一段讲完再换着讲，或者不设定条条框框，看情况自由发挥。可以让一个人用玩偶或人物扮演记者，采访其他人扮演的故事角色，询问不同角色的情绪、想法、动机（就像创意角色中那样）（Brooks，1981; Kottman & Meany-Walen，2016）。你也可以在家庭或团体成员间运用合作讲故事，大家围圈坐，一个人讲完旁边的人就接上，顺着一个方向故事接龙，或者一个人讲完后指定一位成员继续讲。

给我 / 我们讲个故事

让来访者给你讲故事主要是为了建立说者和听者的联结。其他目标包括评估来访者的自我形象、冒险意愿、与人沟通的能力、注意力广度、焦虑水平、主动倾听的能力。故事还可以用来帮助来访者练习倾听，尝试人际冒险，以及维持并推进恰当的谈话内容。故事可以起到跳板作用，当治疗进行到一定阶段时为互相讲故事做准备。有些来访者认为没有人愿意倾听他们，有些被焦虑或羞怯所困，有些觉得自己不重要或能力不够，对这些来访者来说，讲故事是一个非常棒的干预方法。个体、团体或家庭都适用。

至于这个技术怎样用，讲出来简单到尴尬——你就让来访者给你讲个故事，有开头、经过、结尾的那种。注意观察来访者喜欢玩什么（画画、玩偶、动物等），再利用这个媒介，这样来访者讲起故事来会更自在一些。然后你听故事就好了。如果你觉得对来访者有帮助，可以概括故事内容，甚至将故事表演出来，让来访者知道你是真的有认真听。如果来访者喜欢回答问题（在推荐玩讲故事之前你大致就要知道这点），你可以就故事发问。如果是个"真实"的故事（发生在来访者身上的事），你就问"真实"的问题；如果是"编造"的故事，即使你认为有部分内容反映了来访者的真实生活，也要借用故事中的隐喻来问，不要直接问。如果是和团体或家庭工作，可以给每个人一定的时间讲自己的故事（比如给小学的孩子 5 分钟就够了，青少年和成人7~10 分钟）。其他人的"任务"就是认真倾听，不要问任何问题。这之后，如果你愿意，还可以问有没有人自愿起来概括一下故事内容。只有当你比较确信重述故事的人能够理解大部分故事内容时才这样做，因为团体讲故事的目标就是让讲故事的人感受到自己对其他成员来说是重要的，如果概括故事的成员重述故事时错漏百出，就说明并没有认真听，反而背离了目标。

洞穴壁画

这个技术我们是从 John Young 那里借鉴来的（个人通信，2016 年 11 月），他用创作洞穴壁画跟来访者建立关系，帮助来访者转化负面情绪和信念，利用艺术和故事作为载体，提供来访者处理个人经验的渠道。洞穴壁画结合了讲故事和绘画，帮助来访者表达自我，尝试更积极的情绪、想法及行为方式。因为洞穴壁画多是火柴人和自创的符号，关注点就不在画画本身，而是画所代表的含义，这样来访者就能在过程中放松下来，只管玩就好了。这有助于来访者跟游戏治疗师建立联结，特别是游戏治疗师也决定加入一起来创作洞穴壁画的时候。这种干预方法对那些觉得自己不够好，什么事情都做不对，活着没有价值的来访者特别有帮助。对于这类来访者来说，活动的目标就是让他们开始认识到自己负面的、自我打击的内在对话方式，然后用积极的自我对话替代。为实现这一目标，来访者需要配合洞穴壁画编一个故事，游戏治疗师可以增加或改写故事内容，来扭转来访者的负面思维或消极自我评价。借用重述故事的机会，你可以提供其他的解读，或尝试温和地挑战来访者原有的观念。洞穴壁画也可以用来帮助专注力弱或者粗心大意的来访者，因为洞穴壁画本质上是千变万化，不太注重细节的。对于这类的来访者来说，洞穴壁画借由有头有尾完整地讲故事，或完成一项任务，达到降低冲动性和分心行为的目标。这种干预方法适用于不同年龄段的儿童、成人、团体和家庭。你可以用丙烯画、蛋彩画或手指画；大张报纸、白纸、广告纸，或其他可以画的地方（有的来访者如果不愿意把身上弄脏，你也可以用白板笔和白板）。

介绍这一技术时你可以问问来访者对洞穴壁画了解多少。如果从来没听说过，你可以这样解释给来访者听：很早以前人们会在洞穴墙壁上写故事或留言，通常用符号或火柴人来表达，以此跟部族成员交流，或给未来可能来到这个洞穴的旅行者看。你甚至可以给来访者看洞穴壁画的照片，这是强调沟通的重要性，而不是看作画的水平。（当然，作为游戏治疗师我们尊重所有的艺术表现形式，不去评价艺术作品的质量，但是很多人认为艺术作品就是要以特定的欣赏方式才能看出"美"。我们想帮助来访者不拘泥于艺术之"美"，而是去关注艺术中的故事——洞穴壁画即是实现这一目标的载体。）我们常常会邀请来访者用手指作画，而不是用画笔，这样更有洞穴作画的原始氛围。

怎样设置和介绍洞穴壁画要看你的干预目标是什么。例如，如果你想了解莎莉的家庭，你可以请她画出她的部族。如果你想了解丹尼尔怎样看待自己或他人，你可以请他以此为主题画壁画。你还可以请来访者画出他们的恐惧、目标，是什么让他们卷入麻烦，或希望别人了解自己什么，等等。你可以请来访者叙述一个部族要迁徙去另一个城市，或者他们的部族首领（祖父）过世了的故事。你也可以引导故事走向，给出不同结局（例如：发生了什么事，来访者所期望的成真了，来访者是如何处理现状的，来访者需要什么才能更好地应对现状）。

如果来访者喜欢这个技术，你可以请他们扩展洞穴壁画的故事。例如，可以让来访者画接下来会发生什么，或在这之前发生了什么。也许你还想知道来访者（或者来访者生活中的其他人）在问题形成中扮演了什么角色，或在问题解决中起到了怎样的作用，在壁画中哪些是支持或照顾的角色，画中人物或部落成员有什么积极力量。也许来访者画的是一幅警示图，提醒未来可能进来的洞穴人。那么警示是什么，未来的人怎样才能保障自己的安全？这个活动我们最喜欢的一点就是，只要你认为洞穴壁画的形式会让来访者更乐于参与，那么"洞穴壁画形式"就可以取代任何一种绘画技术。

运动／舞蹈／音乐体验

合作编舞

对于喜欢跳舞或活动的来访者，这个技术的主要目标就是让他们能以安心、有趣的方式跟你建立联结（或者与家庭、团体中的其他成员建立联结）。也可以用作评估，例如探索来访者的自我形象、冒险意愿、与他人沟通的能力、自我调节、合作技巧、与他人换位思考的意愿、了解自我的需求、了解与解读社会信息、顺利开始与结束社交互动，以及懂得轮流与分享。当进入治疗的改变期，这一技术能给来访者创造机会锻炼与他人的沟通能力、自律、合作、换位思考、觉察自我需求、了解与解读社交信息、顺利开始与结束社交互动，以及懂得轮流。这个技术也是个体来访者、家庭和团体都适用的。

音乐可以由你来提供，也可以邀请来访者选他们自己喜欢的，然后一起设计舞蹈动作，舞步你们一起来编（或用你们其中一位已经知道的舞步，教对方跳）。一起商量决定舞蹈要不要分段落，谁负责设计哪一段，这样做通常会有帮助 [我（Terry）编的舞一般都很简单——就是开头、中间和结尾]。另一种方法是可以轮流来，就像合作编故事那样，只不过这次是合作编舞……所以你可以先开个头，想一两个动作，然后轮到来访者想一两个动作，一直接下去直到舞蹈编完。然后你们可以一起把舞蹈"表演"出来，轮流跳或者大家一起跳都可以。面对年幼的小朋友时，你也可以玩即兴舞蹈派对，不用非得设计好动作再一起跳。如果是团体或家庭，你可以请一位成员负责设计舞步，其他人跟着跳，也可以让所有人参与进来，贡献智慧一起编舞。

制造一台机器

在建立关系阶段，这一技巧的目标是巩固与来访者的合作关系。我们不常用它来做评估或引起洞察，但常用来帮助来访者了解和解读社交线索，学习在人际互动中承担责任，设置恰当的边界，与他人共享权力，了解家庭角色以及与他人合作。这是一个即兴的技术，常用在团体或家庭中，但个体来访者也能用。

开始时一个人走到屋子中间，发出一种声响，做一个动作。第二个人加入进来，再发出另一种声响，做另一个不同的动作。持续进行直到最后一个人也加入这台机器。跟一位来访者单独进行时，机器也可以动起来——你做出一种声响和一个动作，来访者加入另一种声响和动作，然后你接着变换一种声响和动作，然后再轮到来访者，一直持续下去直到有一个人或双方共同喊停。机器组装完成后你们可以（如果你想——但是如果你不想将这个活动变成谈话治疗，那你也可以就此打住）一起讨论机器有什么功能，每个人对实现这个功能有什么贡献，让这台机器可以正常运作（不管是什么功能都可以）。游戏要怎样设置完全看你进行这个游戏的目的是什么，这是一直要坚持的原则。例如，如果你带领的团体需要练习了解和解读社交信息，你就可以让一个成员来示意其他人什么时候结束，但不能直接用语言喊"停！"这样一来其他成员就需要留意这位成员的非言语社交信息，以此来辨识什么时候停。如果你跟来访者工作的内容是建立边界感，可以让她告诉你，当你作为机器的一部分加入进来的时候需要跟她保持多远的距离。而如果你的目标是帮助家庭成员找到各自的家庭角色，可以要求每个人的机器部件能够反映自己在家庭中的角色。（还有很多，你自己想吧。）

联结舞蹈

联结舞蹈顾名思义，就是围绕着关系进行的——不管是来访者想要发展一段关系，还是结束一段关系，或修复破损的关系等。当你邀请来访者参与联结舞蹈，其实是提议共同创造一套动作来代表来访者希望怎样与他人建立联结。因为是联结舞蹈，你通常需要参与其中，扮演其他人，虽然来访者也可以用木偶或其他玩具来代表他人。首先，你需要询问来访者，他们希望怎样与他人建立联系。第二步，请他们想象如果要这样跟别人建立联系，他们会做什么动作。如果来访者想让你扮演其他人，接下来就由来访者来教你要做什么动作。然后，你们一起表演出来——来访者扮演他们自己，你就扮演其他人。之后你可以问一下来访者有没有什么地方需要改变，然后重新做一遍。有时候你和来访者的角色也可以对调一下，他们扮演其他人，你扮演来访者，这样可能也会有所帮助。这个游戏适用于所有年龄段的来访者，不过你的用语要确保适合来访者的发展水平，让他们能听懂。

沙盘游戏治疗

第三章中，我们概括了用沙盘做游戏治疗的基本步骤，以及怎样进行沙盘活动。在游戏治疗四个阶段中，如果你比较接受指导性活动，每个阶段我们都会给你一个备选主题清单，让你用来做指导性的沙盘活动。下面这些沙盘主题可以帮你与来访者建立联结。

1. 做一个自我介绍的沙盘，让你认识他／她——你可以称之为"我的沙盘"。
2. 做一个概括的"我的世界"的沙盘。
3. 做一个沙盘讲述来访者认为自己来游戏治疗的原因是什么，或其他人是怎样跟他／她说的。
4. 做一个什么人（生物）可以进入他／她的世界的沙盘。
5. 做一个"让我烦心的事情"或"我生活中遇到的困扰"的沙盘。
6. 做一个"生活中我喜欢的事物"的沙盘。
7. 做一个他／她的优势或成就的沙盘。
8. 做一个他／她对家庭、学校或工作的贡献的沙盘。

与很多沙盘游戏治疗的流派不同，我们有时也会自己做一个沙盘，告诉来访者我们对某个人、某种情况、模式或关系的想法。通常情况下完成沙盘主题还蛮有压力的，这样做不仅能给来访者示范，也能让他们更愿意尝试。如果你愿意为来访者做一个沙盘，就建立关系而言可以考虑下面的主题。

1. 做一个介绍你自己的沙盘。
2. 做一个沙盘讲述你所知道的／被告知的来访者的主诉问题。
3. 做一个沙盘讲述游戏治疗（或沙盘游戏）是怎样进行的。

艺术技巧

贴纸世界

贴纸活动适用于所有来访者。不管是小朋友、青少年还是成人，看到你拿出装满贴纸的信封或盒子时都会兴奋起来。这个活动任何来访者都可以玩，任何问题都可以用，不管是游戏治疗的哪个阶段都适用，就看你怎样设计。唯有一类来访者例外，相比贴贴纸他们更喜欢绘画活动，因此不适合跟他们玩贴纸。就这个特殊的贴纸活动而言，你的首要目标是跟来访者建立关系，其次则是对于来访者怎样看待自己的生活、周围的人和自己生活的环境，有个"直观"的评估。个体来访者、团体或家庭都可以做贴纸活动。

这个技巧需要你准备一些材料：贴纸——贴纸种类越多越好——动物、人物、超级英雄、树木、标识、蝴蝶和其他昆虫、公主、摔跤选手、运动器材等。我们会避免用带有文字的贴纸，因为这样容易变成谈话治疗（特别是跟青少年和成人工作时）。贴纸随处都可以买到。因为有的贴纸会很贵，我们会找打折的或选不那么贵的卖场，比如一元店，或者会等商店打折的时候再买。我们喜欢用卡纸做贴纸的背板，比起一般的打印纸会更结实些。

现在可以开始了。给来访者一张卡纸，精选的贴纸，让来访者自己选贴纸来创作他/她的世界——人物、活动、物品等。对小一点的孩子来说，你需要解释得更具体，让他们选择贴纸来代表朋友、家庭、学校或游戏，诸如此类。年龄大一点的来访者就可以让他们自己决定选择何种贴纸，创造出自己的世界。请来访者描述下他/她创造的世界里有什么。如果你认为来访者愿意，可以反馈你观察到的内容，如贴纸摆放的位置、相对大小、朝向、象征等。我们常会说"我注意到……"而对描述内容不加评价或诠释。这样来访者就有可能开始描述他们创造的世界。你可以就贴纸摆放的位置、相对大小、朝向等提问。当来访者描述完，你也完成了反馈，可以再问问有没有要更改的地方，比如想再补贴的、撕掉的，或要换位置的。再给来访者机会说明现在画面上有什么，是什么原因促成他 / 她想做出改变。

建筑项目

建筑项目是与来访者建立关系的非常有趣的一种互动方式。它可以用来探索来访者的内在动力，如自我形象、冒险意愿、对自己优势的认同感、问题解决的态度和技能，以及面对问题承担责任的意愿。也可以用来评估人际动力，包括家庭动力（如果你是跟家庭工作）、交友技能（如果你是跟团体工作）和沟通技巧。在洞察阶段你可以做解释性评论，或利用建造过程的隐喻来帮助来访者搞清楚他们到底怎么了。你还可以用建筑项目帮助来访者降低冲动性，不那么专横跋扈、争强好胜，出问题了不总是责怪别人；同时提高来访者遵从要求、与他人合作、适当冒险的能力，学习协商技巧、问题解决技巧、自我支持、自我控制、承担责任，以及遇到挫折能重新开始。建筑项目对有注意缺陷 / 多动障碍、愤怒管理困难、社交缺陷、问题解决困难，或不能为自己行为负责的来访者特别有用。这个技术适用于个体来访者、家庭和团体。

建筑活动有很多不同方法来发展或加强咨访关系。你可以跟来访者合作搭乐高、积木，玩万能工匠和其他建筑类玩具。设计编排一长串的多米诺骨牌，再一下子推倒也非常有趣（我们的来访者最爱推倒的这个部分）。我（Terry）最爱的则是用环保材料做东西。我会收集干净的可回收材料，比如泡沫塑料箱、卷纸芯、塑料盒子、药瓶、塑料吸管，邀请来访者跟我一起做东西。根据来访者的兴趣和情况，我们会一起造我的世界（Mine Craft）、老鼠迷宫、赛车跑道、娃娃屋、由疯狂科学家设计的机器人或青少年朋友圈的关系模型等。做的时候你可以用美纹胶带、透明胶带或扭扭棒来连接，年长一点的来访者，如小学高年级学生、青少年和成人还可以用热熔胶。很多时候，我会让来访者来做连接的部分，我帮着拿材料，或我来做连接的部分，让来访者帮忙拿着。这样我们就是一个团队，有利于建立关系（在随后的工作中，也会有助于问题解决和合作技巧学习）。建筑活动也经常作为家庭作业，当你想让家庭往"积极能量银行"存储能量时，这个活动再适合不过了。

创作壁画

通过与来访者合作完成艺术作品来建立关系有很多种不同的方法，其中一种有趣的方法就是共同创作壁画。你也可以针对来访者的需求，用它来锻炼合作技巧、沟通技巧、协商技巧和问题解决技巧。这一技巧适用于个体来访者、团体和家庭。

这个活动的第一步是将一张大白纸或新闻纸贴在墙上，拿出马克笔、蜡笔、颜料，和 / 或油画棒（只要是你觉得最吸引这个来访者的就行）。活动可以是结构化的，你和来访者（或团体成员、家庭成员）轮流作画；或过程中弱化结构，你和来访者（或者所有团体成员或家庭成员）同时在这张纸上作画。你们可以即兴发挥，共同完成无主题作品，等完成后再一起给作品起名字。也可以倒着来，先就主题进行讨论，再开始创作。记得要跟来访者强调重要的是创作过程而不是作品，否则来访者可能会担心自己画得不好。如果来访者确实有这样的担心，即使你认真告诉他 / 她应该享受作画的过程，也还是不能降低焦虑，那么邀请他们贴贴纸会比直接作画更合适。你同时可以反馈给来访者他们的恐惧与想要做到完美或表现焦虑有关。

进行绘画交谈

面对语言表达受限的来访者，或想表达但是不想大声说出来的来访者，绘画交谈是一种让来访者参与的方法。这个技巧的主要目标就是给不想用语言交流的来访者提供交换想法和信息的途径。（请记住，来访者可以选择不说话，这点我们说过几次了，所以这个活动并不是用来强迫他们说话的——只是相比一些含蓄的游戏，绘画交谈给来访者一个更直接地沟通的机会。）对于进入改变阶段的来访者，这个活动可以用来沟通感受、辨识他人感受、感受他人的情绪，以及练习承受挫折。不管是对团体、家庭还是个体，绘画交谈都是很棒的活动。小到 4 岁大到 80 岁，我们跟不同年龄的来访者都进行过绘画交谈，所以这个技巧适用的年龄范围很广。

虽然你可以在纸上做这个活动，但我们发现最好是用白板，因为这样你就可以很方便地擦除或移动图画，来改变或强调你想表达的意思。所以活动是这样操作的：你画点什么上去，然后来访者画，然后你再画，然后来访者再画，就这样画下去。例如，我（Terry）画了一周日历和一个问号，表示我想知道瓦伦蒂娜这周过得怎么样。瓦伦蒂娜可能画一个皱眉的表情，然后我可以再画一个问号，或者画一个高一点的小人很关心地看着一个矮一点的小人；然后来访者可能会画两个小人，其中一个给了另一个一拳。你们可以继续对话直到得出某种结论，或者直到其中一方想要结束这场讨论。结束之后如果来访者愿意，你们可以谈谈刚才的过程，或就某个图不太清楚的地方再澄清一下。或者你也可以将画作先摆在一旁，不需要再用语言讨论。

结构化游戏体验

创造迷你运动比赛

这是一个通用技巧，运用时根据来访者具体的兴趣而变化。最适用于对体育感兴趣的来访者，想要证明自己能力的来访者，需要练习抗挫能力、合作能力、轮流、承担自己行为的责任、遇到挫折重新开始以及需要学习胜不骄败不馁的来访者。对于被诊断为注意缺陷/多动障碍的来访者，这个技巧也可以用来帮助他们练习更加专注、降低冲动、更会倾听和遵守规则。这些活动用来跟个体来访者工作比较好，因为如果家庭或团体使用会引发过多竞争，或会复制游戏室外的原有互动模式。相比成人而言，这些技巧也更适用于儿童和青少年。

你可以把任何运动搬到游戏室里，如果能将它改成迷你版，来访者又愿意玩。我们玩过棒球的接投球、篮球、保龄球以及田径赛。以接投球为例（我们知道这看起来很简单，其实就是很简单啊），我们用软软的球，比如海绵球，压力球或袜子做成的球。你可以直接用一只运动袜做成球，从脚趾的地方开始卷，卷到最后翻折过来，就变成一个袜子球了。最好一开始就用干净的袜子，因为来访者肯定会问袜子是不是洗干净了。（我们告诉他们是洗干净的——你懂的，眨眼中。）你们可以来回扔球玩，如果来访者扔的时候用力很猛，也可以在地板上滚球玩。活动要有效，关键是要有目光接触。合作是必须的，因为如果双方不配合，你投球的时候就不会管别人接不接得住，或者别人投的时候你也接不到。（即使用软球也会把人砸疼，对此我们太有体会了。）

海绵篮球非常有趣，还包含合作（要去捡球、拿回来，如果篮筐倒了还要扶起来），和一点点友好（通常）的竞争。保龄球也很好玩（就是那种塑料的瓶子和球，每个人小时候都玩过），还可以通过合作与竞争建立关系；把瓶子摆好，轮流击球，可以相互配合。我（Terry）还会设计一些奇怪的田径运动来吸引来访者参与，比如慢动作赛跑，袜子球铁饼赛，用折起来的纸当跨栏，装模作样地打太极或耍空手道。[来访者跟我（Terry）一起玩时通常会越来越自信，因为我体育不行；跟 Kristin 玩却会帮助他们保持谦虚，因为她简直就是个运动健将。]

吹泡泡

跟来访者一起吹泡泡是很享受的交流方式，没有说话的压力。你们可以轮流吹泡泡，一个吹，另一个试着去戳破泡泡，或者把泡泡吹走，或者用手臂扇风不让泡泡落地。（应该还有很多玩法，但我们想不出来了。不要被我们匮乏的创造力束缚——自己发挥吧。）这里并没有高深的意义或夸张的目标，就是为了好玩。当然你可以跟团体和家庭一起玩，但我们特别喜欢在个体咨询的时候用，当青少年或成人来访者"太紧绷"时，这个活动能很好地帮他们放松下来。你也可以给家庭布置吹泡泡的作业，让他们尝试有趣的东西，成员间有更多联结。

人物介绍

这个技巧仅限于在建立关系阶段用来（鼓声起……你懂的）建立关系。我们很少把这个技巧用于其他目的，所以没办法列目标清单给你。但这项技巧适用的人群很广，从非常小的孩子到成人都可以用，而且个体来访者、家庭、团体都可以用——真的超级百搭。

人物介绍算是这本书里唯一一个需要特殊材料的技巧。（抱歉……而且我们觉得这钱花得值。）你需要 20~30 个塑料小玩偶——我们通常会用各种各样的动物（野生动物、农场动物、宠物、昆虫、海洋生物）和外星人。我们偶尔也会用一些奇奇怪怪的生物、士兵、宇航员或超级英雄。从商店可以买到各类便宜的小玩偶。我们选塑料小玩偶是因为活动结束时会留给来访者保存，好让他们能时时想起活动中的经历，但你不见得也要这样做。只要你用起来顺手，也可以用毛绒玩具、手指布偶或泡沫黏纸之类的代替。

当你准备要开始时，把玩偶（或者毛绒玩具、手指布偶、泡沫黏纸）都摆在桌子上。告诉来访者选一个自己喜欢的，或有感觉的。（有时候我们甚至会说"跟你有共鸣的"，除非是跟成年人或很聪明的青少年工作，这种高级的词和概念尽量少用。）让来访者假装自己就是那个动物（人物、外星人或生物），想象人偶会说话，通过回答问题来介绍自己。（你可以从下面的问题中选，也可以自己想。）

- "你叫什么名字？"
- "你的一天通常是怎样度过的？"
- "你是家里的老几（老大、老二等）？你觉得在家中自己的排行有什么好处？"
- "你喜欢玩什么？"
- "你怎样跟别人沟通？"
- "什么能带给你快乐/幸福？你怎样告诉别的人/动物/生物你感觉很

快乐 / 幸福？"

- "你通常为什么生气？你生气时会怎样表现？"
- "当你生气时你会怎么做？"
- "别人怎么能知道你生气了？"
- "当事情不如你愿时，你会是什么反应？"
- "什么事情对你来说很有挑战？"
- "当事情充满挑战时你会怎样应对？"
- "什么样的事情会让你失望？"
- "当你失望时会做些什么？"
- "什么会让你感到伤心？当你伤心时会怎么样？"
- "什么会让你烦恼？你觉得烦恼的时候别人怎么能看出来？"
- "当你想要吸引别人注意时会怎么做？"
- "当你觉得很无力时会怎么做？"
- "你有什么地方让别人喜欢？"
- "你喜欢自己什么地方？"
- "什么时候你会觉得自己没有价值 / 不够特别 / 不重要？"
- "你最骄傲的是什么？"
- "你最喜欢做的事情有哪些？"
- "什么时候，在哪里，你会觉得最放松？"
- "当你开心时你会做什么？"
- "当你开心时别人怎么能看出来呢？"
- "你对什么有热情？"
- "对于自己的生活 / 世界 / 活着本身，你最喜欢的部分是什么？"
- "如果你可以随意改变自己，你会做什么改变？"
- "如果你可以随意改变你的生活 / 世界，你会想要怎么样的改变？"
- "你觉得自己对这个世界有什么影响？"
- "你希望自己对这个世界有什么影响？"

你问玩偶/布偶的问题一定要适合来访者的发展水平，这点一定要记住。另外，一次游戏治疗中不能没完没了地问问题，否则你会在掉进在游戏室里做谈话治疗的陷阱。我们建议一次不超过 5~6 个问题。同时一定要记得告诉来访者，不想回答的问题就可以跳过去。

玩桌游

我们最近非常喜欢用桌游和来访者建立联结。（我们认为玩桌游中的联结是显而易见的，所以不会在这里长篇大论，说怎么用游戏来跟来访者打破僵局。）玩桌游结合了游戏治疗和谈话治疗的元素（是的，确实在玩。通常当你跟来访者玩游戏时，你们不仅会打开话匣子聊聊眼下正在玩的游戏，还会聊到来访者生活的其他方面。）根据不同游戏和来访者，你还可以用桌游来评估来访者的议题和模式，帮助来访者洞察自己的议题和模式，还能帮助他们学习并练习更有效的思维、情绪情感和行为模式。我们没法更具体地来讲，因为桌游的用途实在太广泛了——再强调一次：只有你想不到的，没有你做不到的——所以，想象我们正挥舞着魔法棒，赋予你创新的权利，冲呀！桌游可以在个体咨询中用，也可以在团体和家庭中用，老少皆宜。

跟小学低年级的孩子工作时，目前我们喜欢用的桌游有闪烁（Blink），优诺纸牌（UNO），别破冰（Don't Break the Ice），叠叠乐（Jenga），宝藏竞逐（Race to the Treasure）。小学中段适用的有击卡乐（UNO Attack），颗粒归仓非洲棋（Mancala），英文魔法师（Quidler），四连棋（Connect4），骰子（Farkle）。10 岁及以上的孩子做游戏治疗时可以玩很多很棒的游戏，比如铁路环游（Ticket to Ride），卡坦岛（Settlers of Catan），禁闭岛（Forbidden Island），禁闭沙漠（Forbidden Desert），瘟疫危机（Pandemic），东京之王（King of Tokyo），只言片语（Dixit），小白世纪（Munchkin）。有些游戏年幼的孩子、年长的孩子、青少年、成人都能玩，比如通路（Tsuro），小鸡弗里基（Chicken Flickin'），小菜一碟（Oh Snap），咆哮之海（Stormy Seas）。[谢谢我（Terry）的朋友 Neal Petersen，他帮助我们拓展了桌游的视野，介绍了很多和孩子、青少年和家庭工作时用的桌游。]

游戏治疗中与来访者建立关系的理论考虑

我（Terry）曾调查过游戏治疗各个理论取向的专家，在跟来访者工作时，不同理论流派更倾向于用哪些游戏技巧（Kottman，2011）。根据参加调查的专家反馈，认知行为取向、生态系统取向、格式塔和治疗性游戏取向的游戏治疗师通常不太用追踪或重述技术。所有取向的游戏治疗都支持跟来访者在互动中运用情感反映技术。虽然所有取向都提倡设限，但有多少种取向就有多少种不同的设限方法，而且什么情况下需要设限也千差万别。阿德勒、儿童中心、荣格、格式塔、心理动力游戏治疗取向会使用归还责任给来访者的技术，但叙事游戏治疗或治疗游戏中就不常用。

我们谈到的三种非指导性的游戏治疗取向中，儿童中心游戏治疗师在与来访者互动中基本不用策略或技巧，因为：（1）他们相信一段治疗关系的核心要素（同理心、真诚、温暖）可以通过游戏治疗技术实现；（2）只要是可能被理解为引导来访者的事情都要避免（Ray & Landreth，2015）。大多数荣格学派的游戏治疗师会利用来访者的隐喻（虽然是由来访者先提出来的，而不是游戏治疗师提出的）、沙盘、艺术技巧——通常以非指导、非结构化的方式（Lilly，2015）。很多心理动力学派的游戏治疗师也会运用隐喻、沙盘、艺术技巧作为表达形式——通常是非结构化的；但如果为了达到某个具体的治疗目标，他们也会引入结构化的游戏体验（Mordock，2015）。

阿德勒学派、认知行为学派、格式塔学派、整合取向的游戏治疗从业者倾向于用策略和技巧和来访者建立关系，例如借鉴冒险治疗技巧，讲故事和治疗性隐喻、运动/舞蹈/音乐体验、沙盘游戏治疗，艺术技巧，结构化游戏体验，这取决于来访者以及游戏治疗师的接受度和受训经验。叙事取向游戏治疗，顾名思义，通常会聚焦在讲故事和治疗性隐喻，偶尔会用艺术技巧和结构化的游戏体验。生态系统游戏治疗师倾向于完全聚焦在结构化游戏体验，治疗性游戏学派也是这样，虽然他们也会用一些运动／舞蹈／音乐体验活动。

未完待续……

所以到这儿你说"好的，我已经能在游戏治疗中跟来访者建立良好的关系了……然后呢？"你真幸运啊——凑巧了，下一章就会指引你前进的方向。

插曲四
深呼吸

深呼吸

再来一次

再来一次……

作为游戏治疗师最重要的一点是要记得照顾好自己。我们敢说你一定听过飞机安全的比喻：空乘人员会说"紧急情况下，如果机舱失压，先为自己戴上氧气面罩再去帮助其他人"。这一点超级重要，因为你要尽可能让自己保持健康和稳定，这样才有力量去帮助他人。

我们往你的脑袋里塞入很多信息，还邀请你以前所未有的方式锻炼大脑。所以，让自己喘口气吧。出去走走。洗个泡泡浴。散散步，见到人笑一笑，眼神交流一下——真正看着他们，让他们也真的看到你。深呼吸。看看落日，或朝阳 [如果你更愿意这样（惊恐状）]。感受你的身体。四处走走。好好犒赏一下自己。（你值得！）拉伸一下。出去玩玩（不管你怎么看）。享受一本书。深呼吸。再来一次……

好……现在你可以继续本书的学习了。下次你再感觉到头脑要爆炸时，深呼吸，把上述内容全部再做一遍。要记得，你同样值得被照顾呀。

第五章

探索内在动力与人际动力

"好吧，我理论知识也有了，也跟来访者建立了关系，那现在要怎么办呢？"如果你以为只有你才会陷入这种疯狂的茫然中，那我们就想和你分享一下我们当年的游戏治疗师成长故事。早先还读研究生的时候，为了证明以及理解自己的咨询师身份，我们会上咨询实习课，就是见"真正的来访者"（而不是同学之间互相当小白鼠的演练），在成为咨询师的路上探索我是谁。跟来访者工作的初期都很顺利，因为我们俩都非常善于建立关系。我们本来就有与人联结的天赋，再加上课堂上所学到的建立关系技巧，让我们能够与来访者建立信任，并且传达真诚一致和积极关注。但是一段时间后，跟来访者工作时我们都开始感到挫败和迷茫。我们都开始问自己"那现在该怎么办？"开始实习时，Kristin 认为自己是人本学派的，Terry 皈依存在主义。所以理论上讲，我们要做的就是建立治疗关系，然后不断深化（因为这就是人本和存在主义咨询的主要工具），然而对我们来说总觉得这样还不够（或者是对我们的来访者而言）。我们苦思冥想（近乎强迫了）"接下来我要和来访者去哪里呢？我们要怎么做才能到那里呢？"我们俩都决定（不是同时——我们俩读书前后差了八百年呢）还要补充不同的咨询理论，因为虽然我们都认为关系很重要，但都觉得仅仅这样不够——我们好像都需要更多——我们需要更多指引来确定下一步和来访者往哪个方向走，并且要知道怎样才能到达那里。

如果你觉得儿童中心游戏治疗与自己比较契合，或正在尝试实践存在主义游戏治疗，那么上面两个问题的答案你差不多已经知道了——你要继续增进咨访关系，播撒同理心、真诚、无条件积极关注，保持支持，相信来访者的内在成长力量会被咨访关系激活，继而推动他们向健康迈进。然而，如果你还在困惑"那现在该怎么办？"也许你该继续读下去，找到一些工具来解惑。

首先，你与来访者设立的目标和你相信的理论很大程度上能回答"我将要去哪"，以及"怎样才能到达到"这两个问题。大体上讲，你的理论能够提供指导，帮助你找出和来访者前进的方向，以及你应该设立的目标（还有来访者的目标，很多时候还包括来访者的父母）。你的理论应该起到霓虹灯的作用，写着"往这儿走！"你的理论背景、来访者的兴趣与倾向，以及你的受训与经验应该能给你绘制一张大致的路线图，告诉你怎么走。我们希望这本书里提供的策略和技巧能变成交通工具载着你走上这条路，你的想象力和读到的内容，加上来访者对改变的意愿和动机，则会载着你们走完剩下的路。

大多数游戏治疗取向中，来访者呈现的问题会为制订治疗目标提供线索。对于儿童和青少年来说，与其父母（和教师）讨论，加上与来访者访谈（或用沙盘、绘画、布偶表演等），是达到他们工作目标的方式之一（同时也能让你了解来访者生活中重要的成年人期待有哪些改变）。然而，主诉问题通常只是浮在最上面的冰山一角，探索冰山下面隐藏的部分对解决主诉问题十有八九会有帮助——也就是来访者及其重要他人的内在动力和人际动力，这样会给路线图补充更多具体细节，指引你和来访者前进的方向和抵达的方法。

什么是内在动力与人际动力
（以及为什么它们对你而言很重要）

探索动力之前我们先搞清楚定义。我们试着找到一个合适的定义来描述本章中想要说的，但发现根本找不到，于是就决定自己来界定什么是内在动力和人际动力。（这并不是把你局限在我们创造的定义。我们的定义只是给你一种我们对内在动力与人际动力的想法的"感觉"，你可以往里面加任何你觉得应该算是动力的内容，就像我们在写这一章时也在不断思考，不断完善我们的清单。）

按照我们的定义，内在动力指在人的头脑、内心、精神层面进行的"东西"——高级点的说法就是：不用考虑个体与他人互动，而是发生在个体内心世界的心理动力。至于内在动力的组成部分，我们会探索情绪模式（例如抑郁、焦虑、愤怒、绝望、挫败）；认知模式（例如错误信念、非理性信念、发散、抽象、具体）；行为模式（例如逃避、隔离、不合作、冲动、攻击）；身体模式（例如驼背、胃不舒服、眩晕）；以及态度模式（例如易放弃、权力争夺、执着于"不是我的错"）。

我们认为下面这些方面也是来访者内在动力的重要组成部分：自我形象、性格特质、对自己优势和不足的认知、情绪自我觉察、自我调节能力、决策能力、设定目标并检视进度的能力、乐于评估风险并适度冒险的意愿，以及朝向自我实现的努力。你的自我形象包括你对自己身为一个人的信念；你在生活中扮演不同角色时对自己的感觉；你的自信心、自我效能感和自我负责。性格特质则包括很多特性，如创造力、想象力、有童心、幽默感、韧性、诚实、勇气、责任感、独立性、果断、适应性、决心、慷慨、忠诚、容忍、洞察力、耐心、善良与乐观。（性格特质的清单没有完结——可以加入你和来访者认为重要的特质，或必要时父母 / 教师看中的特质。）对自己优势的认知包括能够"认可"自己的长处，以实事求是的态度看待自己的资产；对自己不足的认知包括陷入困境时愿意承担责任，以务实的态度看待自己的不足。情绪自我觉察包括能够识别自己的情绪，知道自己情绪的触发点，特定情绪下的身体感受，自己经常出现的情绪模式，以及情感的强烈程度。自我调节能力包括监控和调节自己的情绪、想法和行为的能力；它也影响个人的状态是"太松"还是"太紧"（Kissel，1990）。要能够做出决定，熟练掌握怎样设定目标、监控进程，（你猜对了）除了要有能力评估达到目标该有的作为，还必须能做出选择，并且为自己的选择负责，愿意设立短期、长期目标。乐于评估风险并适度冒险（肢体、智力、情绪、人际）则包括有能力评估哪些风险是"真实的"，以及哪些风险对自己来说是值得的。自我实现之路综合了个体往正向目标成长、蜕变与改变的渴望，伴随真实的正向动能推动自己止于至善。

在我们看来，人际动力指的是个体怎样与他人互动。我们认为这里需要探索的重要领域包含家庭动力、学校人际关系（针对儿童和青少年）以及工作中的关系（成人）、建立并维持友谊的能力、与他人沟通的能力、辨识并解决人际问题的能力、对个人行为及其对他人的影响承担责任的意愿和方法。当你的来访者是儿童和青少年时，游戏治疗中考虑来访者生命里重要他人的内在动力和人际动力会非常有帮助，特别是父母和其他家庭成员（对于难以适应学校的来访者，教师也需要了解——我们会在第八章中详细讲）。

我们讲完了自己对内在动力和人际动力的理解，现在轮到你了，你需要想一想这些术语对你来说是什么意思。（这里我们先暂停，给你时间思考一下。）等你想明白后，下一步就要想想你是否相信为了陪伴来访者走上健康和治愈的旅程，理解来访者的动力是有必要的。你是否相信理解来访者的所思、所感、所为可以帮助你"潜入"表面问题内部，掌握潜在议题？你是否觉得探索这些动力可以帮助你为来访者制订有意义且能达成的目标？如果你的答案是"否"，请跳过本章。如果答案是"是"，继续读吧……这一章就是为你写的。

你也可以决定在探索动力时是否还要考虑其他的因素。对此你的理论取向可以提供一些指引，加上你自己对人的信念，以及你认为要开展治疗历程还有哪些重要因素要考虑等。举例来说，除了前面列出的所有因素，阿德勒学派还会尝试了解：（1）来访者行为的目的；（2）来访者的关键 C [勇气（courage）、能力（capable）、联结（connect）、价值（count）]，以及来访者每一个 C 的发展情形；（3）来访者的优势人格（愉悦、舒适、优越以及控制），以及来访者是如何展现自己优势人格的力量和偏好的；（4）来访者怎样处理自己的自卑感（Kottman & Meany-Walen，2016）。我们还会格外关注来访者的出生顺序，以及感觉到的心理地位和其原生家庭的氛围对来访者行为、态度、情感及想法的影响。（本章最后一节会列出各个理论取向的从业者想要探索的信息。）

　　除了你所采取的理论取向所强调的重要探索因素，你或许还有自己认为很重要，需要了解的事情。举个例子，我们会关心最适合来访者的学习方式是什么（比如视觉、听觉、触觉/动觉），以及来访者自在的表达方式（比如通过故事、艺术、动作、音乐、游戏等）。我们还会留意来访者比较能接受直接沟通，还是通过隐喻来沟通。此外，了解来访者的节奏快慢也很重要——说话的节奏、认知加工的速度或行动的速度等。你要开始思考哪些对你来说是了解来访者的重要因素，这样你才能更好地在游戏治疗过程中帮助来访者前进，并且努力寻找方法收集与这些因素相关的信息。[不用担心如果你在几个星期的苦思冥想后还没有想出一个完美的清单。就记住我（Terry）已经从事游戏治疗 30 年了，Kristin 也有 10 年经验，我们至今还在往自己的内容清单里添加新选项，丰富想和来访者一起探索或协助其探索的内容。]

　　你此刻还在阅读。我们假设这是因为：（1）你相信了解这些信息很重要；（2）你不确定这些信息是否重要，所以想再多了解一点；（3）你只是在漫不经心地读着这些文字，并没有真正看进去，只因为这是教师指定的阅读作业；（4）你失眠，读点让你犯困的，好上床睡觉。不管是什么原因，我们希望能对你有帮助。

探索动力的技术

所以，按照惯例，我们还是会从技术讲起，再过渡到技巧。探索动力的技术比建立关系的技术少，探索动力最主要的两个技术是提问和观察。

提问

首先要考虑的是对于在游戏治疗中问问题的态度，你是否赞同。有几个游戏治疗取向（例如游戏中心和荣格学派）认为在游戏室里不适合提问，如果你是追随这些学派的，你可能会想跳过这部分。

如果你认为在游戏室里问问题可以接受，下面这些指导会帮你运用提问技术获得更多有用信息。

- 想清楚你想收集哪些信息。根据理论取向和个人兴趣，你会关注不同的信息。例如，认知行为游戏治疗师想要知道来访者的认知模式（例如哪些是自我挫败的？哪些对他们是有用的？）和行为（例如某种行为会有什么附加的获益？是什么在强化特定行为？）。阿德勒游戏治疗师会想知道治疗过程是否对原有的主诉问题产生影响（例如当时让来访者被转介来治疗的行为现在怎么样了？行为或态度的转变对主诉问题有什么影响？）。他们也想了解来访者生活形态的相关信息（例如家庭有哪些规则，这些规则怎样影响来访者？来访者在自己的生活中怎样获得意义感？）。你也可以关注一些你的理论取向并不认为重要，但是你自己很重视的内容。你需要非常熟悉自己的理论取向以及你想要知道关于来访者的哪些信息，这样就可以选择重要的问题，有针对性地获得你需要的信息，帮助你理解来访者，为下一步陪同来访者往哪个方向走，怎么走做出计划。
- 确定问问题是获得你想要信息的最佳方法。或许有更好的方法获得你想要的答案，例如只是通过观察，让来访者做个沙盘、画画、玩一个结构性游戏活动，或其他能吸引眼前这个来访者的方法，这些都能帮你了解来访者的模式。同时要思考一下你是不是已经知道想要的信息了——有时确实是这样的，避免明知故问。

- 想清楚再提问（慎重提问）。避免把你和来访者的互动变成审问，特别是跟儿童和青少年工作时，你跟他们的互动别变得跟其他成人一样——对话基本都是成人在问问题，孩子不得不回答。确定你要问的问题是有力量的，并且很大程度上能引出你想要的信息。限制问题的数量，省得来访者被问题淹没或觉得你没完没了。当我（Terry）读博士的时候，我的一位教师 Byron Medler 博士告诉我说，每次提问前都要先问自己"这个问题的答案能帮助我更好地理解来访者吗？或能帮助来访者更好地理解他/她自己吗？"他建议，如果一个问题对自己或来访者都没帮助，那就忍住别问。我谨遵教师教诲……然而我好奇心特别重，所以要限制自己在一次咨询中问题不能超过六个，而且还在努力精简。

- 问开放式问题。很多人习惯于问封闭式问题……即使接受过咨询训练的人也会这样。所以要记得把问题打开——问题这样问，你会获得更丰富的答案：问"什么（what）"，而不是"是不是/有没有（did）"（例如"那之后发生了什么"就比"你后来有没有打电话给警察"要好）；用"怎样（how）"代替"……吗（are）"（例如"当这件事发生时，你是怎样的感受"就比"你对发生的事情感到生气吗"要好）诸如此类。（你可以发挥自己的想象力——虽然我们知道你已经在咨询技术课上学过这些了，但我们也被吓到了，每次给许多学习游戏治疗的学生上课时都不得不再教一遍，所以我们认为这里有必要重新复习一下。）

- 避免问"为什么"（你也可能不止一次听到这个建议了，但这点非常重要，所以我们要再强调一次。）我们认为"为什么"问句应该从问题库中删除。一个原因就是"为什么"听起来就像是在指责。当有人问你为什么，通常潜台词差不多就是"你当时到底在想什么啊！？"即使你问问题时真正的意思是"你做 _____ 决定的背后有什么原因吗？"一旦问"为什么"，就很少能真正问出来某个决定或行为背后的动机。另一个主要原因是人们鲜少能真正清楚自己做出某个决定或行为的原因——大多数情况下，没有治疗师帮助探索潜在动力，来访者（特别是孩子）不会觉察到自己的选择或行为背后有什么原因。

- 询问"关键问题"。向年长一点的孩子、青少年和成人提问的一个方法就是阿德勒的"关键问题"，焦点解决学派中又称之为"奇迹问题"。阿德勒学派会这么问"如果你没有 _____（症状）你的生活会有什么不同？"（Griffith & Powers，2007，p.87）。而焦点解决治疗会这么问"假设今天晚上当你睡着的时候，奇迹发生了，困扰你的所有问题都消失了。明天早上一觉醒来，你怎么知道奇迹发生了呢？你会看见自己在做什么？想什么？对自己有什么看法？这些会告诉你自己的生活、人际关系、学校或工作中确实发生了奇迹"（Metcalf，2006）。当然，在游戏治疗中你可以将这个问题跟绘画、布偶剧、沙盘或者其他你觉得适合眼前这位来访者的活动搭配着使用。这个问题的答案会帮助你理解来访者是怎样看待困扰自己的问题的，并指引你为治疗过程设立目标。

- 来访者不用语言回答你也没有关系。你要记住，在游戏治疗中，相比语言，来访者的行动是更重要的沟通方式。所以要反复牢记，来访者会回答你的问题——只是没有用语言而已。你需要格外留心来访者做了什么来回应你的问题（特别是对那些本来就不善于用语言来回答的来访者）。有时候行动的答案是很明显的。比如，你问7岁的希安，妈妈喝酒的时候爸爸是怎么对待妈妈的，她在娃娃屋的卫生间浴盆中放入了一个大娃娃。这种情况下答案显而易见。另一些情况中，隐藏在行动中的答案会比较模糊。比如当你问17岁的以利亚周末他和女朋友发生了什么事情时，他砰的一声合上了手中的书。这时候你可能不太理解来访者的行为有什么含义。遇见这种情况时，与其再去追问，最好的做法就是直接追踪来访者的行为。所以在后面这个例子中，你可以这样说"当我问你周末和凯西之间发生了什么时，你砰的一声合上了书"。然后，（重点来了）你要闭上嘴巴，让来访者填补空白，告诉你更多信息。

- 来访者不回答你也没关系。记住了，游戏治疗中自由和安全是关系的决定性因素。不要让来访者觉得你在以任何一种形式逼着他／她回答问题，这很重要——相比于其他情境和关系，在游戏治疗中他们更需要觉得能自己做主，能掌控自己的行为。游戏治疗的来访者很有可能忽视你；很有可能拒绝你；很有可能转移话题；甚至也有可能直接告诉你他们不想回答。不管来访者是用语言表示不想回答，还是用非言语的方式拒绝回答，他们一定得得到你的授权可以不回答你——当然，涉及来访者安全或他人安全的问题除外。那种情况下规则就要改变，你要收回来访者可以拒绝回答的权利，坚定地让来访者用语言告诉你答案。

- 要确保你的问题与来访者的表达方式相匹配。所以，如果来访者用隐喻来表达，你就要用隐喻来问——问问老虎是什么让她生气；问问来访者那个躲在娃娃屋里的小男孩要怎么帮自己脱离险境；问问来访者他的"朋友"和"他朋友的女朋友"之间发生了什么；问问来访者那只撞上挡风玻璃的小虫会怎么回应等。如果来访者很直接地讲述自己的问题，你就要直接一点问——问问"当妈妈打了爸爸之后发生了什么？""当教师吼你的时候你是什么感受？""当女朋友告诉你要和你分手的时候你是什么反应？""有没有什么办法能改变你对老板的态度？"等。如果来访者一会儿用隐喻表达，一会儿又直接讲自己的处境，来回变，你问问题的时候只要配合来访者当下的表达方式就行。

- 决定好什么问题问什么人。有些问题家长、祖父母、教师、医生或来访者生命中其他的人来回答会更好。显然，这里需要考虑保密原则，如果你需要跟来访者及其监护人之外的人谈一谈，你要先签好同意书。

- 回答来访者的问题……从问题获得答案。虽然有些理论取向不支持治疗师回答来访者提出的问题，认为会对来访者有导向性（例如儿童中心），或破坏反移情（例如心理动力），有时候回答来访者提出的问题反而能获得更多关于来访者的信息。其一，来访者提问的类型会给你提供关于他们的信息（Kottman，2011）。同时，你回答后来访者的反应也常常透露出他们的想法、感受和态度。

观察

另一个探索动力的技术就是留心观察——观察来访者在本次游戏治疗中的行为和言语，观察来访者的情绪表达、自我描述，观察来访者在等候区的行为，观察来访者与家庭其他成员之间的互动，观察来访者父母的教育技巧，观察来访者班主任管理班级的风格，观察来访者说起老板和同事的行为和态度时面部表情和肢体语言是怎样的，诸如此类。实际上我们想说的是你要注意到周围发生的所有一切！一切都相关；一切都有意义。（好吧，我们承认这也许与我们怎样看待咨询是一致的，但是不见得所有咨询理论都这么认为。就像我们说过的，你的理论取向真的会影响你对世界的看法；它是你本性的自然延伸。）

你认为什么是重要的以及你的理论取向包含的基本原则会指引你观察的重点。例如，如果你是认知行为学派的游戏治疗师，你很可能会重点关注来访者的认知和行为模式（我们知道，不读这本书你也能猜到这些），与人际动力相关的技能，比如辨识和解决人际问题的能力，以及为自己的行为承担责任的意愿和技巧。如果你是格式塔学派的游戏治疗师，你很可能会更关注来访者的情绪和身体模式，情绪觉察能力和自我调节能力。对于叙事游戏治疗师来说，重在观察来访者讲给自己和他人的故事中所包含的认知模式、自我形象、建立和维持友谊的能力，以及与他人沟通的能力。

探索内在动力和人际动力的技巧

在本阶段，你选用怎样的技巧来收集信息同样以你的理论取向和个人偏好为基础。当然，同一个技巧所获得的内在动力和人际动力信息会有一部分重叠。我们试着列出每一个技巧的使用目标，以及还能以什么方式用在游戏治疗的其他阶段。请记住你也可以发明新的使用方法，也可以创造新技巧。我们还会告诉你这些技巧适用的对象，最能发挥作用的情境，但你不必被我们的建议限制（你猜对了）：根据你自己的临床判断和经验灵活使用吧。

冒险治疗技巧

舒适圈

用舒适圈（Ashby et al.，2008）来探索来访者的情绪模式很有趣，可以帮助他们了解自己的情绪模式和反应模式。个体来访者、团体、家庭都适用——实际上用于家庭会有很多启发，因为成员之间常常会收到意想不到的反应。所有年龄段都适用——只要确保使用的情境符合来访者的发展水平就行。

给来访者介绍舒适圈之前，先整理出一份清单会比较好，列举出可能唤起面前这位来访者情绪反应的活动、经验或者关系。大概是这样的。

- 在班级面前演讲。
- 在上百位青少年面前演讲。
- 向你的老板做汇报。
- 在唱诗班表演会上独唱。
- 向公司领导做汇报。

- 向美国总统做汇报。

- 在教堂独唱。

- 参加统计学 / 数学 / 历史 / 英语随堂测验。

- 参加一个全是陌生人的派对。

- 坐飞机。

- 见男朋友的家长。

- 从飞机上跳下来。

- 坐热气球旅行。

- 邀请某人约会。

- 校长广播请你去他的办公室。

- 你的妈妈要生小宝宝了。

- 你的妻子要生小宝宝了。

- 生小孩。

- 搬到一个新城市。

- 转学。

用来访者生活中可能真实出现的情境。如果你实在想不出来了，可以让来访者和你一起想。很显然，这张清单会根据不同类型来访者的年龄和经验而不同。

你需要开放的空间和标记物来围圈——我们常用美纹胶带或纱线，不过你也可以用绳子或带子。不管选什么作为标记物，都要圈出两个同心圆（大的套着小的），看起来就像箭靶那样。内圈要能够容纳所有人，这样他们就要挤在一起。外圈至少要和里圈距离数尺宽。理想中外圈要足够大，所有人围着外圈能够肩并肩排开站。（如果是个体咨询，两个圈都可以小很多——我们知道——不过我们认为应该提一下，即使看起来很多此一举，但万一还真有人不知道呢。）

开始时向来访者解释内外圈代表的是不同的"舒适度"。内圈里面是"舒适区"，在这里人会感到很放松，非常非常舒服，没有压力，丝毫不会焦虑。（描述"舒适"的语言要确保适合来访者的发展水平。）内圈和外圈之间是"挑战区"。在这个区域时，人会感觉不舒服，情绪也受到挑战——感到压力和焦虑，但还不至于到压垮人或完全不愉快的地步。最后，外圈之外的区域是"混乱区"或"疯狂区"。这个区域中人已经感到失控了，极大的压力和焦虑感，甚至可能觉得要疯了。如果你觉得有必要，可以再复习一下每个圈代表的含义——舒适区、挑战区、混乱区或疯狂区。下一步，你报出某个活动或经验，来访者根据自己可能会产生的反应移动到不同区域（如舒适区、挑战区、混乱区或疯狂区）。每当你读出清单上的一个选项时，就让来访者移动到能代表自己感受或反应的区域。对他们来说某个经历会是"舒服的""有挑战的"还是"混乱的／疯狂的"？如果是团体或家庭一起玩，每次当大家选好区域站定后，请他们留心谁和自己在同一个区域，谁在不同区域。如果面对个体来访者，可以请他／她想象某个（些）朋友和家人会在哪个区域。

安全车

安全车（Kottman et al., 2001）是一个信任活动，可以给个体来访者或团体用，探索来访者的情绪和行为模式、性格特质、情绪觉察、自我调节能力。个体来访者、团体和家庭都可以用——不过需要两两一组；所以如果团体或家庭成员的人数是奇数，你就需要参加进来。我们跟各个年龄段的来访者都玩过这个游戏。

如果你是跟个体来访者玩，需要先定好谁"先来"。（如果是团体或家庭，就先两两分组，再决定两个人谁先来。）同一组的两个人必须面朝一个方向站立，先来的那位站在前面。让前面的人举起手臂到胸口的位置，手肘弯曲，做出保护的姿势。这个人就是"车"。后面的人（也就是"司机"）把手放在前面人的肩膀上。向来访者解释，司机的任务是保障车的安全，让车感到安全和舒适，而车的任务是让司机知道（通过反馈和建议）怎样会让自己感到安全和舒适。当车和司机就此进行简单交流后，接着告诉车要闭上眼睛（或者如果你愿意，你可以给他们发眼罩——我们相信他们会自觉闭眼的——或者也可以睁着眼睛，但我们不特别说明可以睁开眼睛），司机要睁着眼睛（重要的安全提示）。让他们各就各位，开始在场地内"行驶"。2~3分钟后喊停。"停好车"之后，告诉他们互换角色，车变成司机，司机变成车。提醒他们彼此的角色和责任，再留几分钟讨论，让司机知道车要怎样才能觉得安全。然后让车闭上眼睛，双手做保护姿势。提醒司机睁开眼睛，请他们出发。2~3分钟后告诉他们可以停车了。如果你是和个体来访者进行这个活动的，请他/她反馈对两种角色喜欢和不喜欢的地方——还有来访者愿意分享的其他信息，比如关于情绪、自我调节、为他人承担责任和/或无法控制自己。如果是和团体或者家庭玩，在他们玩的时候注意观察过程中这些元素是怎样呈现的（当然，如果人数是奇数时，你也要加入一起玩，那就没办法了）；随后你可以邀请成员就所有因素进行讨论。

害羞的大腿

害羞的大腿（Ann Randolph，私人通信，2015年1月）可以用来探索来访者的身体模式、情绪觉察、评估风险和适当冒险的意愿。个体来访者、家庭和团体都可以玩，且适用于不同年龄段，但如果是和小朋友玩，你所使用的形容词要相应简单一些。大多数时候我们是和小学高年级、初中、高中的来访者玩这个游戏，和成人来访者也偶尔玩过。

开始活动之前，你需要先准备一张感受词清单，比如害羞的、大胆的、好斗的、生气的、欢快的、骄傲的、平和的、紧张的、恐惧的、孤独的、好奇的、激动的、有力量的，诸如此类的形容词。然后请来访者在场地内走动起来。当他们走动的时候，你会报出一个由情绪词和身体部位组成的词组（例如害羞的大腿、好斗的手肘、凶狠的眉毛、生气的脚踝、欢乐的肩膀）。当他们走动的时候，你要观察来访者的反应，哪些词组是来访者喜欢做的，哪些是不喜欢做的。要特别注意来访者是否会拒绝做某些词组，因为这可能会提示你来访者辨识风险的能力，某些词组对他们来说要冒的心理风险太大。

如果要深入探索情绪觉察能力，活动后可以进行讨论，说一说哪些词组是他们喜欢的，感觉舒服的，哪些是不喜欢的，感觉不舒服的。你可以请来访者思考他们身体的哪些部分最能感受到你刚才报出来的情绪。除此之外还可以接着做一个身体轮廓活动，就是请来访者在人形图上画出与某种情绪密切相关的身体感受。

两人三足

如果是和个体来访者玩两人三足（Ashby et al.，2008），你可以观察到来访者的情绪模式、认知模式、行为模式、态度模式，还有自我形象、性格特质、情绪觉察和自我调节能力。如果是在团体或家庭中玩，可以用来探索团体动力（比如朋友间 / 同学间）和家庭动力。这个活动所有年龄段的来访者都适用，不过如果跟很小的孩子玩，要轻轻地把软布或者大手绢系在脚踝上。

和个体来访者做这个活动时，你们的任务就是协调彼此的动作，肩并肩一起穿过场地（大概 30~60 米的距离），这期间两个人的脚踝要像被焊接在一起一样不能分开。你可以规定如果脚踝分开了，就要回到起点重新来过（如果你想考察来访者的自我调节能力，这是个好主意）。你们还可以靠想象力焊接脚踝，或者至少前几轮用软布或大手绢松松地绑在一起，体验一下作为一组同进退的感受。最好是能讨论一下怎样才能最大程度发挥"焊接"的作用，但不见得一定要在活动开始前就讨论，有时候先走几趟体验一下，再提议头脑风暴，讨论怎样做是有用的，怎样做是没有用的，这样效果会更好。

如果是团体或家庭参加活动，就请成员排成一排，面向你，两只脚（或鞋子）分别与两边两位成员的脚（或鞋子）贴紧，这样整个组就连起来，脚踝都"焊接"在一起。两端的成员分别只有一只脚踝与旁边的成员贴紧。告知他们的任务就是要穿越场地，期间"焊接"在一起的脚踝不能分开，如果分开了，就要回到起点重新开始。根据你对这个团体或家庭的了解，可以考虑在刚开始尝试的时候先用软布把脚踝绑起来，等熟练了再解掉软布。同样，你很可能需要起到脚手架一样的支持作用，帮助成员们进行讨论，说一说挑战穿越场地的方式中，哪些是有效的，哪些是无效的，有什么地方需要改变。

讲故事和治疗性隐喻

编个关于……的故事

这个技巧可以用来探索任何你想了解的内容——自我形象、性格特质、个人优势和不足、情绪觉察、自我调节能力、决断力和目标设立、辨别风险、或自我实现倾向。也可以用来探索关系（家庭、同学、同事、朋友）和问题解决技巧。个体来访者、家庭和团体都可以用；儿童、青少年、成人也都适用。有些来访者喜欢用隐喻沟通，而不是直接说，我们跟他们工作时就会常用到这个技巧。"编的"故事可以给他们面对问题时所需要的安全距离，这是"真实"故事所不能给予的。

这个活动的指导语简单得出奇："请根据……编一个故事"，不管你想让来访者编什么样的故事都行。你可以让他们编动物的故事或人的故事；也可以用书本、电影、电视节目、电子游戏中的虚幻人物编故事；或者以虚构的自己为主角等。你可以给来访者看从杂志上剪下来的照片，请他们讲讲这张照片中的故事，以及之前、当下和之后都发生了什么，串成一个故事。你可以用带文字的故事卡牌，比如浪漫故事（Storymatic），孩子浪漫故事（Storymatic Kids），激发想象力故事开始卡（Spark Your Imagination Story Starter Cards）；或图片，比如想象故事卡（Imagination Story Cards）；玩讲故事游戏，比如卢古（Lugu），只言片语（Dixit），讲童话故事（Tell Tale Fairy Tales），很久以前卡牌游戏（Once Upon a Time card game），讲故事（Tell-A-Story）；或者玩讲故事骰子，例如故事时间骰子（Story Time Dice），罗里的故事骰子（Rory's Story Cubes），魔法和童话骰子（Magic and Fairy Tale Dice）。因为孩子通常都很喜欢动物，我们有时会用儿童守护动物卡（Children's Spirit Animal Cards）帮助启发故事。如果是和青少年或成人工作，可以用艺术作品卡片，比如250张西方名画卡（250 Masterpieces in Western Painting），名画卡（Famous Painting cards），或诺金教授的艺术史（Professor Noggin's History of Art）。另一种"编故事"的方式是摆一个沙盘，请来访者根据沙盘编故事，讲讲发生了什么或正在发生什么。因为你是让来访者"编"故事，所以很显然故事中的信息是以隐喻呈现的，因此你需要带着隐喻听故事，从中寻找关于来访者本身以及他们生活的蛛丝马迹。

给我讲讲关于……的故事吧

这个技巧的目标跟"编个关于……的故事"很相似。如果来访者倾向于直接讲而不是借助隐喻，而且你也比较喜欢以"故事"的方式保持一定距离，而不是毫无修饰，直戳现实，那么用这个技巧会比较好。

所以在用这个技巧时，你会说："给我讲讲关于……的故事吧。"例如你可以跟来访者说："给我讲讲你 10 岁生日的故事吧。""给我讲讲你父母相识的故事吧。""给我讲讲关于你的名字的家庭故事吧。""给我讲讲，关于你的是怎么了解有关性的故事吧……"关于真实生活事件的故事讲也讲不完。你可以给来访者准备纸张和绘画材料，请他们画出故事；让他们摆个沙盘来告诉你故事中发生了什么；提议将故事编成布偶剧演出来；或用纽扣代表不同角色来讲故事等。

你还可以请来访者讲讲他们听过的故事——像家族故事、神话故事等。例如，我（Terry）的儿子 Jacob 已经听过千百遍自己被领养时候的故事了——听太多次了，以至于现在我只要一开口说"你想不想听听那个时候你爸爸和我……"他就直接打断我，都不等我说完主题句。然而很多来访者很喜欢讲自己听过的故事，关于自己小时候的故事，家人的故事，还有发生在他们身上的事情。所有这些故事都能帮你理解来访者。

单字故事

这个技巧是为了以最精练的方式了解某件事，可能是与内在动力或人际动力相关的事情。过程有点简单到不可思议，但我（Terry）爱死这个技巧了——不管是个体来访者（儿童、青少年、成人）还是团体或家庭都好用。面对一言不发的来访者（比如板着脸又惜字如金的青少年）和说起来没完的来访者（你知道是谁）我们都会用这个技术。

操作方法如下：请来访者用一个字告诉你关于 _____ 的故事。故事可以关于一种特定情况或关系，针对某个问题的可能解决方法，过去发生的某件事情，来访者的周末等（只要是你想多了解一点的都可以）。如果你愿意，你甚至可以扩展一下，变成两个字、三个字，甚至是（你疯了）一句话。你可以请来访者先讲一个单字故事，然后针对这个单字故事再用另一个单字来说一个故事。有时候我们还会请来访者表演出这个单字故事——用一些肢体动作、手势或选一个沙盘人物模型来配合这个单字故事。（你想怎么玩都行，我们准了。）

真幸运 / 真倒霉

真幸运 / 真倒霉（Ashby et al.，2008; Beaudion & Walden，1998）这个活动主要用来推测来访者的性格特质，以及评估他们面对自身困难时怎样承担责任，怎样想办法解决问题。因为最初的玩法要求参与者是奇数，这个活动我们常用在家庭或团体中，不过如果你发挥想象力，也可以改变一下用于个体来访者。由于幼小的孩子难以掌握抽象的概念，幸运或倒霉对他们来说难以理解，所以这个活动更适合于小学高年级学生、青少年和成人。如果团体人数很多，你可以把参与者分成小组，3 个人（或 5 个人或 7 个人都行，只要你觉得合适，不过每个小组人数都得是奇数）。如果人数是偶数，那就需要你也参加了，这样也没问题，因为你还可以示范怎样做。

请来访者围圈坐，询问谁愿意先讲，给故事开个头。（如果没有人主动，就从你自己开始吧。）开始时请第一位参与者用"真倒霉"开头讲一两个句子。（例如"真倒霉，汤米遛狗时下起了倾盆大雨"。）接着请第一位参与者右手边的人将这个故事继续下去，他 / 她要用"真幸运"作为句子的开头，讲些跟这个故事有关，并且有建设性或幸运的事情。（"真幸运，汤米的狗狗维吉尔带了一把巨大的伞，能够罩住他们两个。"）然后引导邻座的下一位成员继续这个故事，他／她要找到故事情境中不幸的情况，用"真倒霉"接着讲下一部分。（"真倒霉，风太大了，维吉尔的伞都被吹断了。"）让参与者沿着圈继续讲故事，幸运和倒霉的情况交替进行，直到故事自然结尾（或者你告诉他们时间到了）。结尾要落在积极的点上，所以最后一个句子要以"真幸运"开始。

认真听来访者说的内容非常重要，因为他们续讲的故事会告诉你很多信息，如来访者的性格特质，遇到问题是否会承担责任，或为了解决问题能想出什么办法。这个活动可以进行后续讨论，谈一谈谁喜欢做"幸运"的人，谁喜欢做"倒霉"的人。你还可以仅仅靠观察就了解来访者的人格特质。如果你想和个体来访者做这个活动，两个人可以轮流来，每人都讲一两个"真幸运"的句子和一两个"真倒霉"的句子。

早期回忆

早期回忆指个体 4–6 岁前的所有生活经验中选择性记住的那些时刻。引出早期回忆并进行解读，有助于游戏治疗师理解来访者的内在动力和人际动力（Kottman & Meany-Walen，2016; Watts，2013）。通过早期回忆，来访者揭示出他们对待自己的态度、与其他人的关系，以及怎样看待人生。这是阿德勒学派的技巧（即使你学的不是阿德勒游戏治疗，只要相信来访者的过往经验现在仍影响着他们，这个技巧仍是帮得上忙的），如果你仅仅是用这个技巧收集信息，就不用和来访者分享你的解读。如果是为了用早期回忆中呈现的一贯模式帮助来访者有所洞察，就需要与来访者分享你对早期回忆的含义有什么猜想。这个技巧对 8 岁及以上的儿童、青少年、成人来访者最适用，因为对更小的孩子来说，要描述清楚记忆中的一件事情通常太难了。我们倾向于跟个体来访者用这个技巧，但据我们所知，也有治疗师用在团体或家庭中，来帮助成员之间相互了解。

既然想要找出来访者对自己、他人和世界的信念模式，你需要至少收集

6~8 个记忆。但是不用在一节咨询中就完成这个任务，可以通过多次咨询收集。你可以邀请来访者用语言描述记忆；也可以让他们写下来；或者用画图、摆沙盘、表演布偶剧的方式来呈现记忆。你可以这样说："告诉我一些你小时候发生的事情吧"或"你能回忆起来的最早发生的事情是什么"。了解到所有需要的信息后，你要按照来访者告诉你的，原原本本地把早期回忆写下来。当来访者描述完记忆，询问他们记忆中当时的感受是怎样的，当告诉你这些记忆时又是什么感受，以及当时他们有多大。

要了解早期回忆的意义，你就要找到每一个回忆的中心议题，然后寻找所有回忆中不断出现的整体模式。寻找记忆中人与人之间、情境之间、沟通之间的相互作用模式，以及寻找问题是如何解决的，等等。问问自己以下这些问题，这是从早期回忆的模式中发现意义的有效方法。

1. 这些早期回忆的"情绪基调"是什么？早期回忆中有共通的模式吗？

2. 每一个记忆的焦点是什么？其中凸显出来最重要的因素是什么？早期回忆中有共通的模式吗？

3. 记忆中都有谁？（来访者、其他儿童、家庭成员等？）如果来访者存在于记忆中，通常是作为旁观者还是参与者？如果来访者在记忆中是参与者，他 / 她是积极主动的还是被动的？

4. 记忆中来访者与其他人的关系如何？（要考虑情感关系和家庭关系两个方面。）

5. 记忆中的人们是如何互动的（如果来访者在记忆中出现，也包括来访者）？互动中有没有特定的模式？

6. 记忆中的人们是什么态度？早期回忆中有共通的模式吗？

7. 如果记忆中有来访者，那么他 / 她扮演什么角色？早期回忆中有共通的模式吗？

8. 如果记忆中有来访者，以他 / 她所发生的事情而言，他 / 她是顺从的还是叛逆的？是被照顾的还是要照顾别人的？能够掌控他人或形势，还是被他人所控制？同样，早期回忆中有共通的模式吗？

9. 来访者记得哪些情绪？这些情绪的强烈程度如何？是关于什么的情绪？当他／她告诉你记忆中的事情时情绪是怎样的？同样，早期回忆中或现在的情绪有共通的模式吗？

运动／舞蹈／音乐体验

身体故事

这个技巧结合了讲故事和肢体活动，是我（Terry）为女性庇护所设计的一个技巧——探索女性（包括少女和成人）如何看待自己的身体，以及她们的身体形态是如何在生命过程中发展而来。你也可以跟男性用这个技巧。我不太确定是否能转化一下用于儿童，因为这个概念对儿童来说太抽象了。不过如果你觉得会对某个孩子有用，当然可以试试看。

邀请来访者讲讲自己身体的故事，从出生到现在（如果你觉得有必要，甚至可以从在妈妈肚子里时开始讲）。当然可以讲完就完了，但是我发现让来访者表演出来能更深化她们的体验。用肢体活动把故事表演出来，来访者会更好地感知到特定事件对自己身体的影响，你也会获得更多信息，有助于理解来访者的肢体模式。所以当来访者讲完身体故事后，接下来就请他们把故事表演出来——调动全身来表演。说明"调动全身"很重要，当我最早的指导语中没有这个短语时，来访者就通常只会用到脸、手臂、手这几个部位，这与运用整个身体的自我来表达是完全不一样的效果。

故事舞蹈

请来访者用肢体活动和舞蹈讲故事通常会很有趣（有时候也有很深刻的意义）——有关童年、最近发生的事情、对未来的憧憬、怎样看待自己，或与生命中重要他人的关系等都可以成为故事主题。来访者对故事事件的感受可以通过这个技巧具象化，帮助他们记住某个记忆的特征，或帮助他们将想法或梦的细节填充起来。你可以运用这个技巧探索来访者的自我形象、对自己优势和不足的认识，或情绪觉察，全看你设定什么故事主题。人际动力部分，你可以为故事做铺垫，和来访者一起探索家庭动力、学校或工作中的人际关系、交友技巧、沟通模式、遇到的问题和困境。你要根据自己想要探索的内容设定故事的主题，一定要让来访者聚焦于你想进一步了解的特定内在动力/人际动力。这个技巧适用于各个发展水平的来访者。虽然我们常将这个技巧用于个体来访者（很大程度是因为在别人面前跳舞对于来访者来说很可能会不好意思），你也可以尝试用于团体和家庭。

因为来访者要把故事表演出来，比起仅仅用嘴巴讲，有时候会让故事变得更长（所以你可以对那些讲故事干巴巴缺乏细节的来访者用这个技巧）。然而有的来访者如果觉得用肢体动作讲故事很别扭，比起直接用嘴巴讲他们会大大缩短故事内容。（有些来访者讲起故事来没完没了，你要不断提醒他们讲重点，对于这类来访者，故事舞蹈简直太好用了。）

故事舞蹈可能是最简单的舞蹈了。根据你对来访者已有的了解，可以选不同的舞蹈形式：你可以请他们只用身体动作来讲故事，不用语言，不发出任何声音；或者请他们一边讲故事，一边用动作比画，或伴随音效；或者请他们只用动作和声音表达，但是不能用语言。

举例来说，如果你想知道 5 岁的艾米莉亚是怎样看待自己的（或对自己的感觉怎么样），有哪些优点和不足，你可以这样说"告诉我你喜欢自己什么，用说的和用身体演一演吧"，接下来说"告诉我你不喜欢自己什么，也用说的加上身体演出来"。如果面对的是 15 岁缺乏自信的张，你可以说"当你对自己充满信心时是怎样的动作和姿态，用表演的方式告诉我吧"，接着问"当你不太有信心时是怎样的动作和姿态，也用表演告诉我吧"。26 岁的玛凯拉工作上遇到了困难，你或许可以这样说："演出你在工作过程中的动作姿态——作为一名员工，你觉得自己怎么样？那些动作听起来像什么？"人际关系方面，如果你很关心 7 岁的本杰明跟家人的互动，你可以这样说："当你和妈妈在一起时是怎样的动作和表情，请你做做看……和爸爸……姐妹……兄弟……在一起的时候呢？"如果这一步进展顺利，为了加深理解，你可以接着问："现在请你编个舞，并且配上声音，用这个舞告诉我你觉得跟妈妈的关系是怎样的……和爸爸……姐妹……兄弟呢？"当然你也可以就友谊、沟通模式、遇到的问题等内容做这个活动，只要把指导语调整到适合来访者的发展水平就行。

音乐

我们经常请来访者带音乐来一起听（特别是小学高年级孩子、青少年、成人）。即使不问任何问题，你也能从中发现很多关于来访者的信息，比如他们是怎样看待自己、他人和世界的，怎样解决问题，怎样与其他人沟通，怎样处理情绪、表达情绪，怎样应对事情。（说真的，不管你想探索的是什么，只要你能想到用音乐作为进一步了解来访者的桥梁，就可以和来访者一起听他们喜欢的音乐。）喜欢跟着音乐一起唱一起跳的来访者，就请他们跟着音乐唱出来，跳起来，这些也会帮助你了解他们。你可能也会想问一些问题，但要记得要克制，你真正需要问的，能帮助你理解来访者的才问。下面这些问题供你参考（再提醒一下，不要完全依赖我们列出的这些问题——你可以加入自己想问的，有些你觉得没意思的也可以不问）。

- "这首歌 / 音乐哪里让你喜欢 / 不喜欢？这种音乐风格哪里让你喜欢 / 不喜欢？这个乐团 / 歌手哪里让你喜欢 / 不喜欢？"
- "是什么让这首歌 / 音乐对你来说这么特殊？"
- "当你第一次听到这首歌 / 音乐时发生了什么？"
- "这首歌 / 音乐让你回想起什么？"
- "这首歌 / 音乐告诉我们你看重的是什么？"
- "这首歌 / 音乐对你和 / 或你的生活有什么影响？"
- "你听着这首歌 / 音乐时是怎样的状态？"
- "当你听这首歌 / 音乐时会想到什么？听这首歌 / 音乐时你的脑袋里会浮现什么？"

- "听这首歌／音乐时你的感觉是怎样的？"

- "这首歌／音乐会唤起你什么样的心情？（听这首歌／音乐的时候你感觉如何？听完这首歌／音乐之后你感觉如何？之后再回想起这首歌／音乐时，你的感受如何？）"

- "如果我们知道你喜欢／不喜欢这首歌／音乐，这会告诉我们哪些关于你的信息？这首歌／音乐怎样帮我们更了解你？"

- "这首歌／音乐告诉我们你的生活整体上是怎样的？这首歌／音乐告诉我们你的生活境况具体是怎样的？"

- "这首歌／音乐告诉我们你的人际关系／友谊是怎样的？"

- "这首歌／音乐告诉我们你生命中某一段特殊关系是怎样的？"

- "这首歌／音乐告诉我们你生活中遇到的议题是什么？"

- "这首歌／音乐告诉我们你是怎样解决问题的？"

- "你会跟着歌／音乐跳起来吗？是怎样跳的？"

- "听这首歌／音乐时你会想要做些什么？听完这首歌／音乐你会想做什么？"

- "你什么时候会想要听这首歌／音乐？"

- "歌词或旋律，哪个更吸引你？"

- "你会跟着唱吗？还是就仅仅是听？如果会跟着唱，是会大声唱出来，还是小声唱给自己听？"

- "唱或不唱有什么区别吗？"

- "这个演唱者怎样影响你对这首歌／音乐的喜爱？"

- "如果这首歌／音乐有不同版本，你会觉得如何？"

- "听到这首歌会提醒你有悔不当初的什么选择吗？"

你也可以请来访者带来能够代表生命中重要他人的音乐或歌曲，或能够代表自己和某个人关系的音乐或歌曲。这时你可以询问以下问题。

- "这首歌 / 音乐让你想起谁？让你想到关于他 / 她的什么？"
- "这个人是否也会选择这首歌 / 音乐来代表他 / 她自己？如果是，这个人会怎样看你选择这首歌 / 音乐来代表他 / 她？"
- "你觉得他 / 她会选择怎样一首歌 / 音乐来代表他 / 她自己？"
- "你选择代表他 / 她的这首音乐中，有哪些部分是你喜欢的？"
- "你选择代表他 / 她的这首音乐中，有哪些部分是你不喜欢的？"
- "你会选哪首歌 / 音乐来代表你们的关系？（或生命中的其他人）？"
- "从这首歌 / 音乐中能看出你们的关系是怎样的？"
- "你会选哪首歌 / 音乐来代表自己期待中未来你和他 / 她的关系？"

沙盘游戏治疗

做沙盘活动的基本流程已经在第三章中介绍过。这里列举一些可以和来访者做的具体沙盘主题，按照探索的领域不同做了区分。

情绪相关沙盘主题

1. 来访者在生活中（或本周、今天、此时此刻）的感受。
2. 一种特定的情绪，以及这种情绪是如何影响来访者生活的方方面面的。
3. 对一种特定情绪进行拟人化。

情绪模式相关沙盘主题

1. 来访者害怕 / 担心的是什么。
2. 当他们害怕或担心时会发生什么。
3. 他们是怎样应对害怕或担心的。
4. 让他们压力过大的情境和 / 或关系。
5. 当事情有压力时，他们的感受如何。
6. 让他们觉得不舒服的情境和 / 或关系。

7. 他们是怎样应对有压力或不舒服的情境和／或关系的。

8. 当事情没有按照"预期"发展时，他们感受如何，会怎样反应。

9. 他们对犯错误怎么看。

10. 他们会用哪些方法避免自己感到失控。

11. 他们觉得尴尬的事情。

12. 对他们来说觉得尴尬或丢脸意味着什么。

13. "失控"是怎样的感受。

14. 让他们觉得"失控"的情境。

15. 对他们来说，感到"失控"意味着什么。

16. 觉得自己不够好的感受是怎样的。

17. 如果觉得自己足够好，生活将会是什么样子的。

18. 觉得自己不如其他人的时候。

19. 被拒绝的时候是怎样的感受。

20. 被拒绝的一个情境或一段关系。

21. 为避免被拒绝而做的事情。

22. 曾惹怒他们，或会让他们生气的情境和／或关系。

23. 对他们来说生气是怎样的感受／看起来像什么。

24. 别人对他们感到生气的情境或关系。

行为模式相关沙盘主题

1. 会让他们陷入麻烦的事情。

2. 陷入麻烦时会发生什么。

3. 当他们惹了麻烦，重要他人会如何反应。

4. 他们是怎样获得关注的（包括积极的关注和消极的关注）。

5. 他们是怎样得到自己想要的（包括积极的方式和不太积极的方式）。

6. 对比自己觉得可以掌控的情境和失控的情境。

7. 有掌控感／失控时的感受是怎样的。

8. 他们觉得自己被针对的时候（或被虐待／被欺负的时候）。

9. 当觉得自己被针对时会怎样应对（或被虐待／被欺负的时候）。

10. 他们针对别人，或虐待、欺负他人的时候。

11. 他们针对别人，或虐待、欺负他人的过程中有什么感受（发生前，发生时，发生后）。

12. 他们会怎样"报复"那些曾经伤害过他们的人。

13. 所有他们做不到的事情／做得很糟的事情／希望能做得更好的事情。

14. 当面对做不到的事／做得很糟的事情／希望能做得更好的事情时，自己有什么感受。

15. 对自己或他人的不满是用怎样的方式表达的。

16. 他们怎样证明自己已经足够好。

17. 什么情况下会拿自己和他人比较。

18. 他们吹嘘某事的时候，或贬低别人的时候。

19. 在什么情况下，或在什么关系中，他们觉得需要把别人的需求放在自己的需求之前。

20. 他们是怎样照顾他人的需求的。

21. 他们是怎样照顾自己的需求的。

态度模式相关沙盘主题

1. 在什么情况下和／或什么关系中，他们觉得自己态度积极、乐观。

2. 在什么情况下和／或什么关系中，他们觉得自己态度消极、悲观。

3. 在什么情况下和／或什么关系中，别人认为他们态度消极。

4. 在什么情况下和／或什么关系中，他们的态度是对自己或他人有帮助的。

5. 在什么情况下和／或什么关系中，他们的态度是对自己或他人有害的。

6. 在什么情况下和／或什么关系中，他们很容易放弃。

7. 在什么情况下和／或什么关系中，他们决不放弃。

8. 在什么情况下和 / 或什么关系中，他们容易与他人陷入权力争夺。

9. 在什么情况下和 / 或什么关系中，他们避免和他人陷入权力争夺。

10. 在什么情况下和 / 或什么关系中，他们会认为，或会说"那不是我的错"。

11. 在什么情况下和 / 或什么关系中，他们会愿意承担责任，或为自己的情绪、行为、态度、反应等负责。

自我形象相关沙盘主题

1. 他们怎样看待自己。

2. 他们喜欢自己的地方。

3. 他们不喜欢自己的地方。

4. 他们会怎样介绍自己的优点。

5. 如果要针对自己的不足之处做一份"通缉令"，会包含哪些。

6. 生活中让他们感觉良好的事情。

7. 生活中让他们感觉糟糕的事情。

8. 别人口中的自己有哪些优点（教师、朋友、祖父母、父母）。

9. 别人口中的自己有哪些不足。

10. 什么情况下会充满自信。

11. 什么情况下会怀疑自己。

12. 他们是怎样的女儿（儿子、姐妹、兄弟、孙女、妈妈、爸爸、老板、员工、学生、教师等）。

13. 他们认为自己有能力处理哪些情况和 / 或关系。

14. 他们认为自己无力应对哪些情况和 / 或关系。

15. 在哪些情况下和 / 或关系中，他们觉得要对自己的行为和反应负责。

16. 在哪些情况下和 / 或关系中，他们觉得不用为自己的行为或反应负责。

探索来访者力量或资源，和 / 或什么时候愿意"认可"自己的力量或资源

1. 自己做得很好的事情或引以为傲的事情。

2. 欣赏自己的哪些人格特质。

3. 自己喜欢做的事情。

4. 朋友们觉得他们很棒的地方。

5. 他们对家庭 / 学校 / 工作有什么贡献。

6. 他们以什么方式给家庭 / 学校 / 工作带来帮助。

7. 他们是怎样对家庭 / 学校 / 工作产生积极影响的。

探索家庭动力的沙盘主题（包括以直接或隐喻的方式探索"一个家庭"）

1. 来访者的家庭成员（每位家庭成员用 1~3 个摆件代表；为每位家庭成员选 1~3 个摆件代表他 / 她给这个家带来了什么；每位家庭成员是如何看待自己的，选 1~3 个摆件来表示，等等）。

2. 家人相处的情形 / 方式。

3. 来访者与家庭其他成员相处的情形 / 方式。

4. 来访者与其他家庭成员之间的矛盾（现有矛盾或之前的矛盾）。

5. 其他家庭成员与来访者之间的矛盾（现有矛盾或之前的矛盾）。

6. 其他家庭成员之间的矛盾（现有矛盾或之前的矛盾）。

7. 他们会怎样处理与其他家庭成员的矛盾。

8. 家庭成员怎样处理矛盾。

9. 他们怎么处理家庭成员之间的矛盾。

10. 家庭成员是如何解决问题的（包括家庭经历过的具体问题，或更广义的问题）。

11. 作为家里最大的小孩（或者第二个孩子，等等）是怎样的经历。

12. 在家里排行第几是怎样的经历。

13. 外星人或陌生人会怎样看待来访者的家庭。

14. 同一个地区的人，或邻居是怎样看待这个家庭的。

15. 家庭价值观。("对于家庭成员而言什么才是重要的?")

16. 来访者认为父母对待家庭教养的态度是怎样的。

17. 在来访者的概念里家庭成员是怎样表达爱的。

18. 家庭规则(关于行为、态度、情绪、冲突、问题解决、沟通等)。

19. 家庭资源或力量。

20. 家庭困境或问题。

21. 家庭里的地位。("家里谁说了算?")

22. 家庭沟通方式。("彼此间怎样说话 / 沟通的?")

23. 家庭同盟。("如果家里分阵营,大家会站在哪一方""每个阵营主张什么 / 为什么而战?""谁是阵营的统帅?")

24. 来访者是怎样看待父母的婚姻的。

25. 来访者父母的冲突解决模式。("你父母会为了什么而争吵?""父母如何化解歧见?""当父母意见不一致时会发生什么?""双方谁会获胜?""赢了之后他 / 她会怎么样?")

探索友谊的沙盘主题

1. 来访者的朋友们。

2. 友谊对来访者来说意味着什么。

3. 怎样交朋友(和 / 或维持友谊)。

4. 来访者是怎样交朋友(和 / 或维持友谊)的。

5. 他们交朋友时在乎的是什么。

6. 他们自己是怎样的朋友。

7. 朋友们是怎样看待来访者的。

8. 作为朋友,来访者有哪些个人优点。

9. 他们是怎样和朋友相处的。

10. 如果朋友有了其他朋友,来访者会怎么办 / 会是什么感受。

探索对学校 / 工作态度和经历的沙盘主题

1. 来访者的教师 / 老板。

2. 在学校 / 工作中最喜欢的经验，最不喜欢的经验。

3. 在学校 / 工作中来访者遇到的困难。

4. 在学校 / 工作中其他人遇到的困难。

5. 班级成员 / 工作伙伴会怎样处理问题（可以是具体情况，也可以是笼统的）。

6. 学校 / 工作中大家是怎样处理问题的。

7. 学校规定 / 工作规定（来访者喜欢哪些规定，不喜欢哪些规定，哪些愿意遵守，哪些会选择无视 / 违抗）。

8. 他们在学校 / 单位过得怎么样（教室里 / 操场上）。

探索来访者体验和生活态度的沙盘主题

1. 美妙的一天，棒极了的一天，或糟糕的一天，不太好的一天。

2. 许三个愿望。

3. 喜欢的书、童话故事、电影、电视节目、电子游戏。

4. 一个梦想。

5. 让他们烦扰的事情。

6. 觉得自己很成功的一个 / 各个时刻。

7. 觉得自己成功解决了问题的一个 / 各个时刻。

8. 想要解决问题却受挫的一个 / 各个时刻。

9. "我的生活""我的一周""我的一年"等。

10. 遇到一个会喷火的（或其他特点，象征性地代表来访者生活中必须面对的人或事情）角色时，设置中可以这样问："你要采取什么方法来对付它 / 他 / 她？"

11. 走进一个新世界（一个他们从没去过的地方，比如恐龙世界、一个新的星球、外太空，他们喜欢的电影 / 书籍 / 游戏中的某个地方等）。

请来访者选择一个角色代表自己，再选择一个角色作为向导，这个角色了解这个世界，会跟来访者同行，还会出主意。沙盘展现如何为这次旅行做准备，以及需要带哪些东西。

艺术技巧

图画安全岛

图画安全岛是我们跟很多来访者工作时首先使用的艺术技巧之一（不管是什么画画手法，贴纸画也行）。这是个非常好的活动，能帮助你理解对来访者而言的安全感是指什么，这在直接深入探索来访者动力之前，是很重要的一环。

请来访者画一画"安全岛"（我知道这样说挺直白的，我们也想不出其他说法，因为真的就是这么简单）。如果想不走寻常路，你甚至可以让来访者做一个沙盘，创造一个他们觉得安全的地方。来访者完成后，你可以选择就此结束，或者可以引导来访者讲一讲是什么让这个地方感觉很安全。我们常在一对一咨询中使用这个策略，不过你当然可以在家庭或团体咨询中用。

有时在活动末尾，我们会征求来访者同意，保存画作或者给沙盘拍个照，这样在往后每次咨询开始时，或他们感到焦虑时都可以再拿出来。也有时候来访者会想把作品带回家。（当然，我们不会让来访者把沙盘和沙具带回家——我们很大方，但没那么大方——你可以给他们拍照带回去。）对于有些来访者，你想要让他们学着承担保护自己的责任（因为他们是大孩子了，可以承担责任，或因为他们的父母没能尽到保护他们的责任），就可以让他们再画一张／再粘贴一张／再做个沙盘，主题是他们能做什么来保障自己的安全。

动态家庭、学校与工作绘画

动态家庭绘画的目标是探索家庭动力；动态学校绘画的目标是探索对学校的态度，在校体验和校园人际关系；而动态工作绘画的目标则是探索对工作的态度，工作体验和职场人际关系。发现来访者人际间动力的一个最好方法就是让他 / 她做动态家庭绘画（Kinetic Family Drawing，KFD）（"画一画你的家庭成员，其中每个人都在做着什么事情"）或者动态校园绘画（Kinetic School Drawing，KSD）（"画一画你的学校生活，里面有你、你的教师、几个同学，你们每个人都在做着什么事情"）（Brooke，2004; Knoff & Prout，1985; Kottman & Meany-Walen，2016; Nurse & Sperry，2012）。我们将动态家庭绘画和动态校园绘画中使用的传统投射技术进行改造，把基本操作改成更通俗的探索策略，把标准化的问题换成阿德勒游戏治疗中可能会问的问题（Kottman & Meany-Walen，2016）。下面就列举了作为阿德勒学派游戏治疗师，用动态家庭绘画收集家庭动力信息时我们会问的重要问题。如果你觉得清单上的问题适用，可以直接用，或者你也可以生成属于自己的问题清单，帮助你更好地了解来访者的动力。

1．这个人是谁？（轮流指向画中的人物。）

2．这个人与你的关系如何？

3．这个人多大了？

4．告诉我一些关于这个人的情况。

5．这个人在做什么？

6．这个人感觉怎么样？

7．这个人最需要什么？

8．你觉得这个人怎么样？

9．这个人与其他人相处得如何？

关于画中人物，从下面的问题中选几个来问。

1．这个人的愿望是什么？

2．这个人正在想什么？

3．你喜欢这个人的哪些地方？

4．你不喜欢这个人的哪些地方？

5. 图画中前一刻这个人怎么了？

6. 图画中后一刻这个人会怎样？

7. 未来这个人会怎么样？

8. 这个人擅长什么？

9. 这个人会因为什么惹麻烦？

10. 这个人害怕什么？

11. 这些小孩中谁跟你最像？哪里像？

12. 这些小孩中谁跟你最不一样？哪里不一样？

13. 你最经常跟谁待在一起？一起时会做些什么呢？

14. 妈妈最喜欢的小孩是哪个？

15. 爸爸最喜欢的小孩是哪个？

16. 哪个小孩最像妈妈？哪里像？

17. 哪个小孩最像爸爸？哪里像？

18. 你更像爸爸还是妈妈？哪里像？

关于家庭，从下面的问题中选几个来问。

1. 全家正在做什么？

2. 图画中后一刻一家人会发生什么？

3. 图画中前一刻一家人发生了什么？

4. 未来这个家庭会怎样？

5. 如果你可以改变家庭中的任何事情，你会改变什么？

作为阿德勒学派游戏治疗师，下面是我们用动态家庭绘画收集学校和班级动力信息时会问的重要问题。

1. 这个人是谁？（轮流指向画中的人物。）

2. 告诉我一些关于这个人的情况。

3. 这个人在做什么？

4. 这个人感觉如何？

5. 你觉得这个人怎么样？

6. 这个人与其他人相处得如何？

关于画中人物，从下面的问题中选几个来问。

1. 这个人的愿望是什么？

2. 这个人正在想什么？

3. 你喜欢这个人哪些地方？

4. 你不喜欢这个人哪些地方？

5. 画面中前一刻这个人怎么了？

6. 画面中后一刻这个人会怎样？

7. 未来这个人会怎样？

8. 这个人擅长什么？

9. 这个人会因为什么惹麻烦？

10. 当这个人遇到麻烦时会怎样？

11. 这个人害怕什么？

12. 这个人喜欢玩什么？

13. 这个人觉得学校怎么样？

14. 这些朋友中你最喜欢谁？

15. 这些朋友中谁跟你最不一样？怎么不一样？

16. 你跟谁经常待在一起？

17. 这些朋友中教师最喜欢谁？为什么？

18. 这些朋友中教师最不喜欢谁？为什么？

19. 你在学校过得怎么样？

关于学校互动，从下面的问题中选择几个来问。

1. 班级正在做什么？

2. 图画中后一个时刻班级会发生什么？

3. 图画中前一个时刻班级发生了什么？

4. 未来班级中会发生什么？

5. 如果你可以改变班级中的任何事情，你会改变什么？如果是学校，你会选择改变什么？

因为我（Terry）经常与成人和青少年做游戏治疗，就把动力绘画操作进行修改，变成动态工作绘画（Kinetic Work Drawing，KWD）。你可以根据任何想探索的情境对指导语进行修改——邻里、朋友、团队等。要进行动态工作绘画，你可以这样说："请画一画你工作的场景。画中有你自己，你的老板（如果有老板），一两位同事。大家都在做着什么事情。"来访者画完后请他/她回答下面有关画中人物的问题。

1. 这个人是谁？

2. 请告诉我一些关于这个人的情况。

3. 这个人正在做什么？

4. 这个人感觉如何？

5. 你觉得这个人怎么样？

6. 这个人与其他人相处得好吗？

关于画中某个人物，从下面的问题中选几个来问。

1. 这个人的愿望是什么？

2. 这个人正在想什么？

3. 你喜欢这个人哪些地方？

4. 你不喜欢这个人哪些地方？

5. 图画中前一刻这个人怎么了？

6. 图画中后一刻这个人会怎样？

7. 是什么导致这个人在工作中遇到困难？

8．这个人擅长什么？

9．这个人会因为什么惹麻烦？

10．当这个人遇到麻烦时是怎样的？

11．这个人害怕什么？

12．这个人喜欢玩什么？

13．这些人中谁是支持你的？他们会做什么来支持你？

14．这些人中谁跟你最像？哪里像？

15．这些人中谁跟你最不一样？怎么不一样？

16．这些人中谁和你的矛盾最多？是关于什么的矛盾？怎样解决的？

17．这些人中老板最喜欢谁？为什么？

18．这些人中老板最不喜欢谁？为什么？

19．工作怎么样？还顺利吗？

20．这份工作什么地方是你喜欢的？

21．这份工作对你来说有什么困难的地方？

22．如果你可以改变工作中的任何事情，你会改变什么？

23．如果你可以改变工作场所中的任何事情，你会改变什么？

24．形容一下你眼中的"完美"老板是什么样子的。

25．形容一下你眼中的"完美"同事是什么样子的。

26．如果你可以创造"梦想工作"，那会是怎样的？形容一下工作场所会是怎样的，以及在那儿你会做些什么。

27．是什么阻止你创造"梦想工作"？

28．为了能向"梦想工作"迈进，你会愿意付出怎样的努力？

同样（这点对我们来说非常重要），不要让自己被画画所局限，发挥你的创造力。只要你认为能吸引某个来访者，任何形式都可以尝试。我们会使用很多方式，比如动态家庭舞会（我们请来访者表演出不同家庭成员会怎样跳舞）；动态工作之歌（我们请来访者编歌，给他们工作场所的老板、同事和自己填歌词）；动态学校彩泥塑（请来访者用彩泥做出他们的教师，几个同学，还有他们自己）。如果来访者有特别喜欢的自我表达方式，请允许你自己发挥聪明才智，要探索家庭动力时就创造出动态家庭＿＿＿＿＿＿。还有动态邻居＿＿＿＿＿，动态朋友圈＿＿＿＿＿，只要是你想探索的，动态什么都可以。

纽扣家族

另一个用来探索家庭动力的活动是纽扣家族。这个评估工具有很多种变化方式。我（Terry）是在爱尔兰阿德勒联盟（Adlerian Network of Ireland）年度的暑期班学到这个技术的。（尴尬的是我记不得教师的名字了——就像我祖母常说的"越老越糊涂"！）这个技术适用于个体来访者、团体或家庭。

首先你要收集纽扣——大的、小的、旧的、新的、金属的、塑料的、残缺的等。把纽扣在桌子上摊开，请来访者为每个家庭成员选一枚纽扣，用来代表他／她（大方点儿，也可以让他们挑选两三枚）。然后给来访者一张纸，告诉来访者把纽扣在纸上摆开（同样，你可以大方点儿多给几张纸，说不定有些纽扣会被单独摆在一张纸上，和其他家庭成员分开）。接下来你可以直接把沙盘游戏的流程拿来用，从体验、重新调整、导览、处理、觉察、重置等开始。如果你超级大方（而且纽扣库存充足），当来访者想要保留作品，结束时想把纽扣家族带回家时，可以请他们将纽扣粘在纸上。我们也很喜欢用纽扣来讲故事，"纽扣故事"中不同纽扣就是不同角色，这样可以给喜欢用隐喻沟通的来访者多一个选择，让自己和故事中发生的事情保持一定距离，能安心讲述。

创造宠物小精灵

这是我（Terry）根据最近一款很受欢迎的电子游戏设计的活动（也有些来访者玩的是宠物小精灵卡牌）。这个活动可以用来探索内在动力（特别是自我形象、对自己优势和不足的认知、评估风险并适度冒险的意愿）和人际间动力（特别是友谊）。因为角色来自小学生经常玩的电子游戏，所以应该适用于学龄儿童（特别是对于那些让人很难理解的9—12岁男孩）。但在青少年和成人游戏爱好者中，我们也用过这个活动，挺成功的。

这个活动超级简单：给来访者准备几张纸、蜡笔或马克笔，让他们创造一个属于自己的宠物小精灵。那些对千奇百怪的宠物小精灵很熟悉的来访者会迫不及待地开始创作；有些对活动感兴趣，但不太了解宠物小精灵角色的来访者需要一点帮助才能打开想象的空间。对于这些来访者，你可以先给他们提供一些例子作为参考——我们用过宠物小精灵图鉴中的贴贴纸，或精灵卡牌。画好自己的小精灵后，你可以建议来访者列出它具有的三项攻击技能（跟宠物小精灵卡牌中一样）和三项防御技能（这是我自己发明的，宠物小精灵卡牌不包括这个部分），可以用来自我保护。像卡牌和电子游戏中一样，角色有HP（health points）值，也就是生命值，在对战中会消耗，宠物小精灵HP值一般在100左右（±20）。对于有些来访者，活动的艺术环节到这里就足够了。但很多来访者会想要讲讲他们的小精灵，编一个背景故事，解释攻击和防御技能。对于非常投入的来访者（事实上很多会这样），你还可以请他们用这些角色创造一个军团——甚至是两个——进行内部竞赛或两军对垒，就像卡牌或电子游戏中那样。你也可以在团体中用这个活动，每个成员创造自己的宠物小精灵军团，成员之间进行团战，相互结盟打配合。

要注意的是有些来访者非常忠于游戏，在"正牌"游戏之外创造新的宠物小精灵角色，或者除了攻击技能，给小精灵加上防御技能，这些操作会让他们难以接受，甚至会因为你竟然胆敢改变游戏设置而气得火冒三丈。如果是这样，你可能以后就不要再跟该来访者提这个活动了，不过这也让你了解到当他/她所认为的世界运转规则受到挑战时会是怎样的反应。这种反应模式肯定会给他/她生活中的人际关系带来困难，未来也可以将这个反应作为例子再回过头讨论，"在那次游戏中……"你还可以将它记下来，在以后的游戏治疗"促进改变"阶段帮助来访者练习，提高灵活性和容忍度。

自画像

自画像可以让你了解来访者的自我形象和自己认同的性格特质，适用于所有年龄段的来访者，各种游戏治疗形式都可以用，操作方法也多种多样。自画像可以是具象的，也可以是抽象的。喜欢"现实主义"绘画的来访者可以用写实的方式画自己——画全身像或只画脸都可以。你也可以请来访者用不同的形状和图案来表达对自己的感觉，或者用图画纸撕出一个自己的"肖像画"。他们还可以用贴贴纸的方式来"画"肖像画；可以画动物、植物、建筑或交通工具等来代表自己，这个清单可以一直列下去。在不同情境下，或不同关系中自己的能量水平变化也可以画出来。你还可以请他们画两张自画像——一张是"真实"自己，一张是"理想"自己。不喜欢画画和手工的来访者可以选择做拼贴——动物图片、五官表情、从杂志上剪下来的各种图片或词句——用这些来代表他们是谁。

想象花园

Violet Oaklander 的玫瑰花丛技术会请来访者想象自己是玫瑰花丛（Oaklander，1978/1992），想象花园技术就是受此启发。我（Terry）想更多地探索团体、家庭动力，就把冥想内容和问题集中在与家庭、朋友、团体、学校／工作相关的议题上。这个活动可以实现多种目标。它可以用来探索各个年龄段来访者的自我形象。对于挣扎在家庭矛盾、朋友关系、学校生活中的儿童或青少年，或被工作（或家庭、朋友）所困扰的成人，可以用它来检视人际议题——探索家庭动力、学校／工作关系或朋友关系。游戏治疗进入催化改变阶段时，想象花园活动可以作为来访者学习辨别和解读社交信息，和／或在人际互动中承担责任的媒介。它还可以用来帮助来访者表达个人需求，以及设置界限。

具体做法是这样的，首先，收集适合来访者的艺术表达媒介。请来访者舒服地坐着或躺下（根据你的环境而定）。告诉来访者你会带领他／她进行一场想象之旅，请他 / 她听着你的指导语，在头脑中想象。读下面的指导语，带领来访者进行视觉化想象。（每到省略号"……"就停顿 10 秒。你可以根据来访者的情况和自己的评估决定花园某个部分的视觉想象需要多长时间，灵活调整。）

"请你闭上眼睛。留意自己的身体感受。放下周围的一切……关注自己的内在世界。感受你的呼吸……感觉空气从鼻子、嘴巴流入你的胸膛——想象呼吸像海浪一样，温柔地拍打着沙滩……每次海浪涌来，你都感觉更放松一点。

"注意力来到你的右手臂。感觉手臂越来越沉重……感觉整只手臂很沉重，一直蔓延到手指尖……注意力来到你的左手臂。感觉手臂越来越沉重……感觉整只手臂很沉重，一直蔓延到手指尖……注意力来到你的左腿。感觉左腿越来越沉重……沉重感在蔓延，一直到脚尖……注意力来到你的右腿。感觉右腿越来越沉重……沉重感在蔓延，一直到脚尖……感觉整个身体很放松，很沉重……

"现在，我想邀请你把自己想象成花园里的一株植物。变成花园里的一株植物，感受身为一株植物的感觉……你是什么植物？你是渺小的？还是巨大的？是宽大的？还是瘦高的？……你有开花吗？如果开花，是什么样的花？可以是任何种类的花……你有叶子吗？……是什么样的叶子？……你的茎和枝条是什么样子的？……你有刺吗？……你的根是什么样子的？或许你并没有根……如果你有根，根是又长又直的吗？还是弯曲的？根扎得深吗？……看看四周，周围有其他的植物吗？（停顿 15 秒）如果周围有其他植物，想象一下它们长什么样子？（停顿 15 秒）周围是只有几株植物，还是有很多？其他植物是和你一样的还是不一样的？其他植物有叶子吗……有花吗……有茎吗……有根吗……有刺吗？（停顿 20 秒）它们离你多远？它们和你一样大吗？是比你大还是比你小？整个花园的植物是盆栽还是直接栽种在地里的？或从混凝土中长出来的？甚至长在某个深处？（停顿 20 秒）再看看你的周围。

（停顿20秒）你看到了什么？（停顿20秒）花园里有雕塑吗……有动物吗……有人吗……有鸟吗？你周围有没有像篱笆一样的东西？如果有，它是什么样子的？……有人照顾你吗？如果有人照顾你，他/她是什么样子的？……他/她会做些什么来照顾你？（停顿20秒）这个人也要照顾其他植物吗？现在天气看起来怎么样？……你的生活是怎样的？……你感受如何？……你经历了什么，当四季流转，你会发生什么变化？（停顿20秒）意识到你是花园里的一株植物……仔细观察四周。体会生活在花园中，你有怎样的感受。（停顿1~2分钟——根据你的临床直觉判断停多久）。

"一会儿我会叫你回来，回到现在，回到你的身体。现在回来吧……睁开你的眼睛，定一定神。现在请你拿一张纸和绘画工具，把作为植物的自己和整个花园画出来。"

来访者画完后，你可以问下面的问题，收集你觉得有用的信息（或者任何你想问的问题）。（我们想说的是问题真的很多，所以要根据来访者的情况进行取舍。）

1. 你是什么植物，你看起来是什么样子的？

2. 讲讲你的花吧。

3. 讲讲你的叶子吧。

4. 讲讲你的茎和枝条吧。

5. 你有刺吗？如果有，跟我讲讲它们吧。如果没有，跟我说说你会怎样保护自己。你是一株不友善的植物还是一株友善的植物？

6. 讲讲你的根吧。

7. 讲讲花园里的其他植物吧。它们和你一样还是不一样（大一点还是小一点，是同一种植物吗，等等）？

8. 告诉我你在花园的哪里。你和其他植物离得近吗？还是离得很远？在花园的哪个地方（例如中间、外面、边缘）？

9. 告诉我你生活在哪里？你周围能看到什么？你喜欢生活在这里吗？花

园里除了你还有什么？

10. 谁在照顾你？对此你觉得怎么样？他们是怎样照顾你的？

11. 谁在照顾其他植物？对此你觉得怎么样？他们是怎样照顾其他植物的？

12. 现在天气看起来怎么样？随着季节变化，你会发生什么变化？

13. 作为一株植物感觉怎么样？作为一株植物，你的生活是怎样的？

14. 在花园中生活你感觉怎么样？如果你可以改变这个花园，你会怎么改变它？

15. 如果你可以换一个花园，你会换吗？在你心中完美的花园是什么样子的？

你可以用第三章沙盘游戏治疗中讲的"我注意到"技术探索画作中你认为重要的内容。注意整个活动都是在隐喻中进行的。对于大多数来访者，建议你在干预时也沿用隐喻，不要回到"真实世界"。有些来访者喜欢在隐喻和真实世界间往来穿梭，这时你可以跟随他们，推测画中不同元素在真实世界中代表什么，或者这些透露出来访者的"真实"生活是怎样的。

结构化游戏体验

友谊配方

如果你想探索友伴间动力，和孩子们做这个活动会很有趣（不管是团体还是个体来访者）。对青少年和成人来说这个活动会有点幼稚。邀请来访者列出制作友谊所需要的"配料"。然后帮他们弄清楚要结交朋友，维护友谊，重要的配料要各放"几杯"。

友谊守则

这个活动的目的与友谊配方一样，都是为了探索友伴间动力。（你也可以用在团体中，探索团体成员的"守则"，也可以用于家庭，探索家庭成员间的"守则"。）除了在探索动力阶段用这个活动，还可以用在帮助来访者洞察自身模式的游戏治疗阶段。

这个活动也很基础，我们曾和小学低年级的孩子（甚至幼儿园的孩子）一起做这个活动，效果很好。我们画出一个"朋友"的身体轮廓后就让来访者自己列清单，梳理出他们觉得如果要做朋友，应该怎么做，不应该怎么做。（这个活动非常简单……想做得复杂一点都难。）活动结束可以就此打住（活动本身可能对某些来访者来说已经足够了），或在列完清单之后跟来访者聊一聊，哪些朋友是遵守这些约定的，他们自己是不是能守约，是否想要保留所有约定，还是想要改变其中的几条。

亲密圈

这个活动的目的是探索人际间动力——你想探索哪方面动力，就可以根据目标设计活动。例如你想探索关系的远近亲疏，可以设计成亲密关系或友谊圈；如果想探索安全感，就围绕安全感设计；如果想探索有趣的事，也行啊。这个技巧对小学高年级孩子、青少年、成人更有效，因为年幼的儿童比较难以理解用圈代表的抽象概念。我们发现在团体或家庭中用这个活动氛围会有些紧张，所以更倾向于对个体来访者使用。

活动开始时先画六个同心圆——你可以给来访者提前画好，或告诉方法，让他们自己画。[我（Terry）画了一张电子版的图，只要打印出来就好了，你可以自己画一张，五分钟就能画好，之后用起来很方便。]如果你要探索亲密关系或远近亲疏，让来访者把自己的名字写在中间第一层圆圈中，接下来把跟自己最亲近的人的名字写在由里至外的第二层圆圈中，第三层圆圈中写跟自己比较亲近的人的名字，以此类推。接下来我会请他们描述这些人，如果来访者有能力（有足够的认知发展水平），还可以请他们说说为什么把他/她放在这个位置，是根据对方的哪些品质、特征和/或行为。如果你想收集内在动力（例如来访者的人格特质），你也可以请他们讲讲自己哪些个性特点或行为会吸引对方。

如果到此你对收集到的信息已经挺满意了，可以就此打住。但是如果你还想就来访者的人际动力继续深究，可以问问他们对圈中的人数是否满意，或希望自己的圈子有更多人还是更少人。还可以问他们希望哪些人能更靠近内圈（靠近自己），哪些人可以离内圈远一点。如果你还觉得不够，想打破砂锅问到底（并且想打破我们的约定），可以请他们详细讲讲原因。根据活动的不同变式，不管探索什么内容，你都可以灵活调整指导语。

角色扮演的动力

另一个可以用来探索人际动力的结构化游戏技巧是角色扮演（就是让来访者扮演一个角色）。（我们知道这看起来很直白。但通过扮演，我们希望来访者能真正展示出人们是怎样反应的，也最终让我们知道他/她会怎样应对这些人。）这个技巧对于所有年龄段的来访者都适用，个体来访者、团体和家庭中也都可以用。

这个技巧用起来有很多不同的方法。一种方法是请来访者演一演他们生命中很重要的人（最好的朋友、最不喜欢的人、邻居中的欺凌者、啦啦队里的对手、祖母等）。你可以只让来访者表演这个部分（然后自己凭直觉推测他们会怎样应对），或者可以请他们继续演，告诉你当他们刚刚模仿的人这样做时，自己会怎么办。另一种角色扮演需要道具。我们经常用帽子（先选一顶帽子代表某个人，然后开始"灵魂模仿"此人；或选择一顶帽子代表某个人，然后表演出自己对这个人的感受和反应），你也可以用其他的道具，或贴着人脸画像的镜子。还可以用一些小道具，比如武器（如果你的游戏室里有），沙盘游戏中的小摆件，或其他玩具。让来访者选小道具，帮助他们表演出对方是怎么做的，或他们会怎样应对。

游戏治疗中与来访者探索内在动力和人际动力的理论考虑

除了本章中讨论的动力，很多游戏治疗的理论取向有自己要探索的动力相关信息，也有独特的探索方法。前面已经讲到阿德勒学派游戏治疗师想要了解的信息——来访者的关键C，行为（包含不当行为）背后的目的，优势人格，应对生活任务的功能。

大多数儿童中心的游戏治疗师不会花太多时间收集信息，但他们会观察，借此理解来访者"真实自我"和"理想自我"之间的差距。他们还会通过观察发现来访者的价值条件，这会告诉他们来访者在哪些方面更需要无条件积极关注。

认知行为学派游戏治疗师结合了观察法和标准化测验，就来访者的情感/情绪、认知、行为和语言因素收集信息（Cavett，2015; Carmichael，2006; Knell，2016）。他们常用的标准化测验工具包括儿童行为量表、明尼苏达儿童发展量表或布偶填句任务。另外辅以行为观察和游戏评估，比如情绪温度计。认知行为游戏治疗探索的要点一直聚焦在来访者的行为，以及强化这些行为和来访者思考模式的环境因素。

相比于本章中提到的其他学派，生态系统游戏治疗师会采用更正式的评测过程。他们会与照顾者进行正式面谈，还会和作为来访者的孩子，还有家庭面谈，这些都是为了评估现有功能和来访者的生态系统。他们还会和家长一起完成《发展性治疗客观评定表修订版》（*Developmental Therapy Objective Rating Form-Revised*，DTORF; Developmental Therapy Institute，1992; O'Connor，1993，2016），用以测量行为、沟通、社会化和学业。还会用马谢克互动法（*Marschak Interaction Method*，Marschak，1960）测量亲子互动模式（O'Connor，2016）。他们也会用其他标准化测验工具，例如韦氏儿童智力量表（*Wechsler Intelligence Scales for Children*）、儿童人格量表（*Personality Inventory for Children*）、发展性教学目标评定表（*Developmental Teaching*

Objectives Rating Form），或康纳士评定量表（Connors Rating Scale）；以及投射测验，例如儿童投射画组型（Children's Projective Drawing Battery），罗伯特儿童统觉测验（Roberts Apperception Test for Children; Carmichael，2006）。

格式塔学派游戏治疗师在他们的探索阶段很少用正式的评估工具，他们靠观察、提问、艺术技巧、隐喻、讲故事和结构化游戏技巧探索动力（Carmichael，2006; Oaklander，1994）。除了本章中讲到的常见动力因素，格式塔学派游戏治疗师对探索来访者的过程觉察、接触边界障碍也很感兴趣。

荣格学派游戏治疗师在游戏治疗时很少做正式评估。因为他们是非指导性的，最重要的探索工具就是观察——观察来访者在游戏室中的行为表现和反应（Carmichael，2006; Green，2009; Lilly, 2015）。荣格学派游戏治疗师会特别留心收集来访者在游戏中表现出来的象征，特别是潜意识原型（Lilly，2015）。他们也会让来访者做沙盘，不过大部分都是非指导性沙盘（即请来访者选择摆件，然后摆在沙盘中，除此之外没有更多的结构性指导）（Punnett，2016）。

叙事取向的游戏治疗师会希望更多了解来访者的故事，关于来访者自己、世界和他人，与自然界的联结，来访者的文化、智慧和疗愈哲学，以及来访者是否愿意且有能力拥抱自己的创造力等的故事（Cattanach，2006; Mills，2015）。虽然叙事游戏治疗师有时候也会提问，但他们最主要是用观察法（观察来访者讲述时的非言语表达和治疗师讲故事时来访者的反应）和本章中的讲故事和治疗性隐喻部分提到的技巧收集资料。

心理动力学派游戏治疗师会探索来访者是否卡在了某个性心理阶段，是否陷入恋父或恋母情结，来访者是如何满足自己的需求的（爱与认可、权力、社会认可、个人崇拜、个人成就、自我满足、独立性和完美主义）（Cangelosi，1993; Mordock，2015）。

治疗性游戏学派把探索的重点放在来访者的依恋关系水平，父母 / 孩子的结构、投入、滋养和挑战因素（Booth & Winstead，2015，2016; Jernberg & Jernberg，1995）。他们会用马谢克互动法来探索家庭信息，了解父母与孩子的互动方式。有些治疗性游戏学派的游戏治疗师还会用到正式的标准化测验工具，例如儿童行为量表（*Child Behavior Checklist*）、贝克抑郁量表（*Beck Depression Inventory*）、康纳士评定量表（*Connors Rating Scale*）、学龄儿童依恋评估量表（*School-Aged Assessment of Attachment*）等，据此评估来访者的行为模式和依恋模式。

至于整合型 / 折中取向游戏治疗则极其看重探索人际动力和内在动力，因为他们认为治疗的进程是由游戏治疗师对动力的理解决定的。当然，至于每个整合型 / 折中取向学派游戏治疗师会用什么评估工具，我们还是那句老话——要看情况。因为这取决于多种因素：游戏治疗师对来访者主诉问题和议题的初步判断，他们接受的评估和干预方面的培训和专业能力，以及来访者其他家庭成员的配合程度等。

未完待续……

不管你认为来访者动力中哪些方面比较重要，确定目标收集完资料后，下一步你可能还是会卡住，"那现在要怎么办？"接下来你很可能想制订治疗方案，根据你的理论框架、对人的信念和你所知道的推进方法，顺着游戏治疗的进程进入下一阶段。下一章就会告诉你怎样帮助来访者在游戏治疗中获得洞察（如果你认为这是重要的，就继续看吧）。

插曲五
个案概念化

当你运用提问、观察和其他探索内在动力和人际动力的技术和技巧时，你会想要试着去理解这些收集到的信息。你会想将理论运用到实践中，通过来访者的内在动力和人际动力模式搞清楚他们的议题是什么，治疗目标应该是什么，以及下一步该怎么做才最好。你已经收集了大量信息。你所关注的细节将反映出你是怎样看待人的，怎样看待人的成长和改变的；也会反映出你对咨询和游戏治疗进程的理解。

梳理获得信息的一种方式就是问自己"我的观察告诉了我……"

- 来访者的情绪模式？作为评估的一部分，你可能会问自己来访者的情绪状态，是抑郁、焦虑、生气、绝望、气馁、紧张、不安、羞愧、困惑、厌恶、害怕、怀疑、自责、无望、脆弱和 / 或受伤？（注意这里提到的所有情绪都不是快乐或不积极的，因为我们在游戏治疗中见到的大多数来访者不会是乐天派，这点要记住。）来访者的情绪模式在不同情境或不同关系中会有变化吗？来访者的这些情绪体验有多强烈？这些情绪模式会以某种方式干扰他 / 她的功能吗？是什么触发了来访者的不同情绪?

- 来访者的认知模式?例如对自己、他人、世界是否存在错误信念或非理性信念?来访者的思维是线性的还是发散的?抽象的还是具体的?来访者的认知模式就是他们对自己、他人、世界的惯有想法,以及想法与情绪、行为间的相互影响方式。

- 来访者的行为模式?例如逃避、孤立、不合作、冲动、攻击?来访者会争吵吗?会陷入权力争夺吗?会用不当行为博得关注吗?

- 来访者的身体/肢体模式?来访者是怎样用身体表达自己的想法和情绪的(例如驼背、内心惴惴不安、头晕等)?来访者是否经历过创伤事件,留下躯体症状?

- 来访者的态度模式?来访者对待他人、工作或学校、自己家庭的态度如何?例如来访者容易放弃吗,容易陷入权力争夺吗,或总觉得"不是我的错"?

- 来访者的自我形象?来访者是怎样看待自己的?来访者在不同的生活情境中扮演不同角色时的自我感受分别如何?据你了解来访者在自信、自我效能感、自我负责方面是怎样的?

- 来访者对自己优势和不足的认识?来访者是否知道自己的优势,并且能够"认同"这些优势?来访者是否能客观看待自己的资源?来访者知道自己的不足吗?是否能客观看待自己的局限性?自己陷入困难时是否愿意承担责任?

- 来访者的情绪觉察?来访者是否能辨识自己的情绪和触发原因?是否知道情绪产生时身体哪些部位会有感受,或情绪会积压在身体哪些部位?来访者是否能觉察自己经常体验到的情绪模式?是否对自己情绪的强烈变化模式有觉察?来访者能够调节自己情绪的强度吗?

- 来访者自我调节的能力?来访者能检视并控制自己的情绪、想法和行为吗?在"太松"到"太紧"的连续体中,来访者处于什么位置？

- 来访者的决策能力、制订目标并监控目标进度的能力？来访者是怎样做决策的？怎样设置目标并监控进度的？来访者是否能够对自己的选择付出努力并承担责任？来访者是否会设置短期和长期目标，并且愿意这么做？来访者在评估目标进展方面的能力如何？

- 来访者评估风险、适度冒险的意愿？来访者在多大程度上愿意冒险，在肢体、智力、情绪、人际方面走出舒适圈？来访者有多少能力来评估哪些是"真实"的风险，哪些是心理上的风险？来访者有能力评估哪些值得自己冒险吗？

- 来访者追求自我实现的努力？来访者怎样看待自我实现？来访者是否以积极的方式表现出成长的意愿，期待改变，想要成为更好的自己？是否展现出积极的动力，朝着最好的自己努力？来访者是在向着自我实现的方向前进吗？

面对这些问题，每一种游戏治疗理论取向都有自己独特的关注点。有些会侧重情绪，有些更强调想法或互动。有些会更看重情绪觉察，有些则更关注自我调节能力。当你尝试对某个来访者进行概念化时，需要决定怎样将个人的理论取向、对人的思考，以及对人的改变的理解应用于实际。我们尽可能涵盖了大多数游戏治疗理论取向在个案概念化时会考虑的因素。如果还有些你认为重要的因素没有讲到，你自己在做个案概念化时也应该纳入进来。你可能需要参考第二章的内容，甚至直接去找原资料，开始进行整合，将自己选择的理论取向、对人及其改变的理解进行融合。

你会想要从与来访者的第一次见面开始就进行概念化。但是在收集了来访者这么多人际动力和内在动力信息后，概念化才真正到关键处。因为从我们的理论角度出发，才能对情绪、认知或行为层面进行干预，我们利用收集到的信息进行判断，决定怎样才能最好地促进来访者的洞察。接下来，你瞧，我们就开始用游戏治疗技术，为不同学习风格的来访者量体裁衣，设计干预方案，向治疗目标迈进。你需要以前后一致的方式进行概念化，用搜集和组织好的信息为来访者制订治疗计划。

我们发现将自己认为重要的部分和指导理论先写下来，再决定（惊不惊奇，得通过理论引导）怎样推进，这样做会比较有帮助。通过收集来访者的信息并持续追踪，我们就能判断是否获得了足够的信息，可以继续推进，并且知道该怎样推进。根据理论框架进行个案概念化就像绘制一幅地图，能标出我们在哪儿，要去哪儿，以及要怎样才能到达目的地。制订一系列行动计划能让治疗过程更有效，更有针对性。

第六章

帮助来访者获得洞察

你可能已经猜到了，当我们说到帮助来访者获得洞察，我们是指帮助他们对自己的行为、情绪、认知、态度和动机等模式更有觉察。还包括帮助他们逐渐理解自己的游戏和言语背后的含义。本章包含专门设计的游戏治疗技术和技巧，可以用来帮助来访者洞察模式，理解潜在含义，也可以帮助来访者对你的理论取向所关注的，或你自己认为重要的任何内容更有觉察。在具体学习技术和技巧前，你需要考虑清楚以下几个重要问题。在游戏治疗中，你是否认为帮助来访者获得洞察是促进改变的前提？如果是，你认为这个前提适用于所有来访者吗？或只适用于特定年龄段的来访者，或某个发展阶段的来访者？以及作为游戏治疗师，你认为帮助来访者获得洞察是你的重要任务之一吗？

在思考这些问题时，你需要知道有些游戏治疗取向认为洞察并不是产生改变的前提，这可能会影响你的想法。比如治疗性游戏学派、认知行为游戏治疗学派认为即使没有提升到意识层面，来访者也能发生改变。在儿童中心游戏治疗中，游戏治疗师虽然会用到阐释技术，但不会用技巧或活动帮助来访获得洞察，因为他们相信没有游戏治疗师的直接干预，来访者会有更丰富的觉察。而其他取向的游戏治疗（阿德勒、生态系统、格式塔、荣格、心理动力、整合／折中）则认为，对大多数来访者而言，对自己的模式更有觉察是游戏治疗中支撑积极改变的关键因素，所以这些取向的游戏治疗师会用技术和技巧来促进这一过程。这里我们假设你已经选择相信增强觉察的重要性，也对帮助来访者获得洞察感兴趣，那么我们就继续讲下去……

本章的基础假设是，对于很多来访者而言，获得洞察是游戏治疗中促成改变的必要因素；洞察的水平取决于来访者的发展水平；而帮助来访者获得洞察是游戏治疗师的一项重要职责。一定要记住，如果要问该不该协助来访者将一些素材带到意识层面，答案就是（准备好……）"看情况"。下面列举几个需要看情况的参考因素：（1）来访者的发展水平；（2）来访者的准备状态，是否能听进去，能接受更多的觉察；（3）要觉察的模式是什么类型；（4）提高觉察的潜在影响。你需要运用自己敏锐的临床判断力，综合考虑干预的时机、深度和开展的方式，来帮助来访者获得洞察。

在考虑来访者的发展水平是否有助于提高其对特定模式的觉察时，牢记以下原则会很有帮助：对于大多数年幼的儿童和有智力障碍的来访者，干预时需要将语言和概念尽量简化、具体化，即使用隐喻也要注意这点。如果你认为某个洞察太过复杂，年幼的来访者或有智力障碍的来访者理解不了，你可以告诉家长或教师，不必非要直接告诉来访者。

不管来访者的发展水平如何，在跟来访者分享你注意到的他们的相关情况，或者专门设计活动让他们对造成自己困扰的一些特定模式更有觉察之前，你都一定要先评估他们的准备状态。当来访者准备好时，他们对自己的模式会表现得更加开放，更感兴趣。这从很多方面都能看出来，比如来访者在游戏中做的评论，玩的时候叙述的话，或者游戏的实际内容。有些来访者看不太出来是否准备好，对于这类来访者，有时就需要尝试用阐释或隐喻故事的方式帮助他们获得洞察。你要密切关注来访者的反应，借此判断他们是否足够开放，能够增加觉察力。如果他们的反应挺消极的，或表现出困惑，你就知道他们很可能还没准备好，这时你就可以继续建立关系或探索动力。（试一下也没有关系，不用担心因为你选错时机而导致来访者不堪一击。）

　　相比之下，有些模式会让来访者更容易接受更多的觉察。很多时候，经历过创伤事件的来访者相比没有经历过创伤事件的来访者会对洞察更抗拒。对年幼的儿童来说，有些模式理解起来会比较容易，有些则困难一些。比如当你把自己推测的模式告诉他们时，大多数小孩会觉得情绪模式更好理解（例如“要去见爸爸时你常常会显得很担心”），认知模式就相对难一些（例如“看起来你觉得不能指望爸爸来保护你”）。有时候，来访者很难听进去并接受某些对他们和他们的生活都有影响的特定模式，这背后的原因可能与其家庭或社会规范、价值观有关。比如在有些家庭中某些情绪是可以接受的（或许是悲伤、快乐），某些情绪则是不能接受的（或许是生气）。所以你需要考虑到有可能来访者并不想深入了解某些模式，却愿意接受另一些模式。再强调一遍，当你试着帮来访者获得洞察时，要仔细观察他们的反应，这样才能随时调整做法。

　　针对某些特定的来访者，若增加其觉察，是否会造成一些冲击？这也会影响你决定是否要用本章中的技术和技巧帮助他们深入了解某些特定模式。如果觉察到某个模式会让来访者出现大量认知失调或情绪失衡，甚至难以负荷，那最好还是等到治疗历程的后期，甚至等到来访者的生命历程进行到某个阶段再做。同样，当来访者的生活处在不稳定状态或压力很大时，比如搬家、家人过世、刚换了学校或工作岗位时，也要慎重考虑，延后进行。

　　当你帮助来访者增强觉察时，一定要注意传达的方式，不管是用直接沟通的方式，还是通过隐喻和象征的方式，都要保持和来访者惯用的处理方式和自我表达方式相一致，这一点至关重要。如果来访者需要和现实保持安全距离，采用象征和隐喻进行沟通就显得至关重要，这样做也表现出对来访者最基本的尊重。Yasenik 和 Gardner（2012）认为，来访者有的时候能开放接受直接的觉察，有时候他们需要的是别的：“孩子的游戏如果非常直白、简明，并辅以语言表达，这表示这个孩子正在以某种程度的意识觉察在工作着。而有些时候，孩子在面对讨厌的想法或感受时，需要与其保持一定的距离来保护自己，这时他们会以更无意识的方式进行游戏，玩玩具，会更多地运用象征的方式。"（p.46）我们也发现有些来访者总是喜欢用直接的方式表达自我，不管涉及的是主诉问题、人际关系，还是生活中的境况；而也有来访者无论什么情况下都要用隐喻来表达，借此保持安全距离，不用在意识层面直接表达。还有来访者可以在两种表达方式间自由切换——有些主题和部分情况下采取直接沟通，有些则用隐喻。

　　和直接沟通的来访者工作时，比较适合在游戏室里直接跟他们谈话，聊一聊他们的思维、情绪、行为模式等；当来访者用隐喻和象征沟通时，你也需要做这些，不过要换方式。比如你在和6岁的杰里迈亚工作，处理他易冲动的议题。如果他习惯直接说出自己的体验，你可以直白地告诉他，你们会玩一个投球接球游戏，帮助他学习放慢速度，在行动之前先想一想。但是如果杰里迈亚习惯用隐喻沟通，你可以在玩的时候问问他，他认为玩投球接球游戏可以怎样帮助容易冲动的小朋友，帮他们慢下来，做事之前先想一想。如果16岁的莎莉习惯直接沟通，这次她就自己和中年男性交往做了沙盘，讨论的时候你就可以直接推测她对异性的选择可能跟小时候被爸爸抛弃的经历有关。如果莎莉喜欢通过隐喻沟通，你可以借助沙盘中的一个人偶来讲，猜测其背后动机，而不是直接将话题引到她身上。

　　如果来访者主要通过象征和隐喻沟通，你就要努力适应这种方式，避免乱问问题或瞎建议，强行让他们面对现实，"戳破"他们的隐喻。（例如"我猜娃娃屋里打女人的那个小人就像你爸爸"，或"那个跟女朋友闹矛盾的'朋友'其实是你自己吧？"没错！这就是我们说的"烂技术"。请尽量避免！）根据我们的经验，即使来访者有时候会直接沟通，有时候用隐喻和象征，也要避免"戳破"隐喻。对于这类来访者，重要的是你要根据他/她此时此刻的表达方式而加以调整。

游戏治疗技术

游戏治疗中有很多技术可以用来帮助来访者深入了解自己的模式。其中一些借用了别的治疗形式的技术（阐释、借用来访者的隐喻、面质不一致），有一个则是游戏治疗独有的（设计治疗性隐喻）。并不是所有取向的游戏治疗都会用这些技术，而且即便用了，不同取向间也存在用法的差异。接下来就介绍这些技术，以及它们在游戏治疗中的用法。

阐释

通常情况下来访者不会意识到自己的行动或反应存在某种特定模式，他们也不知道自己的这些内在动力和人际动力模式是如何影响自己以及自己的生活的。即使有些来访者能意识到自己的模式，但也可能会缺少抽象语言概括能力，难以把这些模式对自己及其人际互动有什么意义进行概念化，或者不知道怎样做才能改变这些模式。阐释这一技术就是为了帮助来访者意识到并逐渐理解自己的模式。当游戏治疗师运用阐释技术时，他们会观察来访者的游戏和言语，并进行评论，目的是帮助来访者把他们在游戏室里正在做的事情赋予意义，并且了解自己在游戏室里和生活中的模式。通过评论正在进行的事情（通常情况下还包括这样做的意义），游戏治疗师可以帮助来访者对自己的行为、情绪、认知、反应、态度、动机、关系、沟通、问题等进行更清晰的思考。

VanFleet 等人（VanFleet et al.，2010）关注阐释游戏主题。他们认为很多情况下来访者的游戏有特殊意义，比如某个游戏反复出现，用不同玩具做类似的活动，玩的时候特别激动和投入，特定的游戏顺序出现在多次游戏时段里，某个游戏跨越多次游戏时段连续进行，和 / 或情绪基调有转变时。通过留意以上这些情况，你可以开始判断哪个游戏主题对来访者来说是重要的，考虑将其阐释出来，借以帮助来访者觉察自己游戏的含义。VanFleet 等人（VanFleet et al.，2010）列出以下常见的儿童游戏主题：权力与控制、攻击、情绪、善恶之争、胜败、掌握发展性任务、掌控焦虑或恐惧、重演创伤经历、探索与形成自我同一性、界限与限制、哀伤与失落、滋养与爱、退行、依恋与联结、安全／保护与威胁／危险、韧性、毅力、发现问题与解决问题、愿望及文化象征。我们在和青少年、成人做游戏治疗时，通过观察也发现他们的游戏中同样存在这些主题。（这里需要补充一下，并不是所有的游戏你都能弄清楚主题。尽管我们有这么多年的游戏治疗经验，不管面对哪个年龄段的来访者，我们都遇到过猜不透游戏含义的情况。所以当你弄不明白时也别慌张。你还是可以分享给来访者你认为重要的发现，即使还不完全明白这些对来访者而言为什么重要。）

O'Connor（2002）建议，要让阐释能帮助来访者获得洞察，进而帮助他们解决问题，就要以适合来访者发展水平的语言表达出来，并且要分成足够小的片段来传达，这样来访者才不会一下子被压得喘不过气。他认为对游戏主题和模式的阐释可以分为几个不同层次，游戏治疗师可以针对不同层次进行反馈。第一层：内容，就是来访者的整体行为和活动；第二层：情绪，来访者的情绪表达相关内容，包括非言语线索、面部表情、语音语调；第三层：意图，即来访者游戏的目的；第四层：心理意义，也就是更深层的动机以及根据心理学理论对游戏做出的阐释；第五层：与之前游戏治疗时段的关系，即每次治疗之间的模式及其意义；第六层：游戏与日常生活或事件之间的关系，来访者在治疗中出现的行为与他们生活中的真实事件、情境或关系之间的关联（O'Connor，2002）。显然相比后面几个层次，前两个层次比较不需要用到阐释技巧。

Kottman（2011；Kottman & Meany-Walen，2016）建议，可以针对以下方面进行阐释：

1. 来访者的非言语沟通。（例如，"你向我这边看了看，好像要跟我确认一下毛绒动物能不能埋在沙子里。"）

2. 来访者对治疗师说的话及提出的问题有什么反应。（例如，"当我说我们一起来玩布偶剧时你看起来有点紧张。我想你不太确定20岁的成人是否还可以玩布偶剧。"）

3. 来访者对治疗师和来访者之间互动的微妙反应或感受。（例如，"我猜你认为我一定是疯了才会邀请你一起吹泡泡。看起来成人一起玩这个很怪。"）

4. 来访者对治疗师与自己的关系或游戏治疗历程的微妙反应。（例如，"看起来你好像有点疑惑，为什么跟我一起玩游戏能帮到你。"）

5. 来访者沟通中的小细节。（例如，"我发现你紧张的时候说话会更小声，好像不希望让我听到你在说些什么。"）

6. 来访者行为的潜在含义。（例如，"每次当我说到刺猬太太看起来挺烦躁或生气时，她都会躲起来。刺猬太太似乎觉得自己不能生气，所以当我注意到她的感受时，她就会躲起来。"）

7. 来访者语言的潜在含义。（例如，"我猜当你问我今年会不会去得克萨斯州时，是想要告诉我你不希望我今年离开那么久。"）

你可以阐释一次治疗中呈现的模式（例如"我发现今天只要一提起你的工作，你看起来就有些激动"），也可以阐释横跨多次治疗中出现的模式（例如"小兔子总是找不到朋友陪他玩，每当这时候它看起来就很难过"）。你也可以针对来访者具有代表性的模式进行阐释，比如来访者的人格特质、应对策略、沟通风格、问题解决与冲突解决的方式，还有其他任何内在动力或人际动力相关的方面。有些理论取向也会将对模式的阐释延伸到来访者游戏室外的人际关系或生活情境中（例如"我发现你在游戏室中一定要当老大，我猜在家里和学校里你也喜欢让大家都听你的"）。

不同取向的游戏治疗对阐释有不同的说法。虽然大多数取向都称之为"阐释"（其实换汤不换药，都一样），阿德勒游戏治疗师称之为"后设沟通"（Kottman & Meany-Walen，2016），一些儿童中心游戏治疗师则称之为"扩展意义"（Ray，2011）或者就简单叫"阐释"（VanFleet et al.，2010）。不管你选择用哪种叫法，下面这些基本原则对你架构阐释都是有帮助的，让你能在最大程度上帮到来访者。

- 与来访者的处理和自我表达风格相匹配。（我们知道这一点已经讲过了，但这里还是要再强调一遍。）你可以进行直接阐释，也可以套用来访者的隐喻进行阐释。这非常重要，因为如果抛掉隐喻直接阐释，来访者很可能根本不愿意听。如果你借用来访者隐喻中的人物和场景，会更容易影响他们。如果 4 岁的伦纳德总是用狮子来代表自己，你阐释时就说狮子的感觉，狮子想干什么。当 34 岁的乔茜形容自己的生活是一场老鼠赛跑，你可以说老鼠一定感觉很累了，总是要不停奔跑，互相竞争。

- 确保你的语言与来访者的发展水平相一致。评估一下来访者语言的复杂程度，用他们能够懂的词语和概念。即便你的阐释是世界上最有深度、最有见地的（我们对你有信心），如果来访者听不懂你在说什么，除了觉得你跟他们之间有代沟，他们什么洞察都得不到。

- 阐释时要保持一定开放度。你不能像填鸭一样将自己的想法硬塞给来访者。你可以试探性地说（例如"我猜……""有没有可能……""或许是这样的……""我在想……""看起来似乎是……"），你可以对模式、模式的意义、游戏的潜在含义进行猜测，但要避免将自己的观点或阐释强加给来访者。

- 有意识地选择所要阐释的内容。（我们知道"有意识"听起来有点啰唆，但想想有段时间没说了，这里就悄悄强调一下。）留意来访者对某个想法和主题的准备度与开放性，确保你要分享的模式和情境的阐释对他们来说是做好准备能够面对的，而不是让他们卡在否认或阻抗里。

- 将你的阐释分成小段，小到让来访者能够消化。要避免一股脑将全部阐释丢给来访者，让他们一下子承受不了而闹肚子（无论是字面意思还是比喻意义）。

- 观察来访者对你所做的阐释的反应。注意来访者对你所说的是保持开放态度，能听得进去，还是觉得不舒服或抗拒。通常如果来访者觉得你的阐释有用，就会做些什么来表示自己听见了，并且同意你说的。这通常叫作认可反射（recognition reflex；Kottman & Meany-Walen，2016），可能是任何反应，从一个微笑、一个点头到语言表达同意。如果来访者不同意你的阐释，或你阐释得太多或太快，他们基本都会做出可见的反应。你需要寻找诸如此类的反应。可能是非言语反应，比如中断游戏（他们会停止正在做的，突然转去做其他事情）（Kottman，2011），皱眉头、耸肩、摇头，或用其他微妙的方式拒绝你所说的。他们也可能用语言反驳，否认你说的话，或否认你说这些话的方式。如果真是这样，你要注意来访者反应的激烈程度。如果他们反应过度，大概率你的观察没有错，只是说得太早了，或阐释得不够温和。这时候你就可以说"好吧，我们都不妨想想看"[这是我（Terry）在博士生涯中学到的最宝贵的一句话，出自我的导师 Byron Medler 博士]。不要和来访者陷入谁对谁错的权力争夺；就此打住，先把这个想法在你头脑中存起来，等到以后再尝试，或换一种方式尝试。如果来访者只是简单表达不同意，那可能真的是你猜错了……如果你觉得可能是自己搞错了，随时可以道歉，建议重新开始。

- 不要太执着于要来访者赞同你的阐释。有时候你就是错了。有时候你和来访者对同一件事情的看法就是不一样。犯错没关系，来访者的理解跟你不一样也没关系。很多时候即使你是对的，来访者还是会不同意。这都没什么大不了。还有时候，你即使是对的，但来访者压根不理睬你。（实际上这是最常见的情况，不管是我们自己还是很多学生都有此经验。）这时候就"随它去吧"。毕竟来访者又没有责任一定要认同你或给你回应……很重要的是你要放下这种需求，不需要别人来告诉你你是对的，因为这并不是治疗本身的目的（不管是游戏治疗还是其他治疗，虽然我们很多人投身到治疗这一行确实是想要获得他人的认可）。

借用来访者的隐喻

对于用隐喻沟通的来访者，你就借用他们的隐喻。[我们知道这听起来就像抽打一匹死马（多此一说），但我们想要让你意识到这有多重要……你看出我们刚刚使用的隐喻了吗？]如果罗南用鲨鱼玩偶代表自己，你可以向鲨鱼提问，就鲨鱼行为代表的意义进行阐释，反馈鲨鱼的情绪等。你还可以讲鲨鱼相关的故事，鲨鱼的人际关系、遇到的困难、冒险挑战、克服困难等。当茜茜用龙卷风摆件代表她的男朋友时，你可以谈一谈龙卷风，向龙卷风提问，跟她聊聊她自己和其他人对生活中有个龙卷风是什么反应。当成人来访者用到比喻性语言时[比如"滚石不生苔""冲着没猎物的树乱叫（找错人，看走眼）""烫手山芋""打翻的牛奶，哭也没用（覆水难收）""前有狼，后有虎（进退维谷）"]，赶紧跟上，一起用类似的语言跟他们互动。他们会更容易觉得被理解，更愿意听你的"智慧之言"。

面质不一致

来访者常常是不一致的。很多时候，需要面质这些不一致（例如来访者这周说的跟上周说的不一致；言行不一；教师说的操场上发生的事情和戴维自己告诉你的不一致；来访者说自己是这样的感受而他们的身体表现却告诉你不是这样）。要记住治疗中所说的面质并不是生活中常用的意思。并不是要让你冲到伊梅尔达面前对着她吼，而是要指出不一致的地方，温和地让来访者意识到他们忽略的或在逃避的事情。下面是一些准则，能帮助你在游戏治疗中有效地运用面质技术：

- 要温和。不管是在游戏治疗中还是其他形式的治疗中，任何时候运用面质时都要保持温和。当你指出不一致的地方时，通常来访者的第一反应会是防御。而要避免从防御升级到全面反击的一个方法就是先确保面质时你自己没有在攻击来访者——你只是在分享你发现的不一致之处。

- 运用幽默。与其直接当面质问来访者，不如用幽默的方式指出不一致的地方，这样能确保来访者不会觉得你是在攻击他们。你可以面带微笑或者善意的笑，开始说："然后上周你有说到……""虽然你说自己没有在生气，这会儿你却正在用拳头捶地板。""看起来或许你看问题的角度跟你妈妈不完全一样。"一定小心不要让幽默听起来像是嘲笑或讽刺，特别是跟儿童和青少年工作时更要注意，否则会起到反作用，引发来访者强烈的防御反应，这可不是你想要的。

- 装糊涂。我们常用到一个叫"科伦坡"的技巧。这名字来自 20 世纪70 年代的一个电视剧，里面的主角科伦坡是洛杉矶警察局的侦探，某种程度上他就是靠着标志性的"装糊涂"破案的。(不，我们并不会告诉来访者我们是在模仿电视剧里的侦探，虽然有些成人来访者有时候会看出来。) 运用这个技巧的时候，我们会以这样的话开头："我有点搞不明白啊，老虎先生，上周你说你才不在乎有没有朋友，然后这周你告诉我自己很生气伤心，因为其他动物都不想跟你玩。"或者"这真的把我搞蒙了。你说想有一位懂得珍惜你的女朋友，而卡特里娜对你一点也不好，你还是选择跟她在一起。"(注意我们同时还对用词非常小心，尽量避免用"但是"这样的转折词，因为这样也会激起防御反应。)

- 注意时机和来访者的准备状态。要留意来访者是否做好准备听你要面质的内容。有时候否认对来访者而言是一种重要的应对能力，所以面质有的时候会更有效，有时候却不见得是最好的选择。在面质之前，你需要和来访者建立稳固的关系，还需要确认来访者准备好了，有能力处理面质的具体内容。

设计治疗性隐喻

帮助来访者获得洞察和促进改变的一个关键技术就是设计治疗性隐喻（这样你就知道了，这个技术也是第七章的内容，不过我们不会再花大量的篇幅来讲了哦）。这是指就造成来访者困扰的问题模式用编故事的方式进行间接沟通，或用含蓄的方式教导来访者。我们知道有一类策略是讲故事和治疗性隐喻，但我们相信创造基本的隐喻是一种技术，而不是一个技巧。下面是设计治疗性隐喻的步骤（Gil，2014; Kottman & Meany-Walen，2016; Mills & Crowley，2014）：

1. 确定你讲故事的目标。这是整个过程中最重要的一步。你的目标要具体、简明且可以实现，因为如果你想用一个故事就实现一些模糊或宽泛的目标（例如"指出塔特自尊很低""帮助索菲娅认识到她和妈妈之间的关系出了问题""教会安东尼愤怒管理技巧"，或者"确保布丽安娜幸福"），肯定会失败的。所以目标要保持简单，例如"让达科塔知道深呼吸可以作为愤怒管理的方式""强调索菲娅辱骂妈妈是导致母女关系陷入困境的原因之一"，或"帮助马泰奥认识到什么时候他的消极自我对话会影响他在学校的表现"。我们建议你把故事的目标用一句话写下来，比如"这个故事的目标是帮助阿卡认识到，面对一个人时，或在一种情况下，同时感受到两种矛盾的情绪是正常的"。这样你讲故事的时候即使中间跑题了，根据目标也能调整方向，再回到正轨上。

2. 根据你和来访者之前的互动，决定：（1）讲故事时是否要用到玩具或道具；（2）来访者会对现实类的还是幻想类的故事比较有回应；（3）故事能在多大程度上贴近来访者的真实生活；（4）要用什么方式传达这个隐喻（仅仅讲故事，给故事配图，和来访者一起制作一本书／或为来访者制作一本书，表演布偶剧，或当你讲的时候请来访者表演出来等）。

3. 决定故事发生的时间和地点。最好是把故事的时间和空间打乱，这样来访者就能在故事和个人经验中间保留理想的情绪距离。通过打乱时间，让故事发生在过去或者未来，来访者就能否认故事是在讲他/她自己。打乱空间，用其他的城镇或国家作为故事发生的背景，也是出于同样的用意。即使故事的时间只是向前或向后调整了一点点（例如"上周"或"下个月"），或地点只是离来访者生活的地方远那么一点点（例如"隔壁镇上"或"邻国"），打乱时间和空间让你能为来访者创造安全的情绪距离，这样他们听故事的时候就不会自动地被迫对号入座。

4. 故事背景设置的描述要非常清晰、具体。最重要的是背景不能跟来访者的情境完全一样。但可以有几种类比模式，可以设在自然界（"在丛林中……"），神秘的地方（"在一个所有动物都会说话的地方……"），或者现实环境中（"在我小时候生活的街区……"）。

5. 描述故事中的角色时要非常详细具体。每个角色都要有自己的名字，外貌描述和情绪性格描述。至少故事角色要包含一位主角（通常是一只动物或一个人，用来代表来访者），一个反派对手（一只动物，一个人，或某种情境，专门给主角制造麻烦）。有时候加入一个为主角提供资源的角色也是有帮助的（可以给主角出主意或能帮助主角——这个角色代表的可能是游戏治疗师或来访者生命中其他重要的人），再加入一两位同盟（能够为主角提供支持或鼓励的动物或人）。

6. 具体描述主角经历的困难或身处的困境。问题可能跟某个人、某段关系有关，或与让主角挣扎的某个情境有关。问题可以跟来访者正在面对的情境相类似，但相似度不要太高，否则就过于明显了。很重要的是避免指出故事与来访者的生活有任何相似之处，因为有意识地认识或承认故事相似性的权利一定是属于来访者的。

7. 讲故事时要尽量真切，特别是面对小学高年级孩子、青少年或成人时，如果你能丰富感官信息，包含视觉、听觉、嗅觉、动觉、触觉信息，会有效地增强体验，让来访者觉得更真实（也更有帮助）。举个例子，你可以强调视觉感受（例如"海水是蓝绿色的，海浪比红杉树还要高"），听觉特征（例如"海盗加布里埃尔听到海鸥尖声鸣叫，海浪声震耳欲聋"），嗅觉体验（例如"她闻到一股刺鼻的海草和死鱼腐烂的味道"），动觉信息（例如"加布里埃尔在海浪中艰难地走着，一次次被迎面而来的巨浪击打着，险些摔倒在地"），或触觉体验（例如"她感受到皮肤带着咸咸的空气和粗糙的沙粒，感觉痒痒的，很不舒服"）。

8. 当你持续说故事时，虽然故事中的主角是要向着战胜困难不断前进的，但是在过程中也要设置一些障碍给主角足够的挑战。故事情节要有一定程度的挣扎与困顿，这样来访者才会觉得主角是付出努力才换来最后的结果，而不是靠什么神奇力量问题就轻松解决了。如果你有设置资源角色和同盟，必要时他们也可以帮助主角。不过最终还是要主角做决定，并为克服障碍解决冲突承担主要责任，以及付出最大的努力。

9. 确保描述问题解决时使用具体且界定清晰的说法，这样来访者听完故事后才能确定问题相比故事刚开始的时候真的有解决。这个解决方案并不见得要完全消灭原来的困难，只要能表达出主角在学习应对这样的情境中取得了进步就可以了。

10. 讲故事的过程中要不断提及你想要达成的目标，因为整个故事中的一切（最初设置、遇到的障碍、进展、问题解决和寓意）都应该与你想传达给来访者的内容有关。

11. 问题解决之后，你可以让故事中的角色庆祝一番，肯定主角的改变。根据我们的经验，在故事的结尾明确地点出主角学到了什么，这样做是很有用的（例如"加布里埃尔开始理解有时候是她自己的选择给自己带来了麻烦""海盗发现即使在很恐惧的情况下，她也能照顾好自己"，或者"加布里埃尔学会了在生气的时候慢慢从 1 数到 10，这样可以让自己平静下来"）。（哎呀！并不是一次性给三个总结——这样就太有压力了，而且这也违反我们的原则，即故事只能有一个具体目标。）对于更能理解抽象内容的年长孩子、青少年和成人，故事的寓意或教训就不需要最后那么直白的总结，但仍要在故事中清晰地体现出来。

12. 讲故事时要留意观察来访者的非言语反应。根据来访者的反应（身体语言、眼神流转、目光接触、活动水平和能量水平、语言反馈、参与水平），你可能需要对故事进行调整——不管是内容、动作还是长度。例如，如果发现来访者看起来觉得无聊了，你可能需要讲的时候更戏剧化一点，加入一些吸引人的信息，或缩短故事长度；反之，如果来访者看起来非常投入，你就可以扩展一下，在故事中加入更多细节或在未来治疗中继续讲续集。

13. 判断是否要与来访者对故事进行处理，如果是要怎样做。对有些来访者而言，把故事讲完就足够了，他们并不想在你讲完后再来讨论。而有的来访者则会想要聊一聊故事本身；与此同时，很重要的是让他们有个转圜的空间，不用去承认这个故事是有关他们或他们的生活的。面对这样的来访者，你在处理故事角色和内容时就不要把发生在他们身上的经历带进来。还有的来访者会主动说故事中有些部分和发生在自己身上的经历类似，甚至承认这就是自己的故事，想要聊一聊，他们甚至还提出要头脑风暴一下，找到故事中和自己生活中遇到的困难还有什么其他的解决方法。（虽然这确实是值得庆祝的进展，但这时候请控制你自己，别得意忘形地跳起舞来。）

帮助来访者获得洞察的技巧

到现在你应该已经很清楚我们的套路了——每个技巧我们都会给出希望达成的目标，适用的年龄段，是否能在个体来访者、团体、家庭或以上所有成员间使用。大多数帮助来访者获得洞察的技巧都是隐喻性质的，所以相比其他章节，讲故事和创造治疗性隐喻部分的活动会更多。要充分发挥隐喻的作用，你真的需要放开自己，发挥创意，疯起来。

冒险治疗技巧

气球飞啊飞

几年前，我（Terry）曾在爱尔兰一个阿德勒游戏治疗研讨会上做报告。当时我想要和与会者有些互动，但常用的装满玩具和材料的游戏箱并不在身边。手边的提箱只有一些气球和压舌板（别问我为什么会把这些装进行李箱），就临时想出了这个游戏跟与会者一起玩。这个游戏对以下这些类的来访者都有帮助：墨守成规或僵化的，"过于紧绷"的，习惯性对别人发脾气的，难以理解他人情绪或想法的，或难以跟他人合作或沟通的来访者，等等。活动的目标是帮助来访者理解他们在用很多不同的规则规范着自己的行为、情绪和想法（很多情况下他们自己并没有意识到）——这个技巧背后的设想就是帮来访者把这些意识层面下的规范提升到意识层面。你也可以用它来帮助来访者检视"惹"他们生气的事情，帮助他们思考其他人的想法或感受可能与他们不同。在"催化改变阶段"这个活动可以帮助"过于紧绷"的来访者放松，给来访者提供练习与他人沟通和合作的机会。由于整个消化反刍的过程需要一定的抽象思维能力，最适合已经达到形式运算阶段的来访者；因为要发现自己常用的规则，需要具备抽象思考能力，因此这个活动更适合青少年和成人来访者，不适合年幼的孩子。你可以和个体来访者、团体和家庭做这个活动，这里我们会给出两套不同的操作指导（一套面对个体来访者，一套面对团体和家庭）。

和个体来访者、不超过 8 个人的小团体或家庭做这个活动时，只需要一个压舌板和一个气球；面对大团体或人数众多的大家庭，你要准备足够多的压舌板和气球，保证每 6~8 人有一个压舌板和一个气球。（如果你面对的是很多人的团体，要给他们介绍游戏治疗，并且引发他们思考，这个活动是不错的选择。）

如果你跟个体来访者做这个活动，请参考下面的流程。

1. 给来访者一个压舌板和一个气球，请他/她把气球吹起来，并把口系上。

2. 跟来访者说明活动规则。

   a. 不要伤着自己。

   b. 活动开始后，你只能用压舌板触碰气球，不能用手。

   c. 每次用压舌板触碰气球，你都要说一个自己的优点。

3. 很有可能来访者会问你还有没有其他规则——这时候只需要重复上面说过的规则就行了。

4. 让来访者玩大约 5 分钟。当你喊停时，请他/她重复你说过的规则。

5. 当来访者复述完规则，问问他/她刚刚有没有自己定一些规则。如果来访者否认，就大方地指出你刚刚观察到的他们自己定的规则，比如气球不能碰到地板，不能用手肘或头接触气球，或只能在某个范围内移动等。（即使来访者并不否认有自定义规则，你还是可以列举出自己观察到的，毕竟他们自己能觉察到的并不是全部。）

6. 指出在日常生活中，每个人都遵循着很多规则，不管是自己制订的还是其他人制订的。给出一两个例子供来访者思考（例如在高速公路上，我自己规定不能比法定的限速超过 16 千米以上；我儿子规定一天不看他的社交媒体账号就过不下去；我侄女规定不吹直头发就不能出门；我们家规定不能没有拥抱，即使对方被你气疯了也不能拒绝抱抱——如果你求一个抱抱，你一定会得到）。

7. 邀请来访者谈一谈哪些他们赖以生存的规则实际上是他们自己定的；然后请他们思考一下哪些规则帮了自己，哪些在阻碍自己。从这里开始思考是否要改变这些规则。

8. 当别人不遵守我们的规则时，我们经常会生气——即便别人的规则原本就跟我们的不一样；而且（很多时候）我们并没有跟对方沟通，让对方了解我们的规则。对这种情况进行讨论通常也会很有帮助。很重要的是要注意到当我们对自己很生气的时候，通常是因为我们没有遵守自己定的规则；而当我们开始焦虑的时候，要么是触犯了自己定的规则，要么是触犯了他人的规则，而我们又认同自己应该也要遵守这些规则。

当家庭或团体人数不超过 8 人时，给其中一位成员一个压舌板和一个气球。当家庭或团体人数超过 8 人时，就分成更小的组，每个组有一个人拿压舌板和气球，请拿到道具的成员把气球吹起来并系牢。

1. 跟来访者说明活动规则。

   a. 不要伤着自己。

   b. 活动开始后，你只能用压舌板触碰气球，不能用手。

   c. 每次有人拿压舌板触碰到了气球之后，就要把压舌板给另一个人。每个人不能连着两次触碰到气球。

   d. 家庭（团体）中的每个人都要参与。

2. 很有可能会有成员问你还有没有其他规则，这时候只需要重复上面说过的规则就行了。

3. 活动时间为 8~10 分钟。当你喊停时，请成员们重复你说过的规则。

4. 当成员们复述完规则，问问他们刚才有没有自己制订了一些规则。如果他们否认，或只列出几条自己制订的规则，就大方地指出你观察到的规则（比如规定气球不能碰到地板，他们怎样做到每个人不会连着两次触碰到气球，以及为了遵守"每个人都要参与"的规则，他们规定每个人都要使用过压舌板等。）

5. 参见个体来访者中 6、7、8 的程序——你也可以和家庭或团体成员讨论这些。

这个活动就是需要讨论才能让来访者有所觉察的，借着这些口语的处理，来访者才会对规则更有意识。（这个活动不是来访者不用讨论就会瞬间醍醐灌顶的。）下面这些问题供你在处理时参考。

- "当第一次听到这个活动规则时，你是什么反应？"
- "当我问有没有人自己制订了一些规则时你的感受是怎样的？"
- "活动中你制订了什么规则？"
- "当你意识到活动中自己制订了活动规则时是什么感受？"
- "家庭或团体游戏中，你怎么把自己制订的规则传达给其他成员？当别人不遵守你的某条规则时，你是什么反应？"
- "家庭或团体游戏中，当其他人制订了规则，你是什么反应？"
- "家庭或团体游戏中，当其他人不遵守你的某条规则时，你是什么反应？"
- "通常在面对家里制订的规则时，你会是什么反应？如果制订规则的是学校或单位、你的朋友或者社会呢？"
- "你怎么决定哪些规则要遵守？"
- "你在生活中给自己制订了哪些要遵守的规则？"
- "哪些规则对你还有用？你是怎样确保自己仍持续遵守这些规则的？"
- "哪些规则对你来说已经不管用了（或者从来没起过作用）？为了放下这些规则，你愿意做些什么？"
- "选择一两个现在对你来说已经没有用的规则。想象你已经做了必要的改变，能够放下这些规则了，你的生活会有什么不同？"

如果来访者因为乳胶过敏不能用气球，你可以换成沙滩球和尺子，或者你可以用 Ashby 等人的"指南"活动（2008，pp. 82-85）。

讲故事和治疗性隐喻

不良行为表演的目标

不良行为表演的目标虽然是阿德勒学派的技巧（Kottman & Meany-Walen，2016; Manly，1986），但也可以用于其他取向的游戏治疗中。我们通常会将它用于个体来访者而不是团体或家庭。这个技巧是为儿童设计的，不适合青少年和成人，不过你还是可以用它来帮助有智力缺陷的来访者，不管是什么年龄。这个活动的首要目标是帮助来访者对自己不良行为的目的有所洞察。这与其他很多技巧不太一样，因为这个活动是游戏治疗师为来访者做的，而不是治疗师请来访者做的。

Dreikurs 和 Soltz（1964）认为，儿童的不良行为体现出四个目标：关注、权力、报复、证明无能。运用这个技术时，你需要通过布偶、娃娃或沙盘摆件表演一个短剧，剧中主角表现出某种选定的不良行为目标。有"不良行为"的主角会有典型"台词"，通常表现出特定想法、情绪和行为模式的人会这么说，以此来象征有某种不良行为目标的孩子。主角也可以一边讲"台词"，一边描述自己的感受和想法，并将负面行为表演出来。为了帮助儿童获得洞察，第一出戏表演结束后你可以问问儿童他／她是怎么看待主角的，可以请儿童告诉主角他／她那样做会给别人带来什么影响，你可以建议儿童扮演另一个需要回应主角的角色，和／或请儿童扮演一个做类似事情的角色。加入第三方角色（成人和其他儿童），当主角表现出特定不良行为目标时，通过这些角色将其他人对这位主角的反应展示出来，这时候注意观察儿童的反应，或跟他们聊一聊各个角色间的互动，这样做也是很有启发的。

寻求关注的角色会做某些事来吸引他人关注自己。他们可能会不断烦对方、吹嘘、炫耀、装傻充愣、聒噪、捣乱闯祸等。有些可能只是轻度的不当行为，当有其他角色纠正时，他们会消停一阵子，但过后又会再次出现。其他角色也可能对主角的这种模式表达挫败感和恼怒情绪。寻求关注的角色会这么说："我要其他人关注我。""我希望别人为我做更多的事情。""我想要与众不同。""我要所有人都围着我转。""为什么其他人不关注我？""他们对我不够关注。""当没有人注意到我时，我觉得难过／生气／失望。"

寻求权力的角色会发脾气、争吵、撒谎、与他人陷入权力争夺、拒绝合作和／或不服从或目中无人。当有其他角色想要纠正他们的行为时，他们的不当行为会升级，这样会进一步激怒别的角色。寻求权力的角色会说："我要我说了算。""我让他们做什么他们就得做什么。""我想／要告诉他们，别想控制我。""我希望别人不要再告诉我该做什么。""我想要／需要权力。""我必须要有权力／掌控一切才能觉得安全／保护我自己。"

寻求报复的角色会做刻意伤害他人的事情（包括身体上或情感上的伤害），对他人口出恶言，举止粗暴和／或威胁他人。如果有其他角色要他们停下来，或以某种形式尝试设限或惩罚，他们会变本加厉，变得更加暴力，更具有攻击性，或怀恨在心。寻求报复的角色会这样说："他们对我不公平。""我要报复他们。""伤害我／戏弄我的，我要让他们付出代价。""我要让他们尝尝受伤的滋味。""他们要为对我所做的一切付出代价。""我要让他们离得远远的，这样他们才不会伤害我。""我要他们血债血偿。"

表现自己不足或证明自己没有能力的角色常常会做……好吧，实际上他们会做的不多。他们很容易放弃，或连试试看都不愿意。他们会说自己做不了，会一言不发，拒绝回答别人的问题，不愿意去尝试新事物，常常表示极度的自我怀疑，他们基本上就是沮丧本身。他们会远离人群。某些极端情况下，会有自杀倾向或自我毁灭倾向，但对于年幼的儿童而言，这些不太适合表演出来。当其他角色给他们意见，或想要鼓励他们时，这些角色会陷入更深的自我怀疑和沮丧感。致力于证明自己不行的角色会这样说："我希望别人不要再要求我做任何事情了。""不要对我说再努力一下。""大家应该可怜我才对。""别管我。""我可能还是不会去做，反正怎样我都不会成功的。""我最好都不要试，反正我什么都做不好。""我做不到。""我真是个废物。""我一点也不重要。"

互说故事

互说故事最早是由 Richard Gardner（1993）发展的一种治疗技巧，他以心理动力理论为背景解读故事内容，设计复述故事。我（Terry）将这一技巧加以调整，运用于阿德勒学派的概念化和重新定向（Kottman & Meany-Walen，2016）。你会想从自己的游戏治疗理论取向来听来访者的故事，对来访者的故事所代表的议题、资源、困境有自己的理解，通过你的复述帮助来访者逐渐解决这些议题，运用自身的力量，以及学习应对困境。借由这个活动，你可以帮助来访者获得洞察，或者教导他们应对某些情境或关系的新方法。所以你可以在游戏治疗的这个阶段使用，或在最后阶段使用。只要清楚复述故事的目标是什么，通过故事把信息聚焦在你想要达成的目标就行。这个活动可以给个体来访者、团体或家庭用，虽然前者用起来更容易一些，因为跟个体来访者复述故事时不需要考虑对其他成员有什么冲击。如果是在团体或家庭成员中用，你要想好自己要复述的故事由谁来讲，是想办法选择一名成员来讲，还是让所有成员合作讲一个故事。我们跟所有年龄段的来访者都用过这个活动，不过大多数青少年和成人会对你复述故事的动机保持谨慎。（这并不是问题，除非你自己很在意，所以别在意。）

下面是互说故事的基本步骤（跨理论通用）。

1. 请来访者讲一个故事，要有开头、中间和结尾。你可以根据来访者的年龄和成熟度，请他们选择用动物玩偶、布偶或娃娃扮演不同角色，假装它们会说话，用它们作为角色来讲故事。或者让来访者直接讲，不借助道具。如果来访者之前已经讲过一个故事，并且拒绝再想一个新故事，你也可以将之前的故事作为基础展开复述。如果来访者编不出故事，我们会让他们讲讲自己最喜欢的电视节目、电影、电子游戏或书。（我们知道这样的故事不"纯"，但一样有用，因为来访者会通过自己的世界观来决定记得什么内容，以及要如何讲故事。）

2. 仔细聆听故事背后的含义——故事或许会展现出来访者人格的方方面

面，当下生活中的处境，与重要他人的关系，对自我、他人和世界的惯有看法，常用的问题解决方法，以及对于理解来访者及其生命历程有重要作用的其他生活面向。

3. 一边听故事，一边思考以下这些因素对你了解来访者和他们的生活有什么启发。

   a. 故事的整体情感基调是怎样的？这种情感基调透露出来访者的生活是怎样的？

   b. 故事中各个角色的行动是否与你所了解的来访者，及其生活中其他人的行动相匹配？如果匹配，体现在哪里？

   c. 故事中的情境或困难与来访者生活中的情境或困难有什么相似之处吗？

   d. 有没有哪个角色（或哪些角色）能够代表来访者？

   e. 代表来访者的那个角色遇到了什么困难？这些困难与来访者现实生活中的困难有什么联系？

   f. 代表来访者的那个角色在故事中的感受是怎样的？

   g. 故事中其他角色对代表来访者的那个角色的行为是什么感受？会怎样回应？

   h. 从这个故事来看，你觉得来访者是如何看待自己的？

   i. 从这个故事来看，你觉得来访者是如何看待其他人的？态度如何？

   j. 从这个故事来看，你觉得来访者通常是怎样处理人际关系的？

   k. 从这个故事来看，你觉得来访者对待生活的态度是怎样的？

   l. 从这个故事来看，你觉得来访者常用什么样的方式解决问题？

4. 跟来访者说明你想借用他／她故事中的角色再讲一个故事。（千万小心不要让来访者觉得是因为他／她的故事不够好你才要再讲一遍，那就糟糕了。）复述故事时用原来的角色、背景和开头，然后改变中间部分和结尾。如果你是要用故事帮助来访者增进洞察，复述可以包括：（1）给一个或多个角色加入内心独白，说明他们的想法、感受和/或行为；（2）如果来访者需要对某个方面有所觉察，就让故事中的某个角色获得类似的洞察；（3）一个或多个角色发现造成自己困境的模式；（4）一个或多个角色给代表来访者的那个角色提出有建设性的反馈；（5）一个或多个角色面质代表来访者的角色所表达出/表现出的不一致情况；（6）某个角色就来访者游戏中呈现的主题进行讨论。如果你要用故事帮助来访者改变行为，复述就包括：（1）就故事中的冲突给出一个更合适的解决方案；（2）用另一种眼光看待自己、他人和世界；（3）跟他人建立关系并友好相处的不同方式；（4）对可能造成来访者失功能的个人议题换一种方式进行解读；（5）更多地以社会允许的恰当方式解决冲突；（6）以更恰当的策略解决问题。当你设计复述故事时，需要考虑以下问题。

a. 你讲这个故事的目的是什么？你想用自己的叙述教给来访者什么？

b. 你会留下哪个/哪些角色？你想通过这些角色达成什么目标？你会加一些新角色吗？如果有新角色，你会想要加入哪些特质？这些角色对来访者而言为什么是重要的？

c. 你要怎样突出来访者的优势？

d. 你可以怎样说明达成以下目标的策略？与他人联结，变得有能力并觉得自己很厉害，越来越相信自己是重要的，以及怎样有勇气？

e. 如果故事中有负面行为，你会在故事中加入这些行为的后果吗？什么样的后果是合乎现实的，有关联的，且仍是尊重的？

f. 如果故事中有积极行为，你会在故事中加入这些行为的积极结果吗？什么结果能凸显出积极行为的重要性？

g. 你会在复述中强调哪一种冲突解决方法或问题解决策略？在复述过程中，你会如何用恰当且合乎实际的方式解决冲突？

h. 你如何利用这些角色示范更积极的问题解决态度？

i. 你会怎样让各个角色以恰当且合乎实际的方式解决冲突？

j. 你如何让故事中的角色以更积极的方式看待自己、世界和他人？你如何在角色中融入更多积极的态度？

k. 你可以怎样说明建立人际关系和与他人相处的更合适的方法呢？

l. 你会如何对可能阻碍来访者发挥功能的个人议题进行多重解读？

m. 你想在复述中说明哪些社交技术或其他技术呢？

5. 复述故事时注意观察来访者的非言语反应，这会帮助你判断是要提前结束故事，还是继续展开了讲，或暂停一下，聊一聊来访者对你的复述的反应。

6. 故事复述完之后考虑是否需要对故事进行处理，探讨复述对来访者的影响。如果需要，要怎样来做？

创新角色

创新角色是一种隐喻 / 讲故事技术，由 Robert Brooks（1981）和 Crenshaw，Brooks，Goldstein（2015）设计，会用几个不同的角色和来访者一起编故事。这个愉快的活动能帮助来访者深入理解潜在的想法或行为，对想法、情绪、行为及人际模式有所洞察。你可以用记者的角色进行阐释或提问，借此帮助来访者看清行为"底下"的动力，认识到自己的模式。根据我们的经验，虽然你可以跟不同发展水平的来访者做这个活动，但最适合的还是青春期前期和中期的个体来访者。我们也曾将这个活动成功地运用于团体和家庭中——你只要变换讲故事的人，让所有成员都有机会一起创造故事就行了。确保每个人都有机会当记者，很多时候记者的发问对大家的启发不亚于对问题的解答。我们常会将这个过程录下来（音频或视频都行），让来访者在治疗中或回家后反复观看。下面是我们对这个技术的改良版。

1. 描述故事的背景、角色和开头部分。

a. 故事的背景可以是现实世界，也可以是虚幻的；但是所包含的要素要跟来访者的生活有些关联。故事背景和开头描述得越细致，来访者（特别是儿童）就越容易进入故事中。

    b. 故事中角色的选取可以包括：（1）代表来访者的角色；（2）代表游戏治疗师的角色（是的，这次你又要扮演智者），或其他有智慧的人，来访者在遇到困难时可以向他/她求助；（3）来访者生活中的困难情境或反面人物；（4）至少一位主角的同盟；（5）一位记者，负责在故事的不同阶段询问其他角色信息、反应、感受、态度、计划等。

    c. 跟儿童工作时，请他/她帮你选择不同玩具来代表这些角色，比如布偶、娃娃、毛绒动物、沙盘摆件或其他玩具等。你也可以不用玩具来代表，而是让来访者把各个角色画出来。当你描述这些角色时，可以根据角色玩具的外貌特征加入更多细节。如果你和年长一些的来访者做这个活动（比如青少年或成人），如果他们愿意，你也可以这么做；否则你就直接讲故事，不要用任何道具或艺术手法。

    d. 说明每个角色都可以说话，你和来访者会轮流讲故事。你和来访者可以轮流扮演某个角色讲话，或一个人负责所有角色的台词，讲一会儿故事后再换另一个人接着讲。

    e. 故事的开头给主角安排某种两难困境（是的，主角就代表来访者）。困境可以模拟来访者现有的问题或面临的某种挑战。注意二者间的关联要微妙一些，不要太直白，不要强行映射来访者的生活。

2. 开始讲故事。通常故事开始时你很可能要为所有的角色配音说话，给来访者示范这个活动要怎样玩，至少当你第一次和来访者做这个活动时要这样做。当来访者了解之后，你就可以让他/她接着讲了。开始时需要你来当记者和智者，这非常重要，因为来访者可能不知道这些角色该说些什么，或者根本提不出什么问题或建议。

3. 随着故事逐渐展开，不管是你还是来访者在讲故事，你都要扮演记者，负责采访其他角色，询问他们的感受和想法；你还要扮演智者，随着故事推进给出建议，呈现不同的视角，以及提供其他角色的相关信息。

4. 最后当来访者越来越清楚这个过程，他们会跃跃欲试，想要自己扮演记者或智者。（能认识到自己对别人的想法与感受充满好奇，甚至自己可能也有智慧的想法可以跟大家分享，这些对来访者而言是很棒的事，所以放手让他们尝试吧！）

5. 故事的结尾要模仿治疗性隐喻的结尾——主角面临的困境或挑战以社会规范能接受的方式恰当地解决了，大家庆祝这一路的成长，赞美主角和他／她的伙伴们展现出来的技术。

阅读治疗

在阅读治疗中，你运用书籍为来访者提供治疗性故事，传达信息或教导来访者（Karges-Bone，2015; Kottman & Meany-Walen，2016; Malchiodi & Ginns-Gruenberg，2008）。阅读治疗可以帮助来访者理解他们生活中所处的境况和人际关系，帮助他们更了解自己，学习站在他人的角度想问题，理解他人的感受，以及思考与他人建立关系有什么新的、不同的方法。通过为来访者读书，或建议来访者读某本书，你可以借此帮助来访者产生觉察，提供信息，促进对话，建议解决困难的方法，增强同理心和／或帮助来访者理解其他人可能也会遇到类似的困境。阅读治疗适用于所有年龄段的来访者，也适用于任何形式的游戏治疗，不管是个体来访者还是团体或家庭。阅读治疗也可以作为家庭作业布置给年幼的来访者（由照顾者读给他们听），或给学龄孩子和年长的来访者，他们可以自己读。（如果你的来访者有特殊情况，要确保你推荐的每一本书都不超出他们的阅读能力范围，他们能读得懂。）

如果你是和儿童工作，选择合适的书就显得尤为重要。这些书要有吸引人的插画，有趣的故事内容，儿童可以理解并运用的有用信息，让儿童保持兴趣的重复短句（Kottman & Meany-Walen，2016）。简单易懂的幽默、脑洞大开的元素也会吸引很多儿童的兴趣。如果对象是青少年和成年人，你要推荐人物和情节足够吸引人，读起来欲罢不能的故事。（我们知道你知道，嗯，这个嘛……再强调一遍，不管是哪个年龄段的来访者，书中的故事要和来访者的境况有共通点，这很重要，还要确保适合来访者的发展水平。）

是要在治疗时段读书，还是作为家庭作业让来访者回去读，这就要看你是否想继续开展活动，或打算开展什么样的活动。对于喜欢在读完之后聊一聊体验的来访者，可以讨论一下：（1）书中发生了什么；（2）书中的情境或关系和来访者生活中有什么相似之处，讨论这些都会有帮助。有的来访者则更喜欢通过做活动来处理体验。例如，可以画一画书中的人物、地点、动物或其他事物，或表达书中角色的感受或来访者对这本书的感受；可以用图片或照片做拼贴画，也可以制作布偶，或用现成的布偶，描绘出故事中的关键事件、角色、感受或活动。来访者可以口述或写下他们对故事中的角色、处境或任何内容的感受，或者给故事中的某个角色写信，或给故事编一个新的结尾。也可以跟来访者一起扮演书中不同的角色或情境，这也会很有趣。（请记住活动有无穷的可能性，放飞你的想象和创意，越疯狂越好。）

附录 B 列举了一些我们跟儿童来访者就某个目标工作时喜欢用的书籍。因为青少年和成年人选书很大程度上是出于个人的兴趣和品味，这里我们就不做推荐。社区图书馆或学校图书馆的工作人员是很棒的信息源，书店的老板也有很多经验，可以咨询他们（只要你不透露是在为某个来访者找书——要记得即使是你喜欢的店，也要遵守保密协议）。

运动 / 舞蹈 / 音乐体验

"我的感受" 舞蹈

这个活动是为了帮助来访者对自己的情绪更有觉察。可以用于所有年龄段的来访者，不管是个体治疗还是团体、家庭都可以用。你可以提供跳舞的音乐，或请来访者自带音乐。面对年幼的来访者，我们常常用自己的平板电脑或手机放音乐，请来访者跟着音乐跳舞。你也可以不用音乐，随意发挥。

基础活动很简单——请来访者根据不同情境下自己的感受做动作或跳舞。开始时，你可以根据对来访者的了解或者你觉得他们需要探索什么，列一张情境或体验清单（例如，当我跟我的妈妈、教师、老板或配偶有冲突时；当我不得不做家务时 / 不得不去工作时；当我跟兄弟、老板、爸爸、妻子、合作伙伴发生矛盾时；当我遇到问题不知道怎么解决时；当我觉得伤心、孤独、生气、快乐、烦恼、受挫时；当我觉得没有人能理解我时；当我控制不住情绪时；当我觉得失控时；当我觉得没有人爱我时；当我担心不会做作业，不能按时完成，找不到合作伙伴时）。随后，如果你愿意，也可以让来访者创建他们自己的情境或体验清单，唤起特定的感受或反应。跳舞时或跳完之后，如果来访者喜欢语言表达，你当然也可以引导他们讨论。如果来访者不喜欢语言表达，大多数情况下做完活动就足够了，通过活动本身即可增进来访者对不同情境或体验下相关情绪的觉察。

角色舞蹈

我们每个人都扮演很多不同的角色——学生、老板、员工、妈妈、姐妹、儿子、女朋友等。我们还有很多不那么结构化的角色——总是承担责任的人，总是照顾每个人的人，叛逆的人，打抱不平的人，什么都做不好的人，完美的人，抱怨的人诸如此类。这个活动可以给来访者机会觉察不同角色在身体（情绪）水平上怎样影响自己（Dan Leven，私人通信，2015 年 2 月）。虽然我们和年幼的儿童做过这个活动（角色清单要很简单），但更多情况下青少年和成人来访者更合适，因为相比年幼的来访者，他们能在更抽象的层次上理解自己扮演的角色。这个活动也可以用在团体或家庭中，但我们常用于个体来访者，因为一个人的时候来访者更愿意动起来，而在别人面前跳舞就不那么容易了。

就跟"我的感受"舞蹈一样，角色舞蹈的指导语也是非常简单的。

你邀请来访者根据自己的一个角色做动作 / 跳舞。你可以有很多方式来组织舞蹈，安排来访者做什么。他们可以用舞蹈的方式展现自己扮演某个角色的动作，在这个角色里的感受，对这个角色的感受，自己认为是怎样得到这个角色的，怎么看待自己被其他人限定在这个角色中的等。当来访者找到窍门后，可以邀请他们用肢体动作／舞蹈突破那些让他们觉得卡住或不舒服的角色。你可以邀请他们稍微活动一下——温柔地摆脱这个角色；也可以让他们突破束缚，以和角色完全相反的方式活动。你可以让来访者体验一个角色之后就停下来，也可以在几个不同角色之间舞动。你也可以让来访者自己提议要跳什么角色。同样，有没有后续的言语讨论都行。

编曲子

对于有音乐细胞的来访者而言，请他们把发生在自己身上的种种事情写成歌曲会非常有帮助。通过酷乐大师（Music Maker）或循环包装（Loopacks）这样的小程序，你可以为来访者提供表达自我、深入了解自己生活中特殊议题的平台。根据我们的经验，这个活动对青春期前期的孩子和青少年最有用。可以用于个体来访者、团体和家庭。当来访者完成了自己的乐曲或歌曲，你可以鼓励他们跟着音乐跳一段舞，对某些来访者而言，这样可以增加洞察的层次。

沙盘游戏治疗

多数帮助来访者获得洞察的沙盘是由游戏治疗师为来访者做的，或和来访者一起创作的。下面是一些可以帮助来访者获得洞察的指导性沙盘。

你可以为来访者做的沙盘

1. 在你的概念中，来访者是如何看待自己的。
2. 在你的概念中，来访者是如何看待他人的。
3. 在你的概念中，来访者是如何看待这个世界的。
4. 在你的概念中，来访者是如何让自己变得重要的。

5. 在你的概念中，来访者的情绪模式是怎样的。

6. 在你的概念中，来访者是怎样处理问题的。

7. 在你的概念中，来访者是怎样建立关系的。

8. 在你的概念中，来访者的思维模式是怎样阻碍他们的。

9. 在你的概念中，来访者正在努力解决的一个具体问题，是什么让问题一直没法解决。

10. 在你的概念中，来访者正深陷其中的一段关系，以及造成困难的因素有哪些。

11. 在你看来，如果现有问题解决了，来访者的生活会有哪些不同。

有些来访者可能需要用隐喻的方式来促进洞察，你可以就某个角色做一个沙盘，但不用告诉来访者这个沙盘跟他们或他们的困境有关。你也可以设计一个隐喻，依照本章技术部分的内容，一步步用沙盘呈现出来。

共同创作沙盘是指你和来访者一起做一个沙盘，可以轮流放置摆件，也可以先一起讨论一下哪些摆件是你们俩都想要放到沙盘中的，然后再来摆。

你可以跟来访者共同创作的互动沙盘

1. 为来访者重新架构问题情境。

2. 用沙盘来描述问题，然后通过在沙盘中加入或取出一些摆件来探索可能的解决方法。

3. 一起讲故事的沙盘——首先来访者在沙盘中放入一个物件，用它作为故事的元素，说一两句故事。接着治疗师选择一个能够帮助推动故事发展的物件，用它讲一两句故事。治疗师和来访者交替选择物件，用一两句话把故事向前推进。

4. 来访者做一个沙盘描述某个人遇到的问题情境，这个情境跟来访者正在经历的类似；然后治疗师放入一些摆件，这些摆件可引导来访者思考与该问题相关的重要因素。

5. 互说故事——来访者用沙盘讲述一个故事／创造一个世界。治疗师复述故事，或以更具建设性的方式重塑来访者创造的世界。

6. 创造角色——治疗师（或者治疗师和来访者一起）选择摆件来代表不同的角色（包括代表来访者的角色，来访者遇到的问题，能够提供资源的人或同盟，一个采访其他角色的记者），然后和来访者轮流讲故事。治疗师要偶尔打断这个过程，让记者能够问问题、做评论，或阐释故事中正在发生什么。

7. 治疗师选择具治疗性的相关摆件，请来访者用这些摆件讲故事。

来访者做的沙盘

1. 在沙盘中做一个迷宫（或障碍跑道），利用沙盘中的物件代表障碍。来访者给目的地命名，选择一个摆件作为穿越迷宫的主角，他/她/它要想方设法克服沿途的障碍。

2. 用沙盘展示如果主诉问题解决了，来访者的生活（工作、家庭、世界、学校、与他人的互动等）会是怎样的。

3. 用"解答"沙盘帮助思考解决或舒缓来访者问题的替代方法。

4. 用沙盘展示来访者心中理想的世界、自我、工作、伴侣、家庭、班级等。

5. 用沙盘描绘一个来访者的世界，在这里他/她无所不能（或只针对一个让他/她痛苦挣扎的具体事情）。

6. 用"观点"沙盘（或一系列沙盘）描述看待某个情境或问题的多种不同观点，来访者选择其中一个愿意在接下来的一周去尝试的观点。

7. 戴上不同的眼镜（太阳镜？玫瑰色的眼镜？）看待周围世界，借助这个隐喻做沙盘，帮助重新架构问题情境或关系，用不同的视角看待它们。

艺术技巧

身体轮廓

这个活动的目标会依据你想帮助来访者在哪些方面获得洞察而有所不同。根据你的目标，这个技巧可以用于很多不同的来访者群体。例如，对于那些不清楚情绪是储存在自己身体哪些地方的来访者而言会有极大帮助；也可以帮助自我身体意象扭曲或消极的来访者；对安全感不足或难以接纳自身优势的来访者也有启发性。我们在和团体、家庭、个体来访者工作中都用过这个技巧，不限年龄。

你只需要准备一些马克笔或蜡笔，以及一张足够大的纸（一卷白纸或报纸），要能够画得下来访者的身体轮廓。如果你的来访者不愿意画轮廓，你可以让他们用贴纸，或者印章和印泥。请来访者平躺在白纸上，用马克笔或蜡笔将他们的身体轮廓描下来。（当你画到腿内侧膝盖的位置时就停下来，避免靠近生殖器官，侵犯来访者隐私部位。画完整个轮廓后请来访者起来，自己用倒 V 形画两腿之间联结的部分。）然后你可以请来访者头脑风暴，想想在自己的身体轮廓内可以填充什么，或者指导来访者填画。下面是一些我们给来访者的指导。

1. 我喜欢自己哪些地方。
2. 我的情绪储藏在哪里。
3. 我深藏在心中的秘密。
4. 关于我的身体，我告诉自己什么。
5. 我爱我身体的哪些部分。
6. 我身体的哪些部分让我觉得羞愧。
7. 原生家庭带给我的东西（画在轮廓内），领养家庭带给我的东西（画在轮廓表面）。
8. 我的想法（画在头部），我的感受（画在心脏位置），我做的事情（画在身体其他部位），我说的话（画在头旁边的泡泡状对话框里）。

你现在应该很清楚我们的套路了——发挥你的想象力，创造指导语帮助面前的这位来访者获得洞察。对于一些过于在乎别人怎么看待自己的来访者，如果画自己的身体轮廓会让他们很不自在，你可以将这个技巧进行改造，在大纸上画一个姜饼人充当来访者的身体轮廓，让他们在姜饼人上填画就可以了。

秘密感受

这个活动的目标是帮助来访者认识到他们可以同时拥有不止一种感受，特别是有些看似矛盾的感受。它还可以帮助来访者深入理解在面对特定情境时感受的不同层次，以及那些被来访者否认的感受，特别是被认为是"负面"的、不被接受的感受。小到 8 岁儿童，大到成人来访者，这个活动都非常适合。（根据我们的经验，即使有图片作为视觉辅助，年幼的儿童还是会很困惑，不理解多种不一致的情绪怎样可以共存。）它可以用于个体来访者、团体和家庭。

你需要白色的卡纸（这种纸比复印纸好用，复印纸禁不起用蜡笔画很多层），一支白色蜡笔，一支橙色或黄色蜡笔，一支深色马克笔（黑色或蓝色最好）。让来访者用白色蜡笔画一个形状、涂鸦或写字，以此代表自己对某段特定关系、某个人或某种情境的感受。当来访者用白色画出来的是一种他们不喜欢的感受，或让他们觉得不舒服的感受时，这个技巧的效果似乎是最好的，但这不是必要的。你可能要提示来访者某段关系、某个人或某种情境，这些在你看来会激起来访者矛盾或多层次情绪的情况。如果你认为来访者对某段关系、某个人或某种情境会产生强烈情绪，而他们自己却否认或已经升华，请他们把这些画出来会很有帮助。画完后请来访者看看这幅画，说一说当发现几乎难以看出自己画了些什么时是怎样的感受。（看到难以分辨的画面时，有的来访者会松一口气，有的则会觉得受挫等。）

接下来，告诉来访者用黄色或橙色的蜡笔画一个形状、涂鸦或写字，以此代表自己对与之前相同的关系、人或情境的另一种不同感受。这种感受可能是让他们觉得相对舒服的、更表层的，或者自己更有觉察的。可以画在纸上的任何地方，甚至覆盖前面的画也没问题。画完之后请来访者说一说，针对和第一幅图画完全相同的关系、人或情境，再画一幅更容易看见的图，有什么感觉。

接下来请来访者用马克笔（我们发现深色的更好用）把整张纸都涂满颜色，甚至覆盖前面的两幅画作。涂色时问问关于这幅画他们发现了什么。他们应该能看到随着马克笔涂色，之前画的两幅画作会浮现出来。理想状况下，他们应该会发现之前画的两种感受都还在，即使用浅色画的刚开始很难看出来。帮助他们整理同一个情境下的两种感受 / 反应怎么会同时冒出来；许多情况下其中一种感受会被藏起来、被否认或压抑。（当然，帮助来访者探索时要用适合他们发展水平的语言。）

水族馆

这个技巧是我们在一次美国游戏治疗学会的研讨会上从 Eliana Gil 的工作坊中学到的，并加以改编。我们的版本相比 Eliana 的版本更具隐喻性。我们跟个体来访者、家庭和团体都用过这个技巧。（家庭和团体的操作指导语在本节最后。）如果是在探索动力阶段，你可以用这个技巧收集来访者的人际信息；如果是在获得洞察阶段，可以用它帮助来访者更好地理解自己的人际关系。这个活动可以聚焦在来访者的家庭关系，或来访者生活中其他场景的关系——教室里、邻里间、工作、朋友之间等，取决于你对活动的描述。这个活动对任何年龄段的来访者都适用，不过要提醒一下，活动中会剪纸或撕纸。

你需要一大张海报纸、各色图画纸、剪刀和胶水（固体胶或橡胶胶水最好用）。把海报纸铺在桌子上，告诉来访者这张海报纸就是一个水族馆，请他们用鱼把水族馆填满。给来访者剪刀和图画纸，让他们制作以下各种鱼：最坏的鱼、最爱藏起来的鱼、不受欢迎的鱼、被欺负的鱼、最勇敢的鱼、总是很害怕的鱼、会照顾其他鱼的鱼、其他鱼想要赶走的鱼、被忽略的鱼、水族馆里公认可爱的鱼、不被重视的鱼、出问题时被所有人谴责的鱼等。（根据你对来访者和他／她所处环境的了解，你自己选择要用哪些。记得要发挥想象力，不要把自己局限在我们这里列出的内容中。）创作期间注意观察来访者，当你认为自己的评论能帮助他们深入了解这个过程时，可以对他们做活动的方式进行阐释性评论。创做完所有鱼后，让来访者用胶水把每条鱼粘在水族馆的某个地方。如果他们愿意，全部粘完之后请他们分别指认出这些鱼——可以给鱼命名，描述每条鱼有什么特点。

不要忘了，如果来访者愿意谈一谈，你们可以就作品本身和创作过程进行讨论。你可以问一问他们是如何决定把每条鱼放在哪里的，怎样选择每条鱼的颜色，怎样决定哪条鱼大一点，哪条鱼小一点，诸如此类。你还可以引导来访者就不同鱼之间的关系谈一谈，可以用"我注意到……"的方法邀请来访者分享，或问一问这些鱼之间相处得如何？哪些是友好的，哪些是充满敌意的等。你还可以问水族馆里的鱼儿们是怎样处理问题的，它们会怎样通过协商满足自己的需求，它们是怎样解决矛盾的——当水族馆里的情况似乎没有一个公平的解决方式时，你甚至可以借助鱼儿，用隐喻的方式给出其他解决建议。

如果某条鱼代表了来访者（比如来访者就是那条被吓坏的鱼，或最不受重视的鱼，没有鱼会在乎它说些什么、做些什么），你可以帮助他们进行头脑风暴，想一想如果要改善这条鱼的生活，可以做哪些改变。例如你可以提示来访者移动一些摆设，增加设置，或让其他鱼保护弱小的鱼等。对于那些能够／愿意在隐喻和现实间转换的来访者，你们也可以讨论这些鱼代表他们生活中的哪些人（鼓声响起来），哪条鱼是代表他们自己的，借此更直接地讨论困扰来访者的情境。

如果你想换成别的版本，可以借鉴下面的指导语："在水族馆里放入鱼，用鱼代表你家里的人。"（或教室、邻里、工作场合或朋友圈，你想与来访者一起探索的任何场合的群体都行。）如果来访者很警觉，与其直接指向他们

（说"你"家里的人），你可以说"一家人""教室里的孩子和教师""住在附近的人""一起工作的人"或"一群朋友"，这样能让来访者与现实保持安全距离。

如果你跟有完美主义倾向的来访者工作，做鱼的时候让他们用手撕图画纸，而不是用剪刀剪。因为不可能撕得很完美，借机就可以帮助来访者洞察与适应不良的完美主义相关的议题，或者可以帮助来访者练习放下完美，即使事情不完美或没有按照他们想象的进行也没关系。

如果跟团体或家庭工作，这个活动至少有两种不同的进行方式——你可以给每个人一张海报纸，让他们做自己的水族馆，用鱼代表团体或家庭中的每个人，做完后请他们描述一下自己做了什么，交换意见。你也可以让团体中的每个人在海报纸上加"一条鱼"，不用特别说明这条鱼就代表他们自己。当所有人都放好鱼，请团体成员／家庭成员对作品本身和活动过程进行分享反馈。

动物照片

1991 年美国得克萨斯州婚姻和家庭治疗协会（Texas Association for Marriage and Family Therapy）在达拉斯举办年会，这个活动就是我（Terry）根据 Robert Segel 当时的工作坊活动改编的。（从那时候开始，这个活动已经被我改了千百次了，估计改得他本人都认不出来了，但只要我还记得活动出处就要说明白——现如今这越来越难了，因为岁月不饶人，我的头脑越来越糊涂了。）这个活动最适合青少年和成年人，有时候我会跟个体来访者用，有时候会用在团体中。我通常用它帮助来访者觉察哪些人格特质对他们而言最重要，他们需要做什么改变来提升这些特质，以及通过改变来提升特质时会遇到哪些阻碍。

在你和来访者开展这个活动之前，唯一要做的准备就是收集杂志上的动物照片并把它们剪下来，这样你就拥有不同"类型"的动物供选择——野生的、家养的、凶猛的、可爱的，生活在农场、丛林、森林、沙漠、海洋的，哺乳动物、鸟类、昆虫、蜥蜴、两栖等。（我收藏的照片多达几百张，因为我总觉得越多越好，但这大概只是我个人的执念。）让来访者从照片中筛选一张自己觉得最有感觉的。选出最有共鸣的动物后，带领他们讨论以下内容。

1. 描述这只动物。

2. 是什么吸引你选择这只动物？

3. 你和这只动物有什么共同的积极特质？

4. 这只动物身上有什么积极特质是你自己没有，但想要得到的？

5. 如果你真的拥有这些积极特质，你的生活会有什么不同？

6. 是什么阻碍你获得这些积极特质？

7. 为了培养这些积极特质，你愿意在生活中做出哪些改变？

这个活动的一种变式是为了帮助来访者（通常是青少年或成人）对自己原生家庭中的关系模式更有觉察，理解这些模式是怎样融入家庭的。如果愿意，你也可以把这个活动用在治疗的探索阶段，或者在探索阶段和随后的洞察阶段都用也没问题。这个版本有个前提：来访者要能在隐喻和现实间切换。如果来访者没有这个能力，你可以仅仅让他们选择动物，创造"一个家庭"，以此来代替他们真实的家庭，然后跳过开头的指导语，只用隐喻问问题。拿出动物照片，请来访者选出一只动物代表自己，也为每个原生家庭成员选择一只动物代表。让来访者描述每一种动物，重点放在这种动物的优势和不足上，说明家庭成员的个性跟这只动物有什么相似之处，描述每一只动物跟代表自己的那只动物关系如何。询问以下问题。

1. "在这个动物家庭中妈妈最喜欢哪个小孩？"

2. "在这个动物家庭中爸爸最喜欢哪个小孩？"

3. "在这个动物家庭中哪个小孩和妈妈最像？"

4. "在这个动物家庭中哪个小孩和爸爸最像？"

5. "这些动物中哪个和你或代表你的动物最像？哪里像？"

6. "这些动物中哪个和你或代表你的动物最不一样？哪里不一样？"

7. "这些动物中哪些会互相争斗？是为了争什么呢？"

8. "这些动物中哪些会一起玩？会玩些什么呢？"

9. "爸爸妈妈的关系怎么样？"

10. "爸爸/妈妈分别和每个孩子的关系怎么样？"

11. "这个家庭有什么优点？"

12. "这个家庭有什么困难？"

13. "其他人从哪里看出来这家人是否正身处困境呢？"

14. "如果你可以改变这个家庭，任何改变都可以，你会改变什么呢？"

　　下面是另一种变式，也是为了帮助来访者思考原生家庭中的关系。这个版本要用的杂志照片和之前不一样——照片中要有成群的动物——我通常会准备两种，一种是同一种群的动物，一种包含多个不同种群的动物。同一群动物中如果既有捕食者又有猎物，这种照片对来访者会特别有启发。请来访者从中选择一个家庭（你可以点明这个家庭就是来访者的家庭，也可以就称之为"一个家庭"，这要看来访者需要和现实保持多远的距离）。（毫无疑问）下面又是一整套问题。

1. "描述一下这个家庭。"

2. "这个家庭有什么优点和不足？"

3. "这个家庭在哪些方面做得很好？在哪些方面做得不好？"

4. "家庭成员会想对这个家庭做哪些改变呢？"

5. "这个家庭面对的最大困难是什么？"

6. "如果困难解决了，家庭成员的生活会有什么不同？"

7. "为了消灭困难，你觉得这家人可以做些什么呢？"

　　如果来访者不需要借助隐喻沟通，你还可以问下面这些更直白的问题。

1. "这个家庭和你自己的家庭有什么相似之处？"

2. "你的家庭和这个家庭有什么共同的优点？"

3. "你的家庭和这个家庭有什么共同的缺点？"

4. "你希望自己的家庭有什么改变？"

5. "你家的主要困难是什么？跟照片中家庭面对的困难有什么相似之处？"

6. "如果困难解决了，你家人的生活会有什么不同？"

7. "如果困难解决了，你家人的生活有什么并不会改变？"

快速作画

快速作画技巧可以用来帮助来访者克服画画时的不安全感，让来访者不用担心画得好不好，尽情用画画去深入理解某个特定主题、关系、感受或情境。儿童、青少年、成年人都可以用（我们有特别为儿童设计的指导语，跟青少年和成人的不一样），不管是团体、家庭还是个体来访者，这个活动都适用。

准备活动很简单。首先我们会给来访者几张纸，让他们把纸对折一次或两次。然后告诉他们分别画出以下情境——可以用形状、纹理或颜色来描绘；画得具体或抽象都可以。只有一种东西不能画，那就是传统的表情脸谱，比如一个笑脸或皱着眉的脸，他们要摆脱这些，放手画。最后，在你给出要画的情境之前，告诉他们每个情境只有一分钟作画时间。从下面的主题中至少选择两个让来访者画（最多可以画 8 个，虽然我们很少会让来访者画这么多，因为要留时间来分享）。

给 儿 童 的

1. 最近一次你对某人生气的时候。

2. 最近一次你感到伤心的时候。

3. 最近一次你觉得超级开心的时候。

4. 最近一次你对自己失望的时候。

5. 最近一次你为自己骄傲的时候。

6．最近一次别人对你发火的时候。

7．最近一次你为自己做的事情感到难过的时候。

8．你感受到最被爱的时刻。

9．你最喜欢的朋友。

10．你最喜欢／最不喜欢的大人。

11．你最喜欢／最不喜欢的亲戚。

12．最近一次感到害怕的时候。

13．你最担心的事情。

14．你做的一件让自己感觉很糟糕的事情。

15．和你度过最快乐时光的那个人。

16．在工作／学校中让你感觉超级好的经历。

17．你比以前任何时候都更加生气的时刻。

18．你最激动的经历。

19．你觉得最有趣的事。

20．（对去教堂的孩子）你在教堂最美好的经历。

21．你在教堂最糟糕的经历。

22．你在学校最糟糕的经历。

23．你最自豪的时刻。

24．你最大的遗憾。

25．你的高光时刻。

26．你最大的恐惧。

27．你生活中最困难的事情。

28．你生活中最想改变的。

29．你生活中最想留住的。

给成人／青少年的

1．最近一次你对某人生气的时候。

2. 最近一次你感到伤心的时候。

3. 最近一次你觉得超级开心的时候。

4. 最近一次你对自己失望的时候。

5. 最近一次你为自己骄傲的时候。

6. 最近一次被别人否定的时候。

7. 最近一次你不赞成某个人的时候。

8. 最近一次感到内疚的时候。

9. 最近一次的灵性体验。

10. 最近一次对自己或他人充满爱意的时候。

11. 最近一次感到惊慌失措的时候。

12. 最近一次感到害怕的时候。

13. 你最担心的事情。

14. 你做过最让自己内疚的事情。

15. 你觉得相处最快乐的一段关系。

16. 你觉得最成功的一段工作经历／学校经历。

17. 你比以前任何时候都更加生气的时刻。

18. 你最激动的经历。

19. 你觉得最有趣的事。

20. 你的第一次心灵或宗教体验。

21. 你最大的成就。

22. 你最大的遗憾。

23. 你的高光时刻。

24. 你最大的恐惧。

25. 你最大的挑战。

26. 你希望对你所爱的人产生什么影响。

27. 你希望对这个世界产生什么影响。

28. 最棒的你。

29. 暗黑的你。

30. 你觉得最羞耻的事情。

31. 对你来说最重要的关系。

32. 你害怕别人发现的事情。

33. 如果你让自己闪耀起来，那会是什么样子。

34. 如果你充分发挥出自己的潜能，你会是什么样子。

这些只是我们想到的，所以你不要被这个列表所限制。（你早知道我们会这么说，但不说不行啊。）画完之后，请来访者以画为基础展开讨论，分享作画的感受，从自己选择的画作内容和绘画过程中发现了什么，对自己有了什么认识。你可以把这个活动当成"跳板"，接着进行其他活动——比如讨论、布偶剧、其他绘画、肢体活动和舞蹈等。

曼陀罗

在传统定义中，曼陀罗是印度教或佛教对宇宙的图像化描述，用一个圆圈定边界，象征宇宙包罗万象、和谐统一。心理治疗实操中曼陀罗是一个圆，来访者在圆中画图，代表自己生活的不同方面。治疗师可以给来访者非常具体的指导语，指定要画什么，也可以自由一点，让来访者画"你的生活"或"画出你生活中对你而言重要的东西"。通过画曼陀罗，来访者可以对自己的感受、想法、行为模式、态度、价值观等产生深入洞察，具体要看你为来访者设定的目标是什么。虽然大多游戏治疗师会给青少年或成年人用曼陀罗，但我们也给年幼的儿童用过，指导语设计得简单易懂，用更自由的方式就行了。面对年长的来访者，我们通常会更具体，下面这段指导语就是青少年或成人版本的。个体来访者、团体和家庭都能从曼陀罗中获得"启发"。

你可以在一张大纸上画一个圆形（如果来访者是小学阶段的孩子，我们会这么做），或让来访者自己画一个圆形。跟来访者说你希望他们为曼陀罗填色。如果要想做更有指导性的曼陀罗（Edna Nash，私人通信，2006 年），指导语可以这样说：

"曼陀罗就是你生活的写照。开始画之前，请为你生活的每个面向选择不同的颜色（现实环境、健康、金钱/资产、事业、亲密关系/恋情、原生家庭、子女、个人成长、灵性/情绪、娱乐和消遣、朋友）。确定你选择的颜色能够呼应你对这一面向的感受。接下来，用画画表达你对该面向的感受，以及这部分的生活现状是怎样的（你可以用符号、具体图形、形状、纹理等）。画的时候一边想想你在生活的每个面向各投入了多少精力和时间，相应地填充圆内的空白。（换句话说，如果你花大部分时间在工作上，你的圆中代表工作的颜色就要占主导，以此类推。）不要偷懒画成饼图——饼图不会让你感受到自己的生活是怎样的。"

对于有些来访者而言，画画本身就足够让他们对自己生活的各个面向产生觉察；对另一些来访者而言，讨论一下创作的过程和完成的画作常常是有帮助的。我们会问来访者下面的一些问题。

- "当你画自己的生活时，你发现了什么？"
- "哪些方面占据了你最多的精力和时间？"
- "你是否对自己选择的代表某个特定方面的颜色或符号感到惊讶？"
- "上述让你惊讶的是什么？"
- "哪种符号/颜色让你觉得最舒服？"
- "哪种符号/颜色让你觉得不舒服？"
- "你留了多少空间让自己可以无所事事？"
- "有没有哪些面向看起来占据了你过多的时间和精力？"
- "有没有哪些面向对你来说很重要，但却没有占用你太多时间和精力？"
- "你想要做什么改变吗？"

你也可以这样问。

- "你对每个面向有什么看法？/ 你对每个面向有什么感受？你发现哪些面向需要投入更多 / 更少的时间和精力？"
- "画中每一个符号 / 东西各是什么？对你来说各自代表什么意义？"
- "不同颜色对你来说有什么意义？"
- "把画转一个方向，从不同角度看，现在你能看到什么？"

另一个版本的曼陀罗活动会让来访者就某个"议题"或下一步想要怎样应对这个议题进行创作。还可以请来访者画他们心中理想的生活、关系、工作等，或画他们希望未来是什么样子的。曼陀罗活动有无限的可能性。

结构化游戏体验

征友启事

我们两个试过请小学高年级学生和青少年来访者写征友启事，上面写清楚他们想要怎样的朋友，都取得了不错的效果。我们还试过将这个活动用于其他目的。举个例子，我们用它帮助来访者检视他们选择的朋友是否真的符合自己的交友标准，如果不符合，就做一些现实检验。与其跟来访者争论他们的朋友是不是"真朋友"（很多成年人跟孩子谈论朋友时常会这样做），这个活动效果要好得多，它能帮助来访者洞察自己的关系模式。有时候还能启发来访者反过来看看自己是否能满足这些标准，是否是一位理想的朋友。你也可以把这个活动用于青少年，帮助他们认识到自己常常选择与不喜欢的异性发生联系，在这个过程中帮助他们审视男 / 女朋友关系。有时候这也让来访者认识到他们虽然把一些朋友放到"朋友圈"，但是一旦要更进一步认真交往，则需要三思。我们更倾向于在个体治疗中用这个活动，因为在团体中当着其他同龄人的面，青少年很难承认他们选择的男朋友或女朋友甚至都不符合自己交友的标准。

（下面的描述很大程度上又是大白话，让我们开始吧。）请来访者写一个广告，报纸或交友网站上的那种。有时候你需要先拿出一份征友启事作为参考……或打开一个交友网站页面，这样来访者就能明白广告中都写些什么。（在孩子面前打开交友网站，你一定要事先确保这是个正规网站。）然后你可以和来访者聊一聊，生活中他们选择的人是否符合自己在广告中列出的标准。你还可以问问他们，如果他们去应征自己列出的征友启事，自己会被录取吗。

重要的罐子

很多时候，人们会把更多的注意力放在紧急的事情上，而忽略了重要的事情。这个活动会系统地检视什么对来访者来说是重要的，以此帮助他们洞察自己的优先级。这个活动更适合小学高年级的孩子、青少年和成人，大概率是因为相对重要性是个挺抽象的概念。但我们也跟小学三四年级的学生尝试过。这个活动在个体来访者和家庭中效果更好，因为团体中所有人要就什么是重要的达成一致很困难。

做这个活动你要准备三个罐子——废物回收的罐子也行，分别标上非常重要、重要、不重要。拿出罐子之前先给来访者二三十张小纸条（大约 5 厘米 ×12 厘米就可以），请他们在每张纸上写一件生活中要做的事情——就像一个待办事项清单。你可以让他们写这周、这个月、每天要做的事情，诸如此类，对特定来访者有用的时段就行。列完清单之后拿出那三个罐子，请来访者将纸条分类放到合适的罐子中。做完这些之后，你可以让他们将罐子里的纸条倒出来，每次倒一个罐子，然后逐一谈谈这些事情为什么分在这一类，重新评估一下是否想把某些纸条换到其他罐子里。

你可以将这个活动改编一下，用来帮助那些总想要控制每件事情、每个人的来访者，让他们认识到这样是行不通的。罐子上可以写"我能控制的"和"我控制不了的"，请来访者列出自己想要掌控的事物清单，然后分类放到罐子中。另一种变式可以帮助过度焦虑的来访者分清楚哪些担心是合理的，哪些是不必要的。让来访者列出他们担心的事情，然后分类放到罐子中——罐子上帖的标签你可以根据需要自己选择。

创造宠物

这个活动可以用来在第一阶段和来访者建立关系，也可以用在洞察阶段。我们倾向于用这个活动帮助来访者弄明白自己的情感需求是什么，并开始有意识地选择恰当的方式来满足这些需求。相比于把所有的情感需求都列成清单（不管生活中的人是否能满足来访者的这些需求），用这个活动进行探索是更安全的选择。它适用于所有年龄段的来访者，个体来访者、团体和家庭都可以用。

做这个活动需要准备一些材料——手工素材（绒毛球、纱线、泡沫球、牙签、丝带、毛毡、塑料眼睛、扭扭棒），废物回收材料，比如装鸡蛋的纸盒、药瓶，还有亮片、胶水、剪刀。如果你够大胆，而且来访者是小学高年级的孩子、青少年或成年人，你甚至可以准备热熔胶。（但要记得提醒来访者，热熔胶真的很"热"！）让来访者写出什么事物会让他们感觉到被爱，列成一个清单。如果是和家庭或团体做这个活动，就让成员头脑风暴，大家一起想，决定所有成员的需求清单。然后邀请他们用提供的材料做出一只宠物，这只宠物能满足大家提出的需求。做完之后，对于那些愿意聊一聊的来访者，你可以问问他们这只新宠物是如何满足他们的需求的——或者你可以让宠物告诉你们它认为自己能怎样满足来访者的需求。如果来访者愿意，你甚至可以拓展到他们的真实生活中，聊一聊生活中他们会怎样满足自己的需求——但问之前要先确定对方已经准备好，可以直面现实。

污渍

这个活动我们是跟着 Rebecca Dickinson 学的（私人通信，2017 年 1 月）。当时她创造这个活动是为了帮助生活中有负面经验的来访者（有时包括创伤经验），小学高年级的孩子、青少年和成人来访者都可以用，这些负面经验会让他们在身体、情感、认知或关系层面留下"伤疤"。这个活动就是为了帮助这些来访者深入理解过往经验是如何影响他们现在的生活的，以及帮他们认识到从负面经验也可以创造出积极的，甚至美好的事物。

开始之前最好先跟来访者讲明白，由于活动本身需要一个过程，这个活动会持续数次治疗时段，不是一次就能做完的。做这个活动你需要准备一只普通的浅色布袋子，各种可以染色的材料（比如泥土、芥末、西红柿酱、西红柿汁、青草等），彩色马克笔或广告颜料，以及衣物洗涤剂。开始时邀请来访者用"污渍"材料进行实验，看看哪种在布袋子上留下的污渍最持久。你可以根据来访者的年龄、语言表达水平、对隐喻的依赖性进行判断，决定是否让他们一边做一边思考不同污渍分别代表哪个过往负面生活经验（如果来访者愿意，也可以分享）。如果来访者有能力面对这些，你甚至可以邀请他 / 她猜猜哪种污渍会在布袋子上留下持久的痕迹。然后把污渍材料留在袋子上直到下周治疗，到时候请来访者倒上衣物洗涤剂，用手搓洗。对于喜欢用语言表达的来访者，可以讨论一下哪些材料真的留下了污渍，哪些并没有，以及对他们来说努力清洗污渍是怎样的一种体验。除非你的游戏室里有烘干机，否则就只能等到下次治疗时布袋子晾干了再进行后面的内容。到时候请来访者用彩色马克笔或广告颜料在袋子上作画，把污渍转化成美丽的创作，让自己看到后心情愉悦。改造完成后如果来访者愿意用语言分享，你可以问下面的问题。

- "弄脏袋子是什么感觉？"
- "每个污渍代表你的哪段经验？"
- "尝试洗掉污渍是什么感觉？"
- "相比其他污渍，某些污渍会更容易洗干净吗？"
- "相比其他污渍，某些污渍是否花了你更多精力去清洗？"
- "你怎样看待洗不掉的污渍？它们会影响你对袋子的看法吗？"
- "我们永远不可能完全清除发生在生活中的那些困难。能够把污渍转化成让自己满意的东西，这对你来说有什么差别？尤其是你确定原来的污渍还在，并没有完全消失？"

帮助游戏治疗来访者获得洞察的理论考虑

要记得并不是每一个游戏治疗取向都认为洞察是改变发生的必要条件。治疗性游戏学派的治疗师聚焦在利用与来访者的治疗关系来建立依恋感，他们和家长一起工作，在家长和儿童／青少年来访者之间搭建一座桥梁，这样家长能学会怎样增进与孩子之间的依恋关系。他们不认为来访者需要对阻碍依恋的因素有更多的了解，也不相信来访者需要理解治疗过程中的哪些因素有助于促进依恋关系。

认知行为学派的游戏治疗师虽然会用一些阐释技术帮助来访者进一步理解自己游戏的意义，但他们不认为洞察是改变发生的必要条件。他们更倾向于和来访者一起发展新的、更具适应性的思考和行为模式，而不需要先让来访者理解是什么让自己原有的模式不适用。

我们前面提到过，儿童中心的游戏治疗师有时会用一些如阐释、来访者的隐喻等游戏治疗技术，但他们几乎不会用面质，因为面质基本上就是直接引导来访者。同样的道理，他们也不会用本章介绍的这些技巧和活动。

本书中讲到的其他游戏治疗取向都会用阐释技术，运用来访者的隐喻，面质，以及设计治疗性隐喻。他们也会用本章介绍的技巧。阿德勒学派游戏治疗师会用本章讲到的不良行为表演和很多沙盘技术。荣格学派特别喜欢让来访者摆沙盘（虽然他们更多是用非指导性沙盘，而不是我们列出来的指导性沙盘）和曼陀罗（同样，相比我们讲的方法，他们的指导语没有那么结构化）。心理动力学派游戏治疗师会用"软性"的阐释、面质和来访者的隐喻；大多数指导性更强的技巧他们并不常用。格式塔学派的游戏治疗师则对舞蹈和肢体活动特别感兴趣，还有在艺术技巧中讲到的身体轮廓技巧。而整合型／折中取向游戏治疗师则可能会用本章中的大部分技巧，至少会给一部分来访者用，这取决于治疗师和来访者双方的兴趣，他们可能愿意整合任何技巧，甚至全部技巧来帮助来访者获得洞察。

未完待续……

至此，我们现在知道要去向何方，也已经开始沿着"如何到达那里"的道路前进，但仍然还有很多东西要学。如果你相信作为治疗师，你的主要任务就是帮助来访者改变想法、感受和行为，那么下一章将为你进行这一步打下基础。

插曲六
用语选择

　　游戏治疗中选择恰当的用语非常重要。要有意识地选择自己的用语，下面是一些具体例子：（1）避免说"但是"（用"是的，而且……"代替）；（2）把"试一试"从你的游戏治疗词典中删除；（3）避免用"我们"（除非是真的指"我们"）；（4）（大多数情况下）用来访者的原词形容他们的经验，特例除外。

- 避免说"但是"（用"是的，而且……"代替）。跟来访者的互动中避免用"但是"，这非常重要（跟生活中重要的人说话也是这样）。你可以用"是的，而且……"句式代替，这是即兴表演的核心思想之一。当你的语句中用到"但是"，其他人，特别是儿童，会觉得你句子中讲到的其他所有积极肯定的内容都不算数了。例如，如果佩内洛普对来访者说："你真的很努力在做这个，但是你还是没有成功。"来访者听到的就是"你失败了"或"你是个失败者"。如果豪尔赫对来访者说："建造这个塔让你很兴奋，但是这个塔并不高。"来访者听起来就是"你本该能做得更好，但你没做到"。

有两种方法来用"是的，而且……"句式。用"而且"来代替"但是"，你可以避免"但是"带来的断裂感，能够向来访者传达更多积极的东西，这样会增强联结，给来访者鼓励。所以，还是用前面的例子，佩内洛普可以这样说："你真的很努力在做这个，而你还是没成功，我想你一定挺失望的。"豪尔赫可以说："建造这个塔让你很兴奋，而且你希望它能再高一点。"这样用"是的，而且……"句式不会打击来访者，游戏治疗师只是简单地认可所发生的一切，并接受随之而来的情绪。

另一种运用"是的，而且……"句式的方法是找出来访者言行中你可以鼓励或肯定的地方（即使你不认同来访者正在做的事情或说的话）。然后你用"是的"句子作为开头，让来访者知道你对他们的认同（这里"是的"可以具体指这个词，也可以指一个能传达肯定的句子），然后接不同意见，如果需要加上"而且"。举个例子，来访者玩游戏时作弊，你可以说："你对规则的解读很有创意，而有时候跟你一起玩的人可能会很沮丧，因为这样他们就不可能赢了。"有时候我们回答中的"是的"部分是从反应情绪开始的，比如当你的一位来访者大声斥责老板不公平，原因是老板因为她迟到而扣了她工资，你可以说："是的，我听得出来你非常生气，因为老板扣了你工资，而且你也的确意识到自己上班迟到了。"

- 避免说"试一试"。我们经常在督导和游戏治疗中引用《星球大战》（*Star Wars*）中尤达的一句话："要么去做，要么放手，没有尝试一说。"多年前电影《星球大战》还没上映，阿德勒就提出过同样的观点。他说当人们说会"试一试"时，意味着他们并没有期待能够做成功，他们实际上已经认输了（甚至可能还乐于失败）。所以我们避免说"试一试"，而且我们常常会跟来访者点明"试一试"的潜台词。（这里说明一下，面质"试一试"这种说法时，与阿德勒的名言相比，来访者似乎更能接受尤达的名言。）

- 避免用护士的口头禅"我们"。（我们知道——我们用了不少"我们"，还让你要尽量避免，可是……我们认为这挺重要的。）如果你生病去过医院，你可能就知道这个"梗"了——我们发现在医院里，"我们"似乎成了护士的御用口头禅，"'我们'要打针了""不知道'我们'睡得好吗"等。[我（Kristin）生第二个小孩时猝不及防，无法进行无痛分娩，我的护士说（她在努力表达同理和鼓励）："加油！我们可以做到的！"我瞪着眼睛问她："不是，你接下来到底可以做什么啊？"] 所以，当你指的是来访者，你希望他们画一幅家庭图，不要说"我们要把你的家庭画出来"，而是说"请把你的家庭画出来"。

- 用语要跟来访者的匹配，除非……知道并理解来访者的用语有助于和来访者建立关系（除非你的来访者出口成脏，而你又超级不喜欢说脏话，或者你认为跟着来访者说脏话有害无益）。例如，你正在跟游戏迷工作，就有必要了解游戏玩家的用语，学会使用；同样，如果你的来访者很喜欢火车，你多知道一些火车相关的术语会有帮助。跟年幼的儿童工作时，他们管某个东西叫什么，追踪行为时你也用相同的词，这样做很有帮助。即使你知道那实际是把剑，不是高尔夫球杆，但来访者就拿着剑当球杆挥，你就要称之为高尔夫球杆，而不是剑。如果来访者管一个玩偶叫小狗狗，即使你知道那实际上是只狼，也要跟着来访者叫小狗狗。

  不过我们认为也有例外情况。如果来访者用带有评价性或批判性的词语描述游戏中某个角色（如"好人"和"坏蛋"，或者"乖猫猫"和"坏猫猫"），我们要有意识地避免用这些词，因为会强化他们全有或全无的思维模式，增强道德说教束缚。帮助来访者转变对世界的既有看法，远离好坏二分思维很重要，因为能够认识到人并不是完全好的，也不是完全坏的，这对来访者而言会有帮助。很多被介绍来参加游戏治疗的来访者认为就是因为自己是"坏孩子"才会被带来这里，他们觉得自己是"调皮捣蛋的"或"邪恶的"。正因为如此，帮助来访者改变这种思维模式就至关重要。其中一种方法就是选择用语。所以，当一个孩子自己扮演劫匪抢银行，让你扮演警察时，与其给劫匪贴上"坏蛋"的标签，你可以称之为"违法者"，也不要给警察贴上"好人"的标签，可以称之为"试图确保人们遵守规则的人"，或者直接叫"警察"。有时候这比叫"大坏蛋"要麻烦得多，而且需要你发挥创造力，绞尽脑汁想怎样把标签化的词如"好""坏""邪恶""恶毒""乖"进行转化。（但我们相信这样做是值得的。）

第七章

协助来访者在游戏治疗中做出改变

现在，从某种程度上说，我们已经到达了问题的核心——协助来访者做出改变。虽然有一些游戏治疗的理论流派（例如，儿童中心游戏治疗）不强调咨询师用指导性的活动帮助来访者在行为、认知、情绪和/或互动上做出改变，但是所有理论流派的最终目标都有这些类型的改变。（或说如果他们没有想要改变的，为什么要来找我们？我们至今还不认识为了保持现状而寻求治疗的人。当然，有人想要来访者做一些改变，许多儿童和青少年来访者的父母或教师，想要他们做出改变，但是来访者本人不一定想改变。）当然，我们希望你能想一想，有意地指导别人做出改变和/或提供指导性的干预是不是游戏治疗中非常重要的部分，还有游戏治疗师应该在协助来访者做出改变的过程中扮演什么角色。另一个问题是，如果你认为技术和技巧可以协助来访者做出改变，那么哪些技术和技巧最有利于来访者的改变？

在准备写这本书时，我们列了一张表，上面列举了人们（或者送他们来做游戏治疗的人）想通过游戏治疗来改变的无效行为、思考、感受或互动等模式。然后，我们将这份清单作为起点，列出几个我们认为游戏治疗可以改变的事情。我们注意到他们所期待的改变通常具有方向性，所以我们列出最好增加，或最好减少的事情（有时候，同一件事要增加或减少也可能具有一体两面性——比如承担风险）。相比于成年人，某些目标对儿童和青少年更有意义，因此我们试图列出更为通用的事，让你可以应用于任何群体。我们知道，也有许多一般人想要改变的东西，但是我们并不想列在上面。记住——采用和调整——你可以用本书提到的任何技术和技巧协助处理任何来访者带来的任何主诉问题，然后采用任何有利于来访者的目标。只需要按照你需要的方式做调整，以便它们发挥作用，或者你自己发挥创造力来创造活动（我们给你的是我们的许可，仅此而已，我们的孩子、丈夫，或财产可不给）。

好了，以下是清单。

与行为相关——减少

1. 冲动，离开座位／不专注的行为，注意力不集中。

2. 不遵守规则、要求，和／或命令。

3. 挑衅的行为。

4. 身体攻击。

5. 与他人的权力斗争／争论。

6. 发号施令或者颐指气使。

7. 责备他人，缺乏承担责任的意愿。

8. 自吹自擂。

9. 不当或危险的冒险。

与行为相关——增加

1. 合作技能。

2. 协商技能。

3. 自我肯定技能。

4. 愿意采取行动 / 贯彻解决问题的可能方法。

5. 自我控制。

6. 专注、坚持的能力。

7. 愿意承担责任。

8. 愿意承担适当的学业、身体和人际关系的风险。

9. 在出现问题后，"重新开始"的意愿和技能。

10. 自我循序渐进学习新知识和新行为的意愿和技能。

与想法相关——减少

1. 消极的自我对话。

2. 消极的自我对话。

3. 消极的自我对话（重要的事情说三遍）。

4. 消极、悲观的想法。

5. 消极、悲观的想法（抱歉，几乎所有我们能想到的，需要减少的思考模式，都和消极的自我对话或者消极悲观的想法有关）。

6. 否定自我的优势。

7. 不愿从别人的角度出发。

8. 拒绝或忽视个人需求。

与想法相关——增加

1. 以积极的自我对话取代消极的自我对话。

2. 积极、乐观的想法。

3. 愿意"承认"个人的优势。

4. 能够从别人的角度考虑问题。

5. 能够用乐观的态度重构情境和经历。

6. 能够认识自身需求。

7. 能够准确评估风险和后果。

8. 问题解决的能力。

与 感 受 相 关 —— 减 少

1．否认自己的情绪。

2．"卡"在愤怒、悲伤、沮丧的情绪中。

3．漠视身体显现的情绪反应。

4．讨厌自己。

5．难以管理自己的挫折感、愤怒和／或压力。

6．不愿理解他人的情绪或认识他人的感受。

7．自我怀疑。

与 感 受 相 关 —— 增 加

1．有关感受的语汇。

2．能够识别多种多样的（有时相互矛盾的）感受。

3．能够意识到情绪和身体之间的连接。

4．能够意识到特殊的感受。

5．可以经历和摆脱愤怒、悲伤、抑郁。

6．能够与他人沟通感受。

7．能够识别他人的感受。

8．能够考虑他人的情绪感受。

9．对于自我、自信心和自我效能感有积极的感受。

10．能够容忍和管理挫折感。

11．能够恰当地处理愤怒。

12．能够处理压力。

与互动有关——减少

1．不在意或否定自己的行为对他人的影响。

2．难以设定个人边界。

3．不愿意承担责任。

4．没有体育精神。

5．不愿开口求助。

与互动有关——增加

1．能够识别和准确解读社交信息。

2．能够在人际交往中承担责任。

3．能够识别和适当满足个人需求。

4．能够设定适当的限制和边界。

5．愿意并有能力与他人共享权力。

6．在同辈团体和家庭中能够认识到自己适合和积极的角色。

7．能够实事求是地评估自己和他人的特质。

8．愿意承担个人的责任。

9．胜负都能保持平常心，能够轮流参与活动，或者能够有好的运动精神。

10．愿意积极地倾听他人的意见。

11．和团体成员或家庭成员都能合作。

12．能够鼓励其他人。

13．社交技巧（开始和结束一段对话，维持和发展水平相适宜的对话，得体的道歉等）。

14．在社交场合不产生冲突／自我控制的必备技能。

　　除了清单中已经有的，我们肯定也遗漏了许多东西，是时候继续探索如何帮助人们做出改变的方法了。废话少说（我们一直想把这句话写在一本书里），接着就来介绍技巧和技术。

帮助来访者用游戏治疗的技术做出改变

当然，你会希望用你已经掌握的技术来帮助来访者做出改变。不过有一些技术与游戏治疗的这个阶段非常相关（当然，这些技术也可以在更早的阶段使用——只是它们更适合放在本书的这个部分）。本章的技术包含注重时机，关注有无附带收获，务实且帮助其他人也切合实际，以及教学。

注重时机

这部分很简单——注重时机。请确保当你提出要协助人们改变的活动时，是他们已经准备好且能付诸实施的时候。（你没有想到我们可以写得这么简短，对吧？）

关注有无附带收获

很多时候人们不做改变，是因为他们正在从造成他们困扰的行为（或想法、感受、互动）获益。附带收获是想法、感受、行为或互动的预期效果或积极方面（至少来访者这么认为）的副作用。上班迟到的附带收获可能是可以避开无聊的早会或者与同事的尴尬互动。选择继续酗酒或者吸毒的附带收获可能是可以逃避过去的痛苦或创伤。如果你的孩子因为你拒绝买棒棒糖而发脾气，而且每次带她到店里，她都发脾气，尽管事实上，你已经为此让她罚站、吼她，甚至打她让她停下，她的行为仍可能因为有附带收获而持续。对她来说的附带收获可能是，当她受罚时，她得到你的关注，或者她每大闹五次，你就会受不了而给她买一次棒棒糖。无论附带收获是什么，我们认为，找到它是改变的关键，因为改变要有效的唯一方法是他们能意识到是什么在维持不适当／无效的模式。

在试图理解一个人的附带收获是什么时，你的理论可以用来探索他／她的动机是什么。附带收获并非对每个理论取向都很重要。阿德勒、认知行为、心理动力学理论最有可能将附带收获作为帮助来访者改变的工具。阿德勒学派认为，所有的行为都有目的，因此，他们将"附带收获"看作使来访者卡住的一部分，并且通过温和地让来访者注意到附带收获，希望让他们不再被卡住。认知行为学派的游戏治疗师总是在寻找强化这种不适应模式的环境，因此他们会要求来访者检视并放弃附带收获。心理动力学理论的追随者认为，人们有趋力去满足自身的需求，而那些需求往往是无意识的。这个理论的附带收获可能隐藏在来访者的无意识动力中，也可能涉及想要趋乐避苦——至少是暂时的。

当人们陷入感受、想法、行为或 / 和互动的不适应模式时，你的理论是怎么看的？你是怎么考虑的？这有助于你确定是否要探索附带收获，并向来访者解释这个假设，作为帮助他们改变的工具。

务实且帮助其他人也切合实际

这是另一种简单的方法——我们不会创造奇迹，游戏治疗也不神奇——它很酷，但是它没有魔力。[在 30 多年的游戏治疗中，我（Terry）有过 3 次奇迹般的治疗，但这些并非真的奇迹，因为我们在来访者"奇迹般地"好转之前，在游戏治疗、与家长和教师的面谈，以及家庭游戏治疗方面投入了大量的工作。] 因此，为了避免在此过程中感到沮丧，你需要知道的是，来访者的问题不会一夜之间消失（甚至其中一些问题可能永远不会消失）。这并不代表你做得不好，这意味着，他们都是凡人。就是会有一些行为、情绪、认知、态度和互动的模式很难改变，或有可能只会改变一点。很重要的是帮助家长和教师（以及青少年和成人来访者）思考，什么是让他们对游戏治疗的结果满意的合理和可接受的变化程度。这要在游戏治疗最初阶段就确定。相较于让来访者（或家长、教师）固守奇迹治愈的希望，通过预先设定合理和现实的期望，你能帮助他们更多。

教学

有很多方法可以用来教新的技巧，或者帮助来访者获得新的思维方式、感觉、行为或互动方式，这些内容甚至可以写一本书了（我们并未写，也永远不会写）。我们只是给你提供一些我们教游戏治疗的时候会用到的工具：脚手架，示范，直接教学，间接教学，强化 / 鼓励。

脚手架

发展心理学家 Lev Vygotsky 认为，学习新的行为和掌握新技能出现在他所谓的"最近发展区（zone of proximal development，ZPD）"中。他将最近发展区定义为"独立解决问题的实际发展水平与在成人的指导下所能达到的潜在发展水平之间的距离"（Vygotsky，1978，p.86）。（这很花哨地说明了你开始学习和你真的学会之间有一段时间间隔。）在最近发展区中，你可能会跌跌撞撞，或持续稳步改善，你甚至可能会感到失败和放弃。

Vygotsky 是一位发展心理学家。他解释了可能会发生的情况，但是他并没有特别看到有需要帮助人们弄清楚如何让事情变好。Wood，Bruner 和 Ross（1976）则提出了称为"脚手架（scaffolding）*"的想法——这种想法帮助人们尽可能最不费力地通过最近发展区。脚手架可以通过示范技巧（技能示范）、提供提示或线索，或调整材料和活动来帮助人们掌握该技术。我们尤其喜欢给来访者提供提示或线索——图标、列表、姿势，或面部表情等。我们注意到在任何地方都可以搭脚手架——在家里，父母可以为孩子搭脚手架；新婚夫妇可以用脚手架弄清楚如何建立他们双方想要的家庭；在学校里，教师用脚手架培养学生的学习技能；在游戏治疗过程中，游戏治疗师则用脚手架帮助儿童、成人、青少年、家庭成员、父母和教师改变。

当开始建构某项特定技术或想法、感受、行为、互动的特定模式时，你应该考虑以下几件事：（1）这个特定的人在这个特定的时间是否需要脚手架才能掌握这个特定的技术或模式？（2）哪种脚手架适合这个特定技术或者模

---

* 依据建构主义理论，借用建筑行业中的"脚手架"作为概念框架的形象化比喻——学习过程中的脚手架。——译者注

式？（3）哪种脚手架最适合这个人？（4）这个特定的人目前在最近发展区中需要多少脚手架才能掌握这种技术或模式？［这些观点不是来自 Vygotsky 或 Wood；是我（Terry）提出的，不过这对我的工作有帮助。］

示范

示范就是给来访者展示如何做（我们认为你很可能已经知道这一点，但我们想强调的是，这是在游戏治疗中教东西的重要技术）。有时，在治疗过程中你亲自示范；有时，你可以请来访者生活中的其他人示范；有时，你（当然，在知情同意的前提下）邀请其他人进入治疗过程进行示范；有时，你让来访者看电视节目、电影，或教学视频，以便看到其他人怎么做；有时，你也可以在治疗中录像，并让他们把视频带回家看。我们会针对以下的议题提供示范或寻找楷模：不完美，胜不骄败不馁，能从失败中站起来，建立关系，接受指导或给予指导，会感到失望、骄傲、悲伤、快乐，适当的肢体碰触，倾听他人，以及在游戏治疗过程中无时无刻发生的许多其他事情（或在治疗前就预先计划的）。

直接教学

此工具可应用于以下情况：你告诉来访者如何做一件事，你组织一场关于如何做这件事的讨论，或者设置一项活动，旨在给他们提供获得新技能或新模式和练习的机会。如果你需要用到直接教学法，你需要有机会让来访者口头给些反馈。

间接教学

此工具应用于以下情况：设置一个活动，让人们获得或者学习到新技能或新模式，但是不需要他们口头反馈。还可以使用讲故事、隐喻设计，或者绘本治疗来帮助来访者学习新的东西。

强化和鼓励

很多时候，成长比来访者想象得慢（也比我们想象得慢），因此，即使很微小的变化，都要鼓励，这对于成长很有帮助。因此请在你的治疗中强化和鼓励来访者——可以很简单，例如点头、微笑、轻轻拍一下；或者可能更复杂，例如指出进展并表扬努力——所有这些因素都会让人不放弃，并有助于让来访者关注到你所教的。我们也教来访者生活中的其他人这么做。父母、兄弟姐妹、教师、伴侣、孩子对孩子、兄弟姐妹、学生、伴侣或父母的强化和鼓励有很好的效果。

帮助来访者改变的游戏治疗技巧

显然，你可以使用我们在前几章描述过的技术和技巧帮助来访者改变。本章的技巧则专门用来帮助来访者朝着我们之前列出的目标推进。并可自行设计调整，以便更好地为你和你的来访者服务！

冒险治疗技巧

慢动作比赛

我们俩都在小学做志愿者，和那些本没机会接受游戏治疗的孩子们一起工作。这是我们自创的技术，它让学生可以不用在走廊跑步的情况下回到教室（各地的学校都"禁止"），也让我们不用在他们后面苦苦追赶。它最适合具有注意缺陷／多动障碍的某些特质（冲动性、注意力集中时间短等）的学龄前和小学年龄的孩子，它能帮助他们控制这些特质。这个活动的另一个目的是帮助那些好争权的孩子学习和他人（甚至"权威人物"）好好相处，不仅不会陷入争斗的局势还能练习合作技巧（即使仍然会有一些竞争）。

这很简单：你可以对来访者发起挑战，让他们去某个地方，最晚到达目的地的人获胜。我们甚至为了加强戏剧效果，跟孩子一起模仿喜欢看的卡通或影片人物，搭配夸张的表情，如全身肌肉紧绷、面目狰狞来比赛谁最慢到达。

蒙眼篮球

这种信任活动能够鼓励来访者（所有年龄段）练习专注，承担责任，评估风险和后果，理解他人的感受和想法，与他人分享权力，倾听他人，与他人合作，要求他人满足自己的个人需求，以及发挥运动精神。更适合个体来访者，但如果做一些调整，你也可以在家庭和团体中使用。

对于个体来访者，做该活动需要三个道具——一个塑料篮球，一条蒙眼布和一个中小型垃圾桶。你们两人之间，决定谁先"开始"。无论谁先"开始"，谁就是向导，另一个人则是篮球运动员。说明向导的责任是保证篮球运动员在情绪和生理上都感到安全，在不能碰到篮球运动员的情况下引导他到篮筐，而篮球运动员的工作是让向导知道他/她需要什么才能感到安全，以及投篮。篮球运动员要自己对准垃圾桶（又名篮筐），戴上眼罩，拿起篮球。在你们真正开始打球之前，要澄清一下，在比赛中获得分数的唯一方法是指导篮球运动员投篮，因为唯一得分的人是当时指导的人，而不是拿篮球的人。在每个进球后，都要交换角色，让你们轮流做向导和篮球运动员。（因为是轮流来，计分真的没有意义，因为没有人真正会赢，但是没有必要告诉来访者这个小细节。）

如果你在家庭或小团体中进行这个游戏，请让成员轮流成为蒙着眼睛的篮球运动员，也轮流做向导，以便每个成员都能给球员指令，让球员接近目标，然后另一个人继续给予指令。对于愿意给反馈的人，这是一个很合适的活动，你可以问以下问题："对别人负责是怎样的感觉？""要相信别人可以保证自己的安全，并且得依靠他才能完成任务，是什么样的感觉？""当你知道团队协作才是成功的唯一途径时，你是什么感觉？""怎样才能不接触他人的身体却给他们指引？"

表达感受

这项活动的目标很宽泛。你可以用它来扩大感受性词汇，增强对于情绪－身体的觉察能力，加强与他人沟通感受和辨识他人感受的能力，增强识别和正确解读社交信息的技术，以及务实地评估自我和他人特征的能力。同样，无论何种年龄段或何种形式的治疗，都可以用这项活动。

你需要准备一堆 7.6 厘米 × 12.7 厘米的卡片，把它们对半剪开，列出情绪词语，并且在每张卡上写上一个情绪词。（可以在网上找这些词语。）轮流从这堆词语中抽一张卡片，然后表演出这个情绪词，让其他人猜测正在表演的是什么情绪。你可以制订规则，例如表演的人在表演时只能用身体语言但不能出声，只能用他／她的面部表情，只能用他／她的声音却不能说话，或只能使用他／她的身体以及配合音效等。如果来访者对结束后的反馈有兴趣，则可以讨论哪些情绪易于表达，哪些情绪好猜，在什么情况下曾感受到这样的情绪，或什么情况下无法弄清楚别人的感受等。

讲故事和治疗性隐喻

我们在本节描述的第一组技巧就是特定改变的隐喻。特定改变的隐喻有明确的公式和格式，旨在帮助来访者在自我形象思维、情感或行为方面做出特定的变化（Lankton & Lankton，1989）。尽管这个过程的核心是由 Lankton 和 Lankton（1989）开发的，我（Terry）已经修改了基本的隐喻公式，使它们适用于游戏治疗。所有特定改变的隐喻似乎都更适合个体来访者，因为它们是为了满足特定来访者的需求而设计的（客制化）；如果一个小组的成员有相似的议题或类似的主诉问题，则可以在小组中使用。这个方法适用于所有年龄段的来访者。

自我形象思维隐喻

自我形象思维隐喻的目标是将消极的自我对话转变为更积极的自我对话；

提高来访者对自己的积极感受、自信和自我效能感，并增加来访者"愿意认可"自己优势能力的意愿。以下是创建自我形象思维隐喻的步骤。

1. 建构一个主要角色，该主角代表积极的核心自我形象。对于年幼的来访者，可以用布偶或玩偶来代表角色；年长的来访者，你可以考虑使用布偶或玩偶是否适合——如果不合适，则可以在没有道具的情况下讲故事。

2. 将主角的积极特质描述为与来访者的积极特质非常相似，即使来访者不承认这些特质。在主角的特质中也要包含来访者可能希望拥有的特质（或你期望来访者强化的特质，即使此刻来访者还不想要）。

3. 在故事的第一部分，需要包含主角是如何体现出每一个期望的特质的。包含每种特质特定的视觉线索（例如，"灿烂的微笑""强壮的手臂""两眼炯炯有神地看着他人"）。

4. 随着故事的进展，用语言来表达主角的内心独白，强调他/她积极的自我形象和对自己解决问题能力的自信（例如"我知道我做得到，虽然这有点恐怖"或"我上周跳不了这么远，而我知道，我现在可以做得到"）。

5. 创造一个支持性的盟友/朋友，并展示出主角和这个盟友的积极互动。如果盟友在自我形象方面有些挣扎，但仍努力在帮助主角，这会很有帮助。（同样，对于年幼的来访者，你可以用布偶或玩偶来讲故事。）

6. 创造几种情境，让故事的主角处理不同的情况，展示出积极的特质和关于自我形象的积极自我对话。

7. 描述一个积极的或日常的情境，并描述主角成功地应对这个情境，展现出他的积极品质，而内心独白则表明了自我效能感。让盟友帮助主角找到解决问题的方法。

8. 描述一个压力很大，甚至引发焦虑的情境，并说明主角如何成功地应对这个情况，以及展现出他的积极品质。让主角思索问题所引起的感受，伴随而来的内心独白中与自己的谈话，以及和盟友的一些对话。

确保在解决问题的情境中有一些真实的挣扎，甚至掺杂着自我怀疑，也包含和盟友的内心独白以及和盟友的对话。

9. 让主角和盟友庆祝所发生的事情，并进行对话，在对话中简单介绍主角的积极特质和肯定的自我形象如何帮助主角和其朋友解决彼此的问题。

情感性隐喻

在设计情感性隐喻的时候，最重要的是要决定是否要用隐喻帮助来访者探索某种情境下不同层次的感受（目的是学会识别多重的，甚至相互矛盾的感受），帮助来访者改变或转变感受状态（目的是帮助来访者摆脱愤怒、悲伤、沮丧，或其他被卡住的感受），或帮助来访者学会更好地管理某种特定的感受（目的是学习用适当的方式处理愤怒或沮丧）。如果你要与来访者一起处理不同层次的感受（例如，对某人或某情境有两种矛盾的感受，或者表面上对某人有这样的感受，却有情绪隐藏在表象之下），则可以按照以下步骤操作。

1. 描述主角和智者。如果使用布偶或玩偶来代表角色，请同时描述角色的外表和情感（例如，"他是一个有很多种情绪的人，而且他都知道自己在面对生活中不同的人或情境时，有哪些情绪"）。智者应该聪明、善解人意，而且能够为主角提供鼓励和情感支持。当提到智者所作所为的时候，确保他 / 她并没有解决主角所遇到的问题。相反，智者要反映主角的感受并且正常化其情感体验。

2. 设计几个有相遇的场景或情境。在描述相遇场景或情境时，把焦点放在角色的情感反映上。

   a. 让主角遇到一个正面或日常的人物或情境。在描述这种相遇场景时，要包含主角所能感受到的各个情绪层面。例如，"一个快乐的日子，别人送给戴维一只小狗，他很兴奋，但是对如何照顾小狗却感到很紧张。他对喂小狗非常有信心，但是他非常担心在寒冷的冬天要带小狗去散步。戴维告诉爸爸，他很高兴也很紧张。"
（请注意，在这些描述中，只出现两种类型的感受，这在一般情境中很常见，且这两种情绪并不是特别有问题。）

b. 在描述时，让主角感受到他 / 她有几种不同的感受，并明确表明同时具有两种不同的感受是正常的。有时你会希望主角自己意识到这点，有时你则需要智者帮助主角意识到此事。例如，"他的爸爸说，许多孩子即使很高兴能养宠物，但是还是会很担心照顾不好宠物。接着戴维的爸爸请他说说他所担心的事情，并认真地倾听了他的忧虑与快乐。"

c. 接下来，让主角遇到负面或存在压力的人或场景。在描述相遇或场景的时候，也要包含主角所感受到情绪的各个层面，并认识到情绪的复杂性（有时甚至是矛盾的）。例如，"塞拉的爸爸因为家暴她而入狱，她的奶奶想让塞拉去探望爸爸，但是她告诉奶奶，她不会去，因为她恨他。那天晚上，她哭着睡着，因为她其实很想念爸爸。塞拉很爱她爸爸，但同时也很恨他，这复杂的情绪让她感到困惑。"

d. 你可以让主角自己梳理情绪的各个层面，也可以安排智者倾听主角的感受，帮助主角澄清并理解拥有多种层次的感受是正常的，即使主角有时候会感到害怕或者困惑。"当塞拉和奶奶谈及自己的感受时，奶奶告诉她，她理解有时塞拉对爸爸会又爱又恨。塞拉的奶奶告诉她，当爸爸喝醉时打塞拉，塞拉当然会对他生气，同时塞拉也会想念和清醒时的爸爸一起共度的快乐时光。她说，'亲爱的，这真是让人感到困惑。有时我也对你的爸爸感到困惑，因为我对他的恨和爱交织在一起。'"

如果你在游戏治疗中用一个故事来帮助来访者改善那些可能引发问题的情绪状态，或帮助来访者用一种更具建设性的方法来处理某些特定情绪，可以使用布偶和玩偶来催化以下的过程（或如果你认为某些来访者只讲故事不用道具的效果更好，这也是可以的）。

1. 描述主角正在纠结于某种感受，使用特征细节来"充实"这个人，强调你特别想凸显的情绪状态，主角对这种感受是如何反应的，甚至身体是如何表现这种感受的。通常描述主角在体验这种感受时的面部表情和其他非言语信息会很有帮助。例如，"费尔南达讨厌去学校。每次她想到要去学校，就会觉得胃疼。当费尔南达的妈妈把她叫醒去上学的时候，她就皱着眉头钻回被窝，她就是不想去，因为她实在是太讨厌学校了。"

2. 描述一个和主角有关系的角色，或者提到一个能唤起主角情绪反应的地点、东西或场景。例如，"杨格是费尔南达的老师，她非常严厉，会布置很多很多家庭作业。杨格老师的声音又很大，当她对费尔南达不耐烦的时候，她总是很大声地和她说话。费尔南达对杨格老师感到沮丧，到学期中的时候，她已经变得有点恨她。"

3. 详述主角和其他配角之间的互动（或者和一个地点、东西，或场景），把焦点放在主角被互动所唤起的情感状态上（例如悲伤、沮丧、抑郁、害怕）。务必要表达主角正在和情绪本身或处理情绪的方式做斗争。例如，"一天，费尔南达忘带作业了，虽然她已经完成作业，杨格老师还是很大声地斥责她'又'没带作业来。费尔南达对老师感到既沮丧又生气，因为杨格老师就是不相信自己已经把作业完成了。她很不开心，杨格老师总是因为她没完成作业吼她，因此每次老师提到她没交作业的事，她就'瞪'老师。第二天，费尔南达带着作业到学校，但是却把作业撕了，扔在杨格老师面前，杨格老师看起来非常伤心和失望，但是她没有吼费尔南达，她只是耸耸肩走开。费尔南达感到很惭愧，因为她撕毁了自己的作业，也感到很伤心，因为她实在不知道该如何与老师相处。"

4. 在故事中引入可以引发关系或场景改变的某种变化或进展。内容可以是将角色之间的关系拉得更近或更远等，或者主角体验到一些事，因而改变其对某人、某地、某物、某个场景的反应。主角也可以学到某些应对方法，帮助主角更好地处理情绪问题。例如，"费尔南达和学校的心理老师列伊谈了谈关于她和杨格老师的问题。列伊老师耐心地倾听她的感受，告诉她自己理解她对杨格老师产生的沮丧和生气的情绪，他认为也许她对忘记带家庭作业也会有点尴尬。他问她是不是愿意找到提醒自己带家庭作业回学校的方法，然后他们两个一起想到可以让她的妈妈提醒她把作业放到书包里。费尔南达接着说自己还是对杨格老师感到很恼火，因为她吼了自己。列伊老师让她选几个玩偶代表自己、杨格老师和其他几个同学，展示一下杨格老师在班级里是怎样和费尔南达说话，以及怎样和其他同学说话的。当费尔南达展示杨格老师是怎样和其他同学说话的时候，她意识到杨格老师嗓门就是比较大，也许她不是真的在吼她。不过她仍然因为杨格老师不相信自己做了家庭作业而恼火。列伊老师问她是否愿意让杨格老师到咨询室，一起谈谈他们两人之间发生的事。费尔南达说自己非常愿意，于是列伊老师就叫杨格老师一起参与讨论。列伊老师让费尔南达勇敢地对杨格老师说出自己的感受。这对费尔南达来说很难，不过她认为这是值得的，因为她希望在学校过得更加顺利，所以她告诉杨格老师当她不相信自己已经完成作业，并且对她发火的时候，她感到很受伤。她也告诉她自己不喜欢被老师吼。杨格老师告诉费尔南达，她很抱歉伤害了她。她也告诉费尔南达她很受挫，因为她知道费尔南达虽然非常聪明，但是她没有带作业来会伤害自己。列伊老师让费尔南达告诉杨格老师为防止忘记带作业而做的计划。杨格老师笑了，也告诉费尔南达下次和她说话时会试着声音轻一点。"

5. 用来访者所学到的内容和任何可观察到的改变来完结这个故事，包括从主角经验中学习到的身体感受、表情和行为结果。你也可以把焦点放在主角过去处理情绪的方式给她带来麻烦，但是现在处理能力有增进。例如，"费尔南达对和列伊老师一起制订的计划感到很兴奋。第二天妈妈叫她起床的时候，她很开心，胃也不痛了。她昨晚完成作业后就把家庭作业放到书包里。她跳下床穿好衣服上了校车。当她走进教室，杨格老师对她微笑，她也回给老师一个微笑。杨格老师用温柔的声音告诉她，她很高兴费尔南达把作业带到学校。她知道在学校里会度过很棒的一天。她会记得如果和杨格老师之间存在什么问题，他们可以去到列伊老师的办公室好好谈谈。"

行为改变隐喻

行为改变隐喻可以增加你想要帮助来访者建立的任何行为。如果想要发展一个行为改变的隐喻，可以遵循以下步骤（当然，只要你觉得可以，你可以用布偶或者玩偶来代表角色）。

1. 确定一个你期望来访者学习的行为，这个行为要有明确清晰的定义且可观察。

2. 用尽可能多的细节来描述主角，包含外表、行为、认知和情绪反应。主角的年龄和所处境遇要和来访者相类似（但是又不要相似到让来访者意识到主角就"代表"自己）。

3. 设定一个场景，让主角在该场景中表现出预期的行为。要描述角色的内心独白，以支持该场景会存在这种行为的合理性。

4. 这个故事有不同的"章节"，改变多种场景，让主角在各种不同的时机都能展现预期行为。对新行为的自我肯定也可以作为角色内心独白的一部分。

噩梦

我（Terry）最初设计这个活动是为了 Kent，我的教子，在他小学时常常做许多噩梦。他现在已经接近 30 岁了，可见这个技术已经用了好长时间。这个策略可以帮助来访者不再做噩梦或减少噩梦所引起的焦虑，它也可以帮助来访者控制害怕的感受。这个技术的主要方法是创造一个隐喻从而让恐惧外化,让恐惧感更易于管理。它也可以帮助来访者意识到消极、自欺欺人的思考方式,用积极的思维方式取代消极的思维方式,以及发展必要的技巧,以乐观的角度看待所遇到的情况。它可以让孩子练习合作的技巧和遵循有可能解决问题的方式,并且在问题出现之后"重置",以及和自己搭建脚手架(self-scaffolding)的技能。

这个隐喻故事可以是治疗师为孩子创造的,也可以是治疗师和孩子一起创造的。如果是双方一起创造这个故事,可以用来鼓励来访者承担风险,解决问题,意识到自己的需求、自信心和自我效能感是怎样的。你甚至可以教给家长和教师,让他们和孩子在游戏室之外使用这个技能,以将学习到的东西进行应用。

要用这种技术,你需要 4~5 个小马道具,几种其他玩偶(人或动物都行,取决于来访者的喜好),几条绳子或纱线(25~30 厘米),和几种小栅栏(材质是塑料的、木头的或金属的皆可)。把小马、道具、绳子或纱线、栅栏放在桌上或地上。说明这些母马*常常在晚上去野外奔驰,当她们在野外奔驰的时候,会感到害怕,也会吓到别的动物(甚至可能吓到人类)。如果孩子愿意,你可以让他们给小马和其他玩偶取名字。如果你要给孩子讲这个故事,你可以表达这些马有多疯和多野(你也可以用言语来描述当她们感到失控的时候有多害怕)。让小马和其他玩偶(动物或人类)走得很近——甚至可能要踢到其他玩偶,或跃到其他玩偶上方,撞倒他们,或撞倒其他东西,伤到了自己。描述一下其他玩偶的感受(例如,害怕、不受保护、不安全等)。如果你和孩子一起讲这个故事,可以问问孩子是否愿意四处移动小马和其他玩偶,或者说说小马 / 或其他玩偶的感受。故事中孩子不想讲的部分由你来讲。

问问孩子能够做点什么来安抚小马,让她们感到安全,也让其他的玩偶感到安全。也可以跟孩子说明有时候为了创造安全感,还需要建造框架(约

---

* 母马的英文单词 mare,刚好是噩梦(nightmare)的词尾。——译者注

束、规则、边界），可以问问孩子，要怎样使用绳子、纱线或栅栏来保证大家的安全，或者让大家有安全感。你可以引导孩子想想如果晚上把马拴住，是否可以帮助她们稳定；建议孩子如果晚上把小马赶入由栅栏围成的畜栏中，她们可能不会这么野性／更有安全感，其他人也会感到更有安全感。你很可能需要帮助孩子们开始行动，建一个畜栏，在晚上用绳子或纱线将小马拴在一起，赶到畜栏中。孩子可以用其他玩偶协助，或者靠自己来完成。当小马在晚上被拴在畜栏中了，要说出她们的感受，更安全、更平静、更平和等。同时，你也可以用其他玩偶的口吻说出他们的体验（松了一口气、比较不焦虑、压力比较小了，等等）。你可以用鼓励的言语来强调孩子的贡献，尤其是愿意承担责任、解决问题、承认自己的需求、自信和自我效能感等。

这个技术还有其他变式，你可以试试看。你可以让孩子亲自扮演一只晚上的小马，用枕头或椅子作为栅栏，以保证可控性和安全性。你可以让孩子画一个安全的地方，在那里小马可以疯跑，但是不会伤到自己或他人，或者画一个地方，小马知道那里的规则是什么，这样她们也不会伤到自己或他人。你可以让孩子画出或用贴纸还原噩梦的场景，然后协助他们找出在噩梦中感到安全的各种方法，或噩梦醒来后，让自己冷静下来的方法。你还可以在空气清新剂的瓶子外面贴上"噩梦退散"的标签，跟孩子一起拿回家，这样他／她可以在卧室喷洒，驱逐噩梦（或怪物）。当孩子感到失控的时候，你也可以让他／她画出某一次觉得失控的情景，然后讨论在这个事件之前、过程中，和之后的体验，重点放在哪些因素可以让他／她感到更有控制感。

对于那些能够"跳脱隐喻"的来访者，可以和他们讨论一下故事和发生在游戏治疗室外的事件之间的联系，你们可以讨论如在梦里把小马拴起来或赶入畜栏的方案那样，他们在现实生活可以怎么做……有时候，你真的可以教会他们事先设想梦的内容，在睡觉之前，用自我对话暗示自己将会进入一个美好的梦境。

当你们讲完故事，如果孩子愿意口头反馈，可以问孩子以下问题。

- "你觉得小马在晚上疯跑，不小心弄伤别人或自己的时候，她们是什么样的感受？"
- "当她们在外面疯跑的时候，你觉得她们在想什么？"
- "当小马在晚上疯跑的时候，你觉得其他角色是什么感受？"
- "当小马在晚上疯跑，并且吓到其他角色的时候，你觉得其他角色是怎么看她们的？"
- "有没有什么办法可以让小马自己冷静下来？"
- "其他角色有没有什么办法可以帮助小马冷静下来？"

内在洞察

这项技术邀请来访者（任何年龄、任何团体）利用杂志上剪下来的人像照片，相信自己的"内在洞察"。这项活动最基本的目标是帮助来访者练习识别和准确理解社交信息，真实地评估其他人的特质。你也可以用它来帮助来访者练习自我建立脚手架，为安全的人际关系冒险，承担人际互动的责任，和别人共享力量，积极地聆听他人，和他人合作，理解他人的情绪和认知，以及积极地重塑情境和经验。

进行这个活动，你需要收集一些从杂志中剪下来的照片。这些照片需要包含人物——在一起、一个人、一群人、面对彼此、背转向对方、在聊天、在笑、在争论，或在打架等。你需要一系列有关感受、关系或场景的不同照片。让来访者选择一张照片（可以随机选，也可以仔细选），讲一个有关这张照片的故事（要有开头、中间和结尾——你知道我要说这些）。一开始最好先问一些问题（是的，我们正在为讲故事建脚手架），关于这些人是谁，他们之间的关系，在这张照片呈现的场景之前、过程中及之后发生了什么，在拍照的那一刻发生了什么，照片拍完后又发生了什么，以及人们彼此说了什么，等等。你甚至可以让来访者选择一些照片，按照某种顺序摆放，然后讲一个包含几个章节的故事。如果你的来访者不喜欢人物，你可以用动物的照片来进行这个活动。

隐喻转换

所有人，不论长幼，都会用隐喻说话和思考。正如 Lakoff 和 Johnson（2003）所说，隐喻实际上建构着我们的知觉和理解。例如，当你跟一个成绩不好的学生工作时，如果他将自己看作一只树懒，这样的思考方式可以为其所做的选择和生活方式找到理由。他不需要做出很多努力，因为，毕竟树懒移动得很慢，也总是以不变应万变。如果你在和一个家庭工作，而家庭成员形容这位来访者为飓风，你就会知道（基本上）家庭成员是怎么看待这个孩子的（即使你是全天底下最客观、最不会轻易被别人的想法影响的人），而且你也可能会开始怀疑这个孩子是否存在行为失控的问题或注意缺陷 / 多动障碍。

隐喻转换是一种使用符号语言为来访者重新定义某些东西的方式，以改变他们对特定人、人际关系或情境的看法和感受。在探索阶段，来访者那些针对自己的隐喻可以帮助你理解他们的内在动力，针对别人的隐喻则可以帮助你理解他们的人际动力。在洞察阶段，指出他们的隐喻的意义能帮助他们增强觉察能力。在改变阶段，如果你能够帮助来访者改变其隐喻，这意味着很多时候你可以帮助他们改变思考方式，从消极、自我否定的模式转变为更积极的模式和态度；你也可以帮助他们从消极的自我对话转变为更积极的自我对话；你还可以帮助他们改变许多功能失调的互动模式。这是相对复杂的干预，所以你要注意来访者的发展阶段。因为它需要抽象的语言推理能力，而儿童通常要到 12 岁才会发展出这种能力。通常你会和父母使用这种技术来讨论孩子和作为家长的他们，或者和一整个家庭，和少年、青少年及成人来访者使用这种技术。

要帮助来访者转变隐喻，其中一部分就是你聆听他们在隐喻中是用什么方法描述自己、他人、境遇和关系的。当你聆听时，要思考隐喻中对来访者有利的部分是什么（例如，"我的儿子像宝石一样""我的车像喷气式飞机一样飞翔""我的生活就像一场旅行——有时顺利有时崎岖"），以及对来访者不利的是什么（例如，"我的女儿是魔鬼""我们家就像一个动物都越狱的动物园""我的老师是个巫婆"）。在弄清楚哪些隐喻会影响积极态度或影响做出改变的能力后，下一步就是帮助来访者探索针对同一个人、处境或关系的其他隐喻。因此，例如以"过山车（云霄飞车）""狂欢（嘉年华）之旅"，甚至"我可以完成的一个有趣挑战"，来取代"我的女儿是魔鬼"。例如"我们家就像一个动物都越狱的动物园"，你可以建议改成"在马戏团中与表现出色的小狗一起演出""企鹅在冰面上嬉戏"或"水獭在河里玩耍"。

运动 / 舞蹈 / 音乐体验

像别人一样走路

这个活动是我（Terry）在遇到几个社交困难的来访者之后发展出来的——他们没办法交朋友，也没办法维持一段友谊，最让我感到挫折的是，他们（绝大多数）是非常可爱的孩子（好吧，至少我喜欢他们）。他们也是运动感觉和触觉的初学者，所以如果只是说说如何交朋友，或者用布偶戏的方式来演绎如何交朋友，并没有什么帮助。你可以对任何年龄段的来访者，在个体来访者、团体和家庭中使用这个技术的变式。根据你设置的方式，你可以用它来实现许多不同的目标，包括"认同"个人能力，在情感与身体之间建立连接，更愿意承担责任，自我建脚手架，改善社交技能，获得自信和增强自我效能感。

当我和那些不自信和开始感到挫败的孩子一起工作的时候，我决定要他们想想六年级那些"受欢迎"的孩子在学校的走廊上是如何走路的，所以我问他们是否愿意去实际观察一下那些"野生世界的稀有品种"（或者至少在小学中）。当我解释说我认为这些受欢迎的孩子的走路方式和那些不受欢迎的孩子不一样的时候，来访者脑中似乎灵光一闪。下一周，他们非常渴望地向我展示（使出浑身解数）那些受欢迎的孩子是怎样在走廊上走路的。当我想知道（大声地承认，好吧，有时候我是真的有点儿控制欲）一个不那么受欢迎的人如果像受欢迎的孩子一样走路，是否也会受到欢迎，有人跃跃欲试。瞧，那些愿意尝试以不同方式穿过大厅的孩子，他们受欢迎程度真的上升了，事实上，上升了很多。尝试用"受欢迎的孩子的走路方式"走路的学生的反馈是，其他人对自己的回应更积极了。所以，我决定扩展该技术的变式——我让来访者模仿别人走路，像成功的银行家，像很有魅力、别人抢着要约会的青少年，像考试马上要得第一的学生，像打算力挽狂澜拯救婚姻的女士，或像要赢得足球奖杯的运动员等。如果要说有一种技术给这本书创造了最大的价值，那就是这项技术，它已经用积极的方式改变了许多儿童、青少年和成人来访者的生活。

共舞

有时，来访者只是需要让自己与某种感觉或记忆"共处"。这种情况会发生在当来访者有必要真正体验到某些感觉而不是将其推开或忽略时。只有慢慢地让感受出现，并且有足够的空间让其进入意识层面，来访者才能够真正去感受和探索这些情绪。有时，当这些情绪涌现时，不再抗拒，并能真正地接纳，这样才能真正帮助来访者最终克服这些感觉及改善现状。在认识和接纳情绪的这个阶段，我们发现最好的办法之一是与之共舞。这个技术对小学高年级孩子、青少年和成人来访者效果更好，因为"在一起（being with）"的想法非常抽象。如果你和一个团体或家庭工作，并且成员都能对彼此开放，那么当然可以在这个设置下进行。不过根据我们的经验，这个技术似乎更适合个体来访者。这项技术最基本的目标是帮助来访者度过特定的情绪，像生气、伤心、抑郁和悲伤。你也可以帮助来访者对自己的情绪和情绪－身体连接更有觉察力，学习去识别针对同一事件或关系的多重情绪，以及练习用更健康的方式应对压力和挫折。

要向来访者介绍什么叫作共舞，首先，他们只需要坐着，关注自己的身体，甚至可以邀请他们做一个身体扫描。当他们更关注他们的身体，可以邀请他们给自己一个空间去感受曾经很抗拒或排斥的感受。当他们准备好了，你可以建议他们起身带着情绪走动。你要强调，这不是一段"放掉"的舞蹈，相反，这是一场"在一起"的舞蹈。如果向年纪较小的孩子介绍，指导语简单一些，也不要太正式。你只要询问他们是否愿意邀请他们不喜欢的那个感受进来，如果愿意，他们接着就带着这个感受一起移动。对于愿意口述的来访者，你可以让他们命名他们选择"同在"的那些感受，在他们身体的哪些部位可以感受到这些感受，以及随着这些感受而动，而非将其排斥在外是什么感觉。你甚至可以让他们自己评分，和这个特别的感受共舞前和共舞后的自在程度。

释放性舞蹈

释放性舞蹈是用来帮助来访者释放某种东西的。（记住，这是我们自己命名的）。通常，释放性舞蹈是在共舞之后进行的，但是如果对特定来访者单独使用效果更好，就单独进行。同样，这种舞蹈适合小学生高年级孩子、青少年和成人来访者，因为对大部分小学低年级和学前班的孩子来说，其基本概念不够具体。当然，你也可以在不特别说明理念的情况下，针对年幼的来访者进行。实际上，我们也曾与家庭和团体一起完成，前提是大家彼此关系融洽。我们通常与个体来访者工作，以避免他们的自我意识妨碍他们释放本要释放的情感。来访者可以使用释放性舞蹈来释放对他们来说很困难的感受（愤怒、沮丧、悲伤），释放痛苦的回忆，释放不再有效的旧模式，释放不再拥有的关系，或释放导致人际问题的态度。（我们知道，以上所有的都不在目标列表中。有时你就是要突破窠臼而不要墨守成规，尤其当你就是制订规则的人时。当你发现来访者有一些其他的东西要释放，不必将自己局限在这个可能的"释放"列表中。再度重申，请使用你最佳的临床直觉并允许自己发挥创造力。）

介绍释放性舞蹈非常容易。让来访者想象一下，自己想要释放的东西是什么，并扩大感官的细节——它有多大，它是什么颜色的，它是什么质地的，它听起来像什么声音，以及它是如何动的等。然后请他们想想要如何通过动作或跳舞摆脱它，告诉他们用自己刚刚想象的方式移动，来释放他们想要释放的一切。（有时，我们会跳过让他们先想想的这个步骤，而是以让他们释放任何想要释放内容的方式活动。对于一些属于行动者而非思考者的来访者，这比问他们，叫他们想想的效果更好，动就对了。）这项技术对于习惯性爱生气的孩子非常有用，这可以鼓励他们创造出一种"释放愤怒"的舞蹈或动作，可以在家、在邻里，或在教室里玩。（在邀请来访者在公共场合开始他们的"释放"之前，你需要预先警告父母和教师，甚至其他家庭成员和同学们。）

庆祝舞蹈

庆祝是人们在治疗过程（不管是谈话治疗还是游戏治疗）中经常被忽略的一环。我们认为关注来访者生活的积极方面和主诉问题同等重要。因此，我们会进行庆祝舞蹈。我们想要庆祝来访者生活中的胜利、他们的优势、美好的回忆和快乐的时光。要跟来访者说明这个舞蹈很简单。让来访者站起来，将自己的快乐、喜悦、自豪等跳出来，总之，任何想要庆祝的都可以跳出来。有时，来访者不知道什么事值得庆祝，所以你需要提醒来访者一些事情是值得庆祝的，例如，整整一周没有被叫到校长室去，控制住自己没有去看前男友在社交网络的动态，成为一个能帮助别人的朋友，等等。你可以在任何情况下和任何一位来访者跳舞——只要让它变得有趣。这也是一个很好的家庭作业，帮助家庭尽可能多地把正能量存入家庭的正能量银行。

召唤舞蹈

召唤舞蹈（我们要承认，我们对舞蹈类型的命名不是特别有想象力）是为了唤起某种感觉、一段回忆，或者来自特定的人或关系的能量。目的是帮助来访者与某种特别的感受或者在治疗之外的时间或人相连，用来激励来访者。他们可以帮助来访者考虑"认可"自己的能力，转向更积极乐观的思考方式，能够识别他人的感受，从他人的情绪和认知角度出发，认识到自己的需求，以及克服和摆脱"消极"情绪。这种特殊类型的动作更适合青少年或成年人，而不是孩子，因为"召唤"的概念对孩子来说可能有点抽象。然而，如果你让一个孩子按照信任他们的人的要求去跳舞，他们可能会理解你的意思。（去吧，去碰碰运气。如果失败了，最糟糕的结果又会怎样？）

　　如果要开始一段召唤舞蹈，你可以让来访者回忆想要感受的一种特殊情绪，过去一段积极的时光，或一个激励过他们的人。如果他们浮现了想感受的特殊情绪，或过去一段积极的时光，你就让他们想象当感受到那种情绪时自己是如何律动的，或在记忆的那段时光中，自己是如何律动的。如果他们想要召唤一个人，他们就要模仿那个人移动的方式，或者当他们想到那个人时他们的感受并将其转换成律动。举一个我（Terry）生活中的例子，如果我特别紧张地为一个研讨会做准备，我会想象我自己像 Cher 一样，我的偶像之一。如果我感到特别焦虑，我也经常跳坦克女郎舞，这是因为电影《坦克女郎》（*Tank Girl*）中 Lori Petty 所扮演的角色会给我力量。你可以让一个难以信任他人的来访者跳召唤舞蹈，让他已故的挚爱祖母给他带来力量，仍然可以激励他信任别人。或者，对于一个准备参加研究生入学考试的来访者，你可以让她按照自己在通过大学最后一门期末考试的做法来律动。请注意，在这些例子中，有时你会要求来访者按照他们记忆中生命某个特定时刻的运行方式律动，有时你让他们像某个特定的人那样律动，有时你会让他们按照想到那个人时的感受律动，还有一些时候，你让他们转换到某个时间或人的"能量"上律动。即使他们不知道或不记得这个特殊的人是怎么动的，他们还是可以自己编（只要他们愿意——有些人愿意，有些人不愿意）。

练习舞蹈

　　我们通过练习舞蹈来帮助来访者练习新的行为和态度。如果是比较擅长肢体表达，而非口语表达的来访者，这可以取代你原本要进行的角色扮演。这是可以达到众多治疗目标的技术之一。你只需将设置（以及任何反馈）导向你希望来访者达成的目标即可。我们最喜欢的是"互动－增加"类别下列出的目标。

练习舞蹈基本上就是没有语言的角色扮演。如果来访者真的在展现新的行为，或者表现出他们想要采取的新态度，你可以邀请来访者按照他们希望的动作来动。例如，你的来访者莫妮卡是一个 6 岁的孩子，她正在学习从一个讨厌的人身边走开，而不是对对方拳打脚踢，你会让她练习简单的转身和走开。如果你的来访者德米特里厄斯是一位希望对学校和作业更积极的青少年，你就请他向你展示当他对学校的一切消极应对的时候是如何动作的，积极应对的时候又会如何动作。[你也可以让他反复练习积极的这一段，因为你不想让他陷入消极的循环。（我们都有十几岁的孩子，所以我们对此都不乐见。）] 对于五年级很习惯讨好别人的克洛，你可以让她跳一个"拒绝舞蹈"，用尽全身的力气，边跳边用越来越大的声音说"不"。又如蔡斯想要学习如何邀某人去约会，你可以让他练习如何以开放和邀请的方式接近他想邀约的人。（从这些例子中，你可能已经发现了，这是一种适合所有年龄段来访者的策略。）

沙盘游戏治疗

来访者摆以问题为中心的沙盘

1. 摆沙盘呈现来访者需要付出什么才能解决问题（可能是特定问题或一般问题）。
2. 摆沙盘呈现探索潜在的替代行为，以取代原本造成困扰的行为。
3. 摆沙盘呈现如何解决问题或解决冲突。治疗师将其定义为与另一个有类似问题的来访者的"咨询"。
4. 摆沙盘呈现一般人们解决这些问题的不同策略。
5. 摆沙盘呈现来访者期待生活中的其他人如何解决冲突。
6. 摆沙盘呈现来访者认为别人是怎么看待一个问题的。
7. 摆沙盘呈现来访者认为别人对于有困扰的问题的感受。
8. 摆沙盘呈现来访者希望如何解决人际冲突。

游戏治疗师摆沙盘为来访者展示特定的技巧

1. 摆沙盘呈现问题解决或解决冲突的策略。
2. 摆沙盘呈现并示范特定的人际关系技巧、沟通技巧、愤怒管理技巧、自我肯定技巧、谈判协商技巧，等等。

治疗师和来访者合作摆沙盘，让来访者练习新行为

1. 你在沙盘中设置一个特定的情境（例如，一个冲突，一个引发来访者沮丧或焦虑的情境，一个来访者需要设置边界或自我肯定的情境，一个来访者需要和其他人协商的情境，或一个来访者需要道歉的情境，等等）。来访者可以添加其他的玩偶，继而演练在沙盘中构建的场景所需的技巧。

艺术技巧

情绪画

你有见过那些叫作表情（Emotes）（在任何地方几乎都找不到——相信我们，我们在互联网上寻找过）的小人或叫作情绪小子（Mood Dude）的压力球吗？你可以用这些东西做很多事情，而我们的绘画技术就会用到它们。如果有一些沙游物件的情绪表现很强烈，你也可以用这些物件进行这个活动。儿童、青少年和成年人／个体来访者，团体治疗和家庭治疗均可使用这种方法。主要目的是帮助来访者增加对感受的觉察，并且学习和练习合适的表达感受的技巧。这取决于你如何解释指导语，你可以用来增加情绪词汇，处理强烈的情绪而不会被这些情绪卡住，学习识别他人的感受，增加对挫折的容忍度，学习更适当地处理挫折和愤怒，设置适当的界限，发展自我肯定的技巧，以及学会鼓励他人。如果你强调认知模式，你也可以用它来帮助来访者识别气馁的自我对话，并转向更积极的自我对话。你需要：纸张（我们喜欢用 30 厘米 ×46 厘米大小的纸，如果你愿意，可以用更小的纸），绘画材料，

或者情绪塑料小人、情绪小子压力球，或者带有强烈情绪的沙游物件。邀请来访者将道具放在纸上的某处，指导语如下："这张纸是这个人物生活（或工作、上学、玩耍，由你决定）的世界。"邀请来访者使用绘画材料来创造他/她/它周围的世界。你可以这样说："当你画画的时候，一定要描绘出那个世界（工作、学校、社区或星球）正在发生的事情，借此我们可以看到这些人物的感受。"（当你说指导语的时候，要记得你可以关注态度、想法或行为，而不是情绪。）来访者画完以后，请他/她讲一个关于人物的故事，以及在此之前和期间发生了什么。你可以要求来访者在故事或绘画中拓展自我对话、感受或应对策略等。

安全防护罩

这项活动旨在为孩子提供处理压力和设置个人边界的工具。你也可以用它来帮助孩子练习承担人际互动的责任，识别并适当地满足个人的需求，务实地评估他人的特质，发展自我肯定的技巧，评估人际风险，以及确保自己安全和受到保护的技巧。它很基础，因此它可能不适用于大多数青少年和成年人；然而，对于功能较差的老年来访者，它可能有用。我们曾经将它用于家庭治疗、团体治疗和个体来访者。

你需要准备一包 30 厘米 × 46 厘米的泡沫板，你可以在工艺品商店买到，还要收集各种色号的记号笔。第一步是协助来访者在泡沫板上画一个防护罩，它占据整个泡沫板，然后把它剪下来。然后，你会帮助他们进行头脑风暴，看看哪些行动可以保证他们的安全，哪些想法可以让他们感到安全，哪些人可以保护他们的安全，他们需要对自己或对别人说什么来确保安全，以及任何其他可以保证他们被"防护着"的事情。然后他们要在防护罩上画画或写字，以提醒自己有很多方法可以保护自己的安全。对喜欢过程反馈的来访者，你可以进行后续对话，讨论他们如何将安全防护罩上所展示的想法在游戏室外的生活中付诸实践。

地图

这是另一个艺术技巧，用来识别导致来访者痛苦的模式，以及发展应对策略。你可以针对特定的感觉（例如，恐惧、焦虑、抑郁）和情绪、认知或行为模式来进行，看是什么原因造成困扰。我们曾经将其应用于各种年龄段的来访者和各种形式的游戏治疗中。对于年龄较大的来访者，在要求他们开始找出一条路径解决或 / 和绕过他们的问题之前，你需要详细介绍绘画的无关细节。因为它是一种灵活的技术，可以帮助来访者实现很多目标，包括觉察特定的感觉，克服和摆脱愤怒、悲伤和抑郁，或识别他人的感觉。如果你想帮助来访者改变思维模式，你可以设置这个活动来帮助他们意识到自我贬损的自我对话，并转变为积极的自我对话，乐观地重新诠释情境和经历，认识自己的需求，以及提高问题解决的技巧。

这个活动需要的材料是纸张和绘画材料。你让来访者做的第一件事就是画出他们遇到的任何问题——可能是一种情绪，一种认知模式，一种态度，一段关系，等等。然后让他们描述这个问题。在他们描述完后，建议他们在纸上添加一些特征——在问题周围放一些会把他们困住的"沼泽"区域、旅程的起点和目的地（他们希望将会有怎样的生活）。接下来可以要求他们设计一份可以解决问题的"地图"，提醒他们可以添加对他们有帮助的人，应对策略，转变的思维方式、感受、行为，资源，等等——也就是无论要付出多大的代价，都要将他们从现在的位置移动到目的地，同时不被"问题沼泽"困住。当他们画的时候，你可以问他们关于整个历程的问题，或者你也可以保持沉默——这取决于哪种方法对来访者最有效。你也可以为绘画过程提供脚手架，提供可能的改善建议。这是诸多可以停留在旅程隐喻的活动之一，如果来访者喜欢用隐喻让自己跟现实保持一段距离，就可以运用这个地图的隐喻来工作。或者，你可以帮助来访者决定如何将游戏室内所画出的东西带到现实生活中。

能量画

对于你的一些来访者来说，这可能有点像"道听途说的偏方"，但是对于那些喜欢这类东西的人来说，这是非常有用的。我们使用它的主要目的是帮助来访者学习评估他人的性格，也因为要画出不同的人有不同的"能量（气场）"这样的概念有点抽象，我们倾向于用它来评估年龄较大的小学生、青少年和成年人。我们也曾用于家中有较大孩子的家庭、青少年团体或个体来访者。如果你锁定的"目标"和指导语都很清楚，你也可以用它来帮助来访者学习评估人际界限和设置界限。

这是另一种绘画技巧，所以你需要纸和绘画材料。（如果你的来访者更喜欢用水彩或颜料，你也可以让他们用这个来作画。）决定如何进行此活动的部分考虑因素是确定来访者想要针对谁来画，此人的能量类型为何、其能量对来访者或来访者的能量有何影响。如果你的来访者更愿意画人像，你可以要求他们画人的身体轮廓，如果他们对自己的绘图能力没有信心，你也可以让他们用姜饼人，甚至用圆圈或正方形来代表一个人的身体。然后，围绕他们画的身体（无论以何形式表现），请他们用颜色、纹理和形状来描绘这个人的"能量"。当他们完成绘画，并且以口语反馈整个历程后，你还可以进而要他们在同一页上画自己，画自己的能量，并且画出自己和此人之间存在的能量。你也可以让他们在这一页画出和第一个人有关系的第二个人。完成后，如果他们也愿意谈论自己的创作，你可以问他们观察到所画的第一个人，他们从哪里感受到此人的能量，他们所观察到的第二个人，又是从哪里感受到此人的能量，然后他们观察到的关于这两个人之间互动的能量又是怎样的。如果两人的互动能量对他们两位来说都有困难，你也可以让他们在两个人之间画出障碍或界限。你可以在人物旁边让来访者画出对话或者思想泡泡，这可以代表他们所说所想。如果这个活动用在团体治疗或者家庭治疗中，你可以让成员画出家庭或团体的每一个成员，画出不同成员之间的互动情形，以及整个团队或家庭的能量。

问题传递

与本章的许多技术一样，根据你如何向来访者解释和如何针对历程反馈（如果需要），问题传递可以用于各种不同的目标。正如它的名字所表达的，通常的目标是帮助来访者提高问题解决的能力，培养落实问题解决的意愿。它还可以用来增强自我脚手架，在问题发生后学习"重置"，识别自己的需求，能够乐观地重构经验，以及考虑他人认知观点的熟练程度。我们通常以团体或家庭治疗的形式进行，你可以根据个体来访者的情况调整技术。这项技术最适合 10 岁及以上的人使用。对青少年来访者尤其有用，他们往往认为自己是全世界唯一经历困难的人，而且往往更愿意倾听同龄人，而非成年人的意见。

在团体或者家庭治疗中，每个成员都需要一张纸和一些绘画材料。首先，请每个人画一个他们正面临的问题——我们喜欢从一个他们目前正经历的、相对简单的困难开始，让来访者了解这项技术如何使用。告诉他们你不会给他们很长时间来画，所以他们不用太执着要画出一个艺术作品。给他们 5 分钟来画出这个问题，然后请每个成员向团体描述他／她的困难。当每个人都说完之后，让成员们把他们的画在圈里传递，这样团体（或家庭）中的每个人都可以为其他人的问题画出一个"可能的解决方案"。当每个成员的画回到自己的手中，每一位成员应该都针对他的困境提供了一个可能的解决方法。要求所有成员轮流举起他们的画，对他们的问题做一个简短的总结，其他成员也要解释他们给出的解决方案。当每个人听完所有可能的解决方案后，你可以（如果你认为这会有帮助）要求每个成员，承诺将其中一个方案贯彻到底，方案可以稍加改动或完全按照原样执行。

如果你要和来访者一对一使用这个技术，你依然可以这么做——当来访者画出自己的问题时，你也需要足够开放自己，画出自己的问题。然后你们来回传递这些图，每次都画出一个可能的解决方法；当来访者为你画一个，你也为来访者画一个，然后你为自己的问题画一个，而来访者再为他／她的问题画一个。我们通常会这样做 3~4 次，这样你们每个人都会得到 6~8 个可能的解决方案，有些是你提出的，有些是来访者提出的。

对某些来访者，你也可以用沙盘或贴纸作画。对这些来访者，可以让来访者选择沙盘物件（或贴纸）来代表存在的问题。然后，另外的成员可以选择沙盘物件（或贴纸）来代表解决方案。

不安全 / 安全毯子

当我（Terry）的儿子 Jacob 上小学的时候，我常常到学校，努力为他争取他所需的特殊教育服务。我对这些"战斗"特别不熟练，有一天，我感到极度沮丧，就用在网上买的羊毛毯子把自己裹起来，毯子让我反思"是我臭？还是这个毯子臭？""我对手机销售员太粗鲁了吗？"——这个产品被称为"不安全毯子"。我的朋友 Andrea Christopher 是学校的辅导员，他建议我们为所有六年级的学生做类似的毯子，因为他们对即将上初中感到非常紧张。这就是这个活动的起始——我接受了 Andrea 的想法，并付诸实践。所以，这个活动的目的是帮助来访者检视他们消极的自我对话和悲观想法，并用积极的自我对话和乐观的想法来取代。它还可以帮助来访者练习"珍视"自己的资产，培养对自己的积极感受，增强他们的自信心，以及增加自我效能感。它可以使用在各个年龄段来访者的个体、团体和家庭治疗中。它已经历经多种多样的变化，现在，（希望）它可以激励你产生一些自己的变化。

你需要一些非常具体的材料（尽管，实际上如果你选择不去买我们建议的材料，你还是可以换成别的）：两捆不同颜色的羊毛布料和几支深色记号笔。要决定你需要的羊毛布料的长度，记住你要做的是"毯子"，所以它需要足够长，让你的来访者，不管他们的身材如何，都能够把自己裹在毯子里。（这是我们省钱的小技巧：羊毛布料可以在春天促销的时候买，再将每一条都纵向剪开，这样你买的每一块羊毛布料都可以做成两条不同的毯子。）

让你的来访者选择两种不同颜色的羊毛毯子，确保长度足够裹住他们。然后列出他们在情绪起伏或感到不安全的时候会问自己的问题，比如"会有人约我出去吗？""我能顺利度过二年级吗？""我的家人真的喜欢我吗？""我是个足够好的妻子吗？""为什么别人都能学会阅读，就我学不会呢？""为什么我爸爸要离开我？""我的老板肯定过我的工作吗？""我能从高中毕业吗，或者永远卡在这里毕不了业？"（我们通常会整理出 10~12 个问题，这些问题代表着消极的自我评价和自我怀疑；如果你的来访者非常消极且写得很琐碎，你甚至可以增加到 15~20 个。）接下来，为了做不安全毯子，让来访者用记号笔在其中一块羊毛毯子上写下这些问题（如果他们不会写，可以画出那些疑惑，或者他们边画画，你边代替他们写文字）。（另一个重要的"安全"提示是要小心，以免字迹晕开而弄脏毯子——没有什么比弄脏不安全毯子更糟糕的了。）当他们在毯子上写完不安全毯子的问题后，让他们列出一个清单（写下来或口述给你），列出他们感到积极、乐观、自信和自我保证时告诉自己的事情。这个清单可以包括"我很可爱""我知道我是个好爸爸""我正在按照自己的速度学习阅读""当然，我的书会写完的""我妈妈爱我——她只是不擅于表达"等句子。然后（我打赌你已经知道接下来会发生什么了），告诉他们拿出另一块羊毛毯子和记号笔，制作一块安全毯子。有趣的是，有时来访者甚至会说："哦，我明白了！我可以选择是把自己包裹在不安全毯子中，还是换掉，把自己包裹在安全毯子中。"（好吧，我们承认这种事情不常发生，不过它确实曾经发生在我们身上——它也有可能发生在你身上。）

神仙教母和守护天使

在我（Terry）当特殊教育教师时，我的学校里有一个孩子（不在我的班级里）经历了许多创伤事件。他上四年级，曾在六个不同的寄养安置机构生活过——由于一些不可抗因素，他不得不多次更换寄养机构。他很少有眼神交流，从不微笑，他的教师说他觉得他不能指望任何人关心他。我记得我当时想，"那个小男孩需要一个神仙教母或守护天使来保护他，让他觉得真的有人关心他。"我最初是为他设计的这项技术——我给他做了一个神仙教母，当他的教师给他的时候，我观察他的表情。他看着神仙教母，脸上露出了我所见过的最灿烂的笑容。后来,我有点后悔没有先和他聊聊,看他是更喜欢守护天使还是神仙教母,然后让他自己制作,而不是我为他做。所以……这就是我们现在在做的。根据你想要达到的目标,这项技术可以用于各种不同类型的来访者。对于那些不相信自己有价值,认为自己的需求永远得不到满足的来访者,这种方式似乎特别有效。你可以用这个活动来传达这样的理念:来访者是"有价值的"——他们很重要,有举足轻重的意义,不要额外花力气去赢得爱或归属感。在这种情况下,守护天使 / 神仙教母的功能是在他们的生活中(除了你以外)关心他们。它还有助于为来访者提供一个他们可以有连接的人(基本上是一个虚构、想象的朋友),一个他们可以信赖且无条件接纳他们,对他们没有任何期望的人。有时,我们会把神仙教母 / 守护天使作为在咨询室之外的过渡对象,代表我们。我们也喜欢用这个活动帮助来访者探索他们需要的是什么,以及如何满足他们的需求和 / 或帮助来访者将他们当前的需求排序。"需求"可以根据具体情况来确定,具体取决于环境,例如,需求可能与什么让他们感到安全、有乐趣、有归属感等有关。这项技术可以用在任何年龄段的来访者身上,从幼儿到年长的来访者,从团体治疗到个人咨询都可以。有时候,如果我们想针对家庭来进行,想在实践中培养合作和协商技巧,我们就让他们做一整个家庭的神仙教母或守护天使,或有时候,我们让每个人都做一个自己的。(当然,这要视情况而定。)

这是另一个需要一些特殊材料的活动:木头衣夹(老式的,没有金属部分)和扭扭棒。如果有记号笔、颜料、羽毛、纱线和其他手工材料会更好,这取决于你想要做的精细程度。

在你开始活动之前,你需要确定做神仙教母 / 守护天使的目的。当你和来访者说明这个活动时,你要根据目的来"推销"活动(无论是为了向来访者传达,生活中总有人关心他们,或者这是一个过渡性客体,或者是在帮助他们思考自己的需求并满足这些需求,等等)。其次,确定哪种方式更适合特定的来访者——神仙教母还是守护天使。这取决于来访者的精神信仰,他们有多么异想天开,或你实际的情境,等等。有时你已经清楚地知道什么是最适合来访者的，有时则需要与来访者讨论他们的偏好。在决定了想要守护天使还是神仙教母后，也有必要讨论一下它是男人还是女人，或男孩还是女孩（这将根据来访者的不同而不同）。当你的目标是让来访者的需求得到满足，你可以帮助他们制订需求清单，然后是头脑风暴的过程，以决定如果神仙教母／守护天使要帮助来访者满足这些需求，他／她需要具备何种能力。

现在开始（终于！），让来访者拿起衣夹，用记号笔或者颜料装饰它。它可以被涂上一种或多种颜色：来访者可以在上面画一张脸，也可以空着。如果来访者想要翅膀，他／她可以将毛根弯曲成翅膀的形状——翅膀可以使用1~2根扭扭棒。通过将扭扭棒缠绕在衣架上，来访者可以将翅膀固定在神仙教母／守护天使身上。其他装饰（如纱线、羽毛和珠子）可以用来加强作品的外观效果。如果需要，来访者可以给神仙教母／守护天使取名字，列出神仙教母／守护天使所具备的超能力，以及可能会说出的激励人心的话，等等。对于喜欢用口语反馈历程的来访者，你可以问这样的问题：

- "你给你的神仙教母／守护天使取了什么名字？"
- "你是怎么决定用这个名字的？"
- "你是怎么决定要一个守护天使或神仙教母的？"
- "你希望守护天使／神仙教母拥有什么力量？"
- "你是如何决定要一个男人／女人／男孩／女孩的？"
- "你觉得你会从神仙教母／守护天使那里得到什么？"
- "你希望你的神仙教母／守护天使对你说什么？"
- "你是如何决定请神仙教母／守护天使满足你的哪些需求的？"
- "神仙教母／守护天使的力量要如何帮你满足这些需求？"
- "如果有一些需求是神仙教母／守护天使无法满足的，你要怎样才能让自己的需求得到满足？"
- "你是否曾经遇到过跟神仙教母／守护天使一样，会以同样的方式帮助你的人？他们是谁？他们是怎么帮助你的？"

- "你曾像神仙教母/守护天使一样帮助过别人吗？"
- "他们是谁？你是怎样帮助他们的？"
- "如果你可以许三个愿望，那会是什么？"

大嘴巴的脚印

我是在初中的美术课上学到这个技巧的。我们喜欢用它来帮助那些需要学如何优雅道歉这项社交技巧的来访者，帮助他们为自己的行为负责。它也有助于帮助来访者从别人的情感（甚至认知）的角度看问题。我们不确定它是否能应用在成人工作中（我没有在成人来访者身上试过），但它确实对有幽默感的青少年和孩子有效。我们曾在个体来访者、团体和家庭治疗中使用过。它也是很容易通过口语反馈就能产生影响的一种技术。

首先，指导来访者脱下鞋子，在一张大纸上描出他们的一只脚；然后让他们围着脚印画一张脸，确保脚印在脸上的嘴巴里。（在选择纸张尺寸时要考虑脚的大小——脚大的来访者需要一张大的纸。）接下来，让他们画一个对话框，写一些他们说过的，可能会伤害别人情感的话。然后你可以让他们再画一个对话框，写下他们可能会说什么来道歉，或者你可以让他们集思广益，想出几种不同的方式来表达歉意，甚至扮演一下道歉的情境。（如果你是和一个还不会写字的孩子一起做，那么他可以对你口述，你在对话框里写；或者你可以让他用说的方式来做，说他曾经说过什么，以及可以怎样弥补。）

爱的语言图画

Chapman（1992，2000）与 Chapman 和 Campbell（1997）假设，有时候关系不佳，是因为人们用不同的"语言"来表达对彼此的爱和关心。Chapman 书中主要的观点是爱可以用五种方式来表达和接受：身体接触、服务行为、肯定的话、精心的时刻和礼物。Chapman 实际上有评估工具，来访者可以使用这些工具来确定他们喜欢的情感表达方式的层次顺序，也有许多来访者喜欢填写这个评估工具。我们倾向于认为，人们对每一种爱的语言表达得越流利，世界就会越美好。我们经常使用绘画来探索来访者的爱的语言，作为与来访者合作、满足其需求的工具。各个年龄段的人都喜欢这个活动，即使那些不能真正理解爱的语言这个基本概念的孩子。我们通常运用在个体治疗与家庭治疗中。

你可以这样设置。给来访者一张大纸（30 厘米 ×46 厘米），让他们分成五个部分，说明不同的人用不同的方式表达他们的爱和关心，这即称为爱的语言，并让他们用不同的爱的语言标记每个部分。（对于不会写字的来访者，你可以让他们在每个部分的顶部画一个符号来代表这些语言。）然后让他们在每个部分中画出他们喜欢的东西。[我们通常会给他们举例子，我（Terry）会说："例如在身体接触时，我会画拥抱和牵手；在服务行为中，我会画出有人帮我洗车和清洗洗碗机；在精心的时刻中，我会画出和此人一起拼拼图，一起散步；在肯定的话中，我会画上对话框，写上'我喜欢你的发型'和'你鼓励了我'；而在礼物这栏中，我会画上手镯和耳环。"] 当来访者想练习请求他人满足自己的需求时，图画可以给来访者一些与其他人讨论的具体内容。

你也可以用沙盘来做这个活动，道理相同，只是把沙盘分成五部分，每个部分放一些东西，或者你也可以用列表来做。这是我们经常在家庭治疗中做的。我们给他们布置作业，给家庭中的每个成员一张纸，上面包含这五类的语言，每位成员分别就这五类语言各写下 8~10 个项目，期待家庭中其他人所做的事，来表达对自己的爱。

结构化游戏体验

小精灵 / 小恶魔双生子玩偶

小精灵 / 小恶魔双生子玩偶是一个帮助你摆脱消极的自我对话和悲观思维的好方法。你也可以使用变式（"最好的我"玩偶）来练习转变积极的自我对话和积极思维，同时可以培养对自己更积极的感觉。我们对每个年龄段的来访者以及在每种治疗形式中都做过这个活动。让成年人用纸袋来做玩偶可能看起来很傻，但他们中的大多数人似乎都愿意这么做。

这个程序非常简单。你给来访者一个牛皮纸午餐袋，告诉他们要做一个玩偶，代表他们的小精灵（或者小恶魔孪生兄弟）——说出所有他们不喜欢自己的地方，以及偶尔浮现在他们脑海里的所有负面想法。来访者可以用蜡笔或记号笔在纸袋上画一张脸（"邪恶的脸"），用底部作为嘴巴开合的地方。然后让来访者（在他们的脑海中、纸上，或在这个纸玩偶身上）列出他们所有消极的自我对话，以及他们对自己、他人和世界的负面想法。然后让他们想象小精灵/小恶魔双生子会用什么声音说这些话，让他们把玩偶拿起来，让玩偶说这一连串的消极言语。一旦他们这样做了（有时需要几次才能成功），询问他们是否准备好让这个声音消失。让他们知道，没有准备好也可以，他们可以带着小精灵/小恶魔双生子玩偶回家，直到他们准备好要赶走这些消极的情绪和想法。如果他们准备好了，可以一起头脑风暴，他们可以选择让玩偶闭嘴或毁了这个玩偶（比如，把它放进碎纸机；把嘴钉上；用胶水把嘴粘上；吹气，再突然砰的一声压扁它）。这取决于他们是否真的准备好要赶走这些情绪，邀请他们继续赶走一个（或多个）要让其沉默/或要摧毁的想法。如果他们想要践行更积极的自我对话和更积极乐观的想法，他们可以做第二个玩偶——"最好的自己"玩偶，这代表他们最好的自我，对自己、他人和世界有很多积极的想法，也很有自信，让它列举相反的想法（与小精灵/小恶魔双生子产生的消极自我对话和想法相抗衡的积极自我对话和想法）。

口袋朋友

我（Terry）有个来访者是一个五年级的小男孩，他的社交技巧很糟糕。他真的很想结交朋友，尽管我竭尽全力帮助他学习社交技巧，但我们俩都感到很沮丧，因为即使他能背诵我们在治疗中教他的方法（甚至角色扮演如何结交和维持朋友的社交技巧），但是当他在学校和社区与其他小朋友互动时，却总是铩羽而归——他感到越来越孤独和沮丧。我决定为他做一个朋友。使用这种技术的目的是帮助来访者（对小学阶段的来访者效果最好）思考他们想要的朋友的品质以及他们能为这段友谊付出什么。这有利于孩子学习评估自我和他人的特质，帮助他们在同龄人中考虑适当和积极的角色，并在人际交往中承担责任。我们在个人治疗和团体治疗中都使用过。

你需要为每一个来访者准备至少一个棒冰棍子或压舌板，圆珠笔或细的记号笔。活动的第一步是和来访者一起讨论他/她想要什么样的朋友。列出4~6个孩子期待的朋友品质（例如，懂得倾听、心胸宽广）。帮助孩子想出如何用一个小图画或符号来表示每个品质（比如，懂得倾听可能是一张耳朵的图片，心胸宽广可以是一张心脏的图片），让孩子用圆珠笔或细的记号笔在棒冰棍子上画出符号。向孩子说明这个口袋朋友可以放在他/她的口袋里，如果感到孤单、沮丧，或需要鼓励或陪伴时，可以把它拿出来。你可以与孩子讨论，在公共场合这样做是否会被取笑，或者是否最好在独处时或与可信任的人在一起时才这样做。

对于愿意用口语反馈的来访者，你可以邀请他/她列出在自己身上存在的，希望朋友具备的品质。如果孩子的自我评估不现实，你可以就如何看待他/她的性格特质和这些特质在关系中会如何展现提供反馈。让孩子为自己做另一个口袋朋友，用象征性符号代表如果他/她想交更多朋友（甚至一两个亲密的朋友），他/她在这段关系中会展现的友谊品质。如果你愿意，为自己做一个也很有趣。例如，你可以做一个代表你的口袋朋友，并呈现你自己身为别人的好朋友的特质。如果孩子无法做出代表自己的口袋朋友，你可以帮助孩子做一个，加上你认为他/她可以成为一个好朋友的特质。如果你为自己做一个，你的口袋朋友也可以与孩子的口袋朋友互动，练习社交技巧。这也可能会引发一场对话，讨论是否在潜在朋友身上表现出自己希望的品质。如果来访者认为自己不具备成为好朋友的特质，你可以和他/她谈一谈，看看怎样才能改变他/她的态度和/或行为，让他/她表现出这些特质。为了帮助孩子发展评估与他人发展潜在友谊的能力，让孩子想想想要建立关系的其他孩子，然后为他们做口袋朋友。使用口袋朋友，你们一个扮演其他小伙伴，一个扮演来访者，两人可以进行角色扮演。这种方法可以帮助孩子探索，这些孩子是否想要和自己成为朋友。

如果孩子喜欢口袋朋友这个历程，他 / 她后续可以为特定的情境设计不一样的口袋朋友。例如，一个帮你解决数学问题的口袋朋友；一个即使来访者在比赛没有达到预期目标的情况下，依然能提醒来访者他 / 她很棒的口袋朋友。（通过这种方式，来访者可以培养一群稳定的虚拟朋友，以防你试图传授的技能还无法推广到现实生活中。）

烦恼板

这是 Rebecca Dickinson（私人通信，2017 年 1 月）为那些过度焦虑的来访者开发的一种技术，目的是给他们提供一种策略来学习管理或减少他们的焦虑和自己制造的压力。另一个目的是帮助来访者为他们自己的思考和行动负责任。你可以用它来增加来访者的意愿，让他们行动起来，为问题找到可能的解决方案。它可以帮助 7 岁以上的来访者，并可以轻易从游戏治疗的活动转变成家庭作业。青少年和成年来访者可以独自完成这个活动，而儿童则需要在两次治疗之间，在父母的帮助下在家完成。对于那些有很多高焦虑和高压力家庭成员的家庭来说，这个工具甚至适用于整个家庭。

要做这个活动，你需要一个中型的海报板、便利贴、牛皮纸袋信封和记号笔。如果来访者是小学低年级学生，你需要协助完成部分的活动，或者邀请家长或教师进入治疗，帮助设计海报和便利贴；更大的孩子、青少年和成人通常能自己设计。海报板需要分成三栏，第一栏写着"我能控制"，第二栏写着"我只能控制部分"，第三栏写着"我无法控制"。要求来访者将每一个担忧都写在便利贴上（例如，在校车上把裤子弄湿了、考试、没人一起玩、被龙卷风卷走、被炒鱿鱼、要去参加毕业舞会却没有舞伴）。更小的来访者可以在便利贴上画出让他们担忧的事情，更大一些的来访者可以在便签纸上描述所担忧的事情。

当这个过程完成后，帮助你的来访者识别每一张便利贴应该放到哪个版块。当便利贴分配好之后，为了帮助来访者更好地应对担忧或压力，练习承担责任，并提高他们解决问题的意愿，你可以让他们集思广益，想出可能的方法来对"我不能控制"和"我只能控制部分"的情况多一些控制感（比如，在上校车前上厕所，避免憋不住尿湿裤子；考试前多学习；主动邀请别人一起参加舞会，而不是等待被邀请）。如果板子上贴满便利贴，看起来让人喘不过气来，你甚至可以帮来访者设置一次只能担心多少件事情的限制。接下来，让他们给牛皮纸袋信封贴上"垃圾"的标签，并把它贴在海报板的底部。请来访者选择留在海报板上的项目和放在垃圾信封里的项目，让他们知道只要不超过海报板的数目限制，他们可以交换垃圾信封里和海报版上的便笺纸。

显然，对于较小的来访者，父母（或教师）要帮助他们集思广益，找出可能的方法来获得更多的控制权，以及确定海报板上的便利贴数量限制。如果所有家庭成员都有担忧，他们可以都参加这个活动——可以做一个大的家庭烦恼板，或者个人的烦恼板。

疯狂科学家

这是我（Terry）为5—12岁的来访者设计的技术。过去，我们认为男孩会对这个很感兴趣，但是最近，我们发现女孩也很喜欢。这是一项可以实现多种目标的技术之一，从承担责任到能够轮流，有运动精神到和别人合作，学习寻求帮助，学习和练习不参与争斗和在社交场合自控……（你懂的。）我们在个人治疗、团体治疗和家庭治疗中均使用过。

收集材料的过程有点怪。在你的房子里转一圈，拿一些小苏打、醋、玉米淀粉、不用的沐浴油、泡泡浴、一些浴晶——任何浴室柜子里剩下不能用的或你不再需要的东西。你还需要一个非常大的搅拌碗、水和一个大的搅拌勺。在治疗开始之前，可以用纸和胶带为原料制作假标签。（标签上怎么写取决于你想用这种技术做什么。比如，如果你想锻炼自我控制，可以用小苏打和醋，标明"脾气"和"导火线"；如果你想锻炼自尊，可以用浴盐，一些泡泡浴和浴晶，并贴上诸如"有益的行为""轻拍后背"和"友善的话"之类的标签——你懂的。）然后基本上，你要允许来访者给你制造一个大混乱，创造一种"魔药"，然后（终于）要负责和整理干净。（如果情况一团糟，你甚至可以练习道歉。）之后，当然，如果你愿意，他们也愿意，你可以用口语反馈整个历程。

警告。确保你选择的成分组合不会产生不可预期的后果甚至危险。据我们所知，大多数沐浴和卫生用品都是安全的，而小苏打或其他清洁用品混在一起可能会有危险。如果你正在寻找一种安全的"砰"，可以试试可乐和曼妥思！不过附近最好有水槽或准备很多毛巾。

理清你的想法

理清你的想法是由 Melissa Wehr（私人通信，2016 年 12 月）设计的，用于焦虑的孩子，这些孩子需要更清晰地思考，以便可以集中精力关注重要的事情。略做改良，它也适用于青少年和成人来访者。这个活动适用于那些焦虑、冲动思考，陷入思维模式，很难集中注意力，或感到被很多想法压垮的来访者。这个活动的目的是识别同时产生的多种想法，并将其分开，分别关注或放在一边。

你需要一张两端形状不同的纸：一端是圆形的，另一端是方形的，或其他形状。你可以画出形状或照着纸模剪。要求来访者选不同的颜色，用曲线从一头画到另一头，确保这些线在页面上交叉。你也可以使用已经剪好的彩色纱线，让来访者把这些线连接起来。要求来访者将每种不同颜色对应一种感受或想法（例如，红色代表"我怕黑"；蓝色代表"我不喜欢去妈妈家"；黄色代表"我在拼写考试前感到很紧张"；绿色代表"我的新老板是个混蛋"）。

让来访者挑选其中一种感受或想法，当他／她有这种感受或想法时追踪线条或纱线。当来访者思考或追踪这种感觉的时候，练习深呼吸和放松训练（预先教给来访者）。如果你使用的是纱线或实体的媒介，来访者这样做的时候可以更具体地理清思路。对每种颜色的线都重复这个步骤。如果你选择继续活动，不同的想法和感受都可以这么做，或者可以全都做。在活动中你可能获得的一些提示包括对应颜色的感受或想法，来访者对练习的身体反应，或来访者专注于一个想法的能力。你可以询问来访者的消极想法和积极想法的占比。我们总是会好奇，这些让来访者不堪重负的想法是积极的还是消极的，是可控的还是不可控的，是理性的还是不理性的，等等。你可以帮助来访者练习和／或讨论如何将其应用到现实生活中，例如在重要考试之前，在工作会议中，或认识新朋友之前。对于那些倾向于陷入消极思维模式的来访者，你可以要求他们通过冥想将消极思维转变为积极思维。为了满足来访者的需求，这个方法可以有无数的变式。

责任饼

这项活动一开始是为了帮助那些对自己的行为不负责任的孩子。然而，随着时间的推移，我们发现许多青少年和成年来访者存在同样的行为，所以我们将它扩展到这些群体中。虽然它可以用于团体治疗和家庭治疗，我们通常喜欢从个体来访者开始，因为我们发现，当人们没有为自己的行为负责任的习惯时，如果有观众，他们的反应往往更具有防御性。（再次强调，从我们的错误中学习。）我们也觉得有必要承认，在游戏室中，这种技术近乎是谈话技术——它涉及好多单词。

首先你需要一个圆。我们喜欢在白板上做这个活动，因为圆形的部分会转变成对话框，如果你没有白板，你可以在纸上画圆，用铅笔和橡皮来画饼状图。下一步，你需要让来访者告诉你最近发生的冲突或有争议的事件。当来访者列出与事件有关的角色时，你需要在圆旁边写下名字；然后让来访者一步一步地告诉你发生了什么。当来访者讲完故事，让他／她想想，故事是从谁那里开始的，又是谁让故事继续，谁在试图解决问题，等等。在讨论快要结束时，邀请来访者思考自己与其他参与者的责任占比——你要声明，你不是想"责怪"任何人，你只是想帮助来访者搞清楚每一个人该承担的责任。

如果来访者试图逃避承担任何责任，使用面质的技巧可能会有帮助。在你们谈话的时候，你或者来访者在圆圈里面画一张饼状图，在每个图中写上一个人的名字，以及那个人制造的问题或承担的责任。（我们喜欢用白板，因为随着故事的发展，你和来访者对每一部分的责任有了更清楚的认识，很多时候，事情会随着饼状图上的划分而改变。）最终我们会获得一张饼状图，显示了谁对所发生的每一部分负责，包括来访者。然后，你可以用这张图作为起点，讨论每个人如何以不同的方式处理事情，以及如果他们这样做了，结果会如何。你们还可以讨论来访者未来该如何以不同的方式处理类似的事情。

呼啦圈

这项技术可以用于探索如何在多种情况下运用社交技能。两个主要目标是帮助来访者（通常是儿童或青少年，但偶尔也会有成年人）探索私人空间和设置限制与边界。这对那些社交技能有缺陷和／或有注意缺陷／多动障碍的来访者尤其有用，在团体治疗和家庭治疗中，这样做也很有趣，它也适用于个体来访者。你甚至可以扩展它来帮助来访者避免争吵，学习在社交场合自我控制。

你需要至少两个呼啦圈（如果你是与团体或家庭一起做这个活动，则需要更多）。告诉来访者，呼啦圈是私人空间的边界，你们两人可以用呼啦圈告诉彼此，你们处于怎样的距离会让对方感到舒服。你们可以靠得更近一些，让呼啦圈重叠起来，并讨论当这种情况发生时，你们俩的感受。同样有趣的是，即使没有呼啦圈，也可以让来访者练习观察你们之间的非言语交流，看你们之间是否太亲密或恰如其分。你可以利用私人空间边界来练习以适合社交的方式交谈，让别人知道他／她靠得太近了，对私人空间的距离有更多的觉察，因为过于接近被许多人视为一种有侵略性的举动，等等。

传递鼓励

这是一种教授鼓励技能的技巧，并让来访者练习联结的积极体验。你可以将其应用于任何年龄的来访者，但对我们来说，儿童比青少年和成人更好"推销"。在某种程度上，这种方法比较适用于团体治疗和家庭治疗，当然也可以用于个体来访者。

你需要小而平的木片。你可以在工艺品店买到不同形状的——圆形的、星形的、心形的、正方形和三角形——大约2.5~3.8厘米宽。你唯一需要的其他材料是给每个参与者一支圆珠笔。和来访者一起讨论他们喜欢听的积极的事情或他们喜欢告诉别人的事情。我们试着举例："你好酷！""我很在乎你。""你好特别。""你好能干。""你简直是个明星。""你真有意思。""你讲的故事很有趣。"如果你能引导他们远离评价性词汇（例如，很棒、很好、相当好），这会很有帮助，但有时也很难。当他们列出清单后，邀请他们把这些评语写在小木片上。当他们积累了一堆鼓舞人心的话时，可以跟他们说明，帮助别人感觉更好可以让自己感觉更好，而他们现在有了这样的工具。帮助来访者列出他们可以给予"鼓励形状"者的名单，以帮助传播鼓励的话语。他们可以把它们给认识的人，也可以把它们给完全陌生的人——看他们觉得怎么做比较安全。

自我安慰

自我安慰实质上并不是一项技术或活动——它更像你可以教给来访者使用的工具。多年来，我们已经学习或开发了很多自我安慰的方式，并将其用于所有来访者。它可以帮助来访者处理特定的感觉，管理焦虑和压力，培养对自己的积极感受，分享权力，对胜负怀有平常心，远离争斗，以及增加自制力。

这是我们使用的自我安慰清单——我们知道你也有一些方法。

1. 摇摆——要么坐在摇摇椅上，要么站着把身体重心从一边移到另一边。

2. 给自己一个拥抱——双臂环绕自己，一只手放在肋骨上，另一只手握住手肘的外侧。

3．你的手轻轻放在脸的下半部分，轻抚你的脸和头。

4．做一个海星式的冥想———一只手在另一只手的手掌和手指外侧轻抚。

5．在口袋里放一小块玻璃或石头，然后揉搓它。

6．计算你吸气和呼气的次数，减慢你的呼吸。

7．在口袋里放一小块缎子或丝绸（如毛毯的边缘），用拇指和食指揉搓。

8．把整只手放在额头上，放慢呼吸。

9．把你自己裹在安全毯里。

从理论的角度帮助来访者通过游戏治疗改变

正如我们在本章开篇所说的，大多数儿童中心的游戏治疗师并不将改变来访者的行为视为目标。正如儿童中心游戏治疗的创始人 Virginia Axline 所建议的："如果给孩子自己解决问题的机会，治疗师会对孩子解决问题的能力深表尊重。做出选择和改变是孩子的责任。治疗师不会以任何方式指导孩子的行为或谈话。由孩子引导着前行，治疗师跟随"（Axline，1947，p. 73）。由于这些治疗师是彻头彻尾非指导性的，他们不会使用我们在本章中描述的技术，虽然他们有可能使用除了教学以外的技术（他们是坚决不用教学技术的）。

本书中介绍的其他游戏治疗的实务工作者均会使用本章的技术和技巧。通常目标会随着理论取向的不同而有别。阿德勒学派的游戏治疗师愿意使用所有的技巧，因为他们相信，任何能够帮助来访者改变思维、感受、行为和互动的技巧都可以使用——来访者生活的所有方面都可能得到改善。认知行为的游戏治疗师主要关注能够改变来访者想法（如自我对话）和行为（如社交技能和自我肯定的技术）。生态系统游戏治疗师以目标为导向，对不同的技巧保持灵活的态度，因此，他们很有可能对本章中描述的大多数活动持开放的态度，根据特定来访者选定的目标进行治疗。格式塔游戏治疗师更倾向于关注能帮助人们变得更能情绪觉察和表达的活动及艺术技巧。荣格游戏治疗师，因为他们大多数人倾向于非指导性，可能会愿意使用本章的技能（教学除外），他们也可能会对一些艺术或沙盘技术感兴趣。隐喻技术，尤其是那些针对自我形象思维和行为的策略可能会吸引叙事游戏治疗师。心理动力学游戏治疗的实务工作者则认为应帮助来访者发展适应性技巧和更复杂的防御，因此他们可能愿意使用本章中的一些技巧，但他们的目标可能与我们在书中描述的不一样。虽然本章没有标准的治疗性游戏干预策略，但我们注意到，治疗师会更开放地考虑使用能够处理来访者依恋的任何技术，本章所描述的活动很少能用于这一目的。而整合型／折中取向游戏治疗师则愿意在某种情况下使用所有的治疗方法，或为某些来访者的某种目的而使用。

未完待续……

　　现在就看你了……我们已经描述了目前在游戏治疗中使用的，可以帮助来访者做出改变的大部分技巧和技术。我们没有囊括进来的仅仅是那些我们认为难以解释如何去做，或从别人那里学到却不记得对方是谁的技术，我们无法归功于这些人，所以不列出，或我们还没发明出来的技术。我们希望这份清单能鼓励你去创造自己的技术，不管从零开始还是从别人或书上学到后进行改编。我们希望我们已经完成了在写书过程中最重要的事情：允许你去允许自己。（正如我们说的："天马行空！"）

　　我们想要教你的游戏治疗的最后一套工具是如何与儿童或青少年（有时甚至是成年人，这取决于他们的发展水平）的家长、家庭成员、教师及其他生活中的重要他人合作。我们知道许多游戏治疗师害怕与任何可能被认为是权威的人一起工作。如果你是那种对于跟父母（或教师）一起工作的想法感到害怕的人，我们想让你放心——他们只是成年的孩子。通常，他们也害怕……也有受伤、困惑、失落和其他一大堆有的没的……而且，在很多情况下，他们需要的帮助、支持和同情与我们的儿童来访者一样多。

插曲七
给自己许可

你可能已经注意到，这本书的许多技巧都是我们中的一个人或我们的学生发明的。很多其他技术则是从别人的发明改编而来。我们希望你能从这本书里学到的最重要的一点是许可——允许你编造一些"东西"；允许你改变从别人那里学到的活动或技巧；允许你对你的来访者给予足够的关注，让你知道他们喜欢做什么，以及他们喜欢怎么做；允许你认真看待自己游戏治疗师的身份；允许你在游戏室里玩得开心；允许你重回小时候或青少年时期；允许你在余生充满快乐；允许你轻松看待游戏治疗师的身份；允许你在游戏治疗室中假装自己是别人；允许你设身处地为来访者着想；允许你用耳朵、心和心灵去听到和看到来访者和他们的生活；允许你用来访者的耳朵、心和心灵去听到和看到来访者和他们的生活；允许你设置很有活力的边界，以保障自己和来访者在游戏室里的安全；允许你在游戏室里（以及其他任何地方）做你自己。

（想象我们俩都挥舞着巨大的魔杖。）

第八章

与家长、教师和家庭成员合作

你可能已经注意到，我们往往通过用一堆问题质问你来开场。为了保持一致性，本章也将继续如此。在游戏治疗的过程中，你应该考虑以下这些包括家长或教师及家庭相关的问题。你是如何定义你的来访者的？是孩子本身，是整个家庭，还是能给予知情同意的人（例如，家长或监护人）？当你与儿童或青少年工作时，你认为有必要让父母（和／或教师）参与游戏治疗的过程吗？你如何决定要邀请谁？你如何决定是否要邀请和邀请多少人？在这个过程中，家长和／或教师在哪些方面是有帮助的？你和家长或教师工作的目标是什么？你的理论取向如何看待家长或教师的参与？你认为让家庭中的其他成员参与这个过程会有帮助吗？如果有，多久一次，让他们参与的程度如何？如果一个儿童或青少年在学校里过得很辛苦，你认为让其他学生也参与进来会有帮助吗？如果有，多久一次，让他们参与的程度又如何？你和家庭成员或同学工作的目标是什么？你的理论取向如何看待家庭成员或同学的参与？（我们认识到，大多数理论取向实际上并没有涉及邀请家庭成员和同学参与，如果你的指导理论没有提到任何与之相关的东西，你可以自己决定对此的看法。）

本章在这本书中是独一无二的，因为我们将整本书的重点放在帮助你学习与各个年龄段的人做游戏治疗，不仅仅局限在孩子上。而当谈到纳入父母和／或教师（甚至可能是孩子的其他家庭成员或同学）时，好像假设游戏治疗的对象就是儿童或青少年。我们其实也相信其中的一些技术和技巧可以应用于夫妻、成年人和同事，等等。（请允许你自己扩展我们所描述的范围，并将本章介绍的概念以各式各样的方式运用在儿童和成人关系之外。）

在与儿童和青少年工作时，父母可能是你最宝贵的盟友。我们倾向于认为家庭内部的关系和动力会影响儿童、青少年和成人的人格形成与功能。（虽然我们很少能说服成人来访者的父母来参加游戏治疗，但如果我们能让他们来，那应该会更有帮助。）我们非常努力地让儿童和青少年的父母参与游戏治疗过程。有时我们在没有来访者在场的情况下与父母一起工作，有时我们与父母和来访者或整个家庭一起工作。来访者的主诉问题会是一开始时大家共同聚焦的点。我们还可利用对来访者的了解（或我们想要了解的）来了解我们如何以及何时在治疗中邀请家庭成员参与，甚至加入家庭游戏治疗。

教师对儿童（和青少年）的功能也有极大的影响。我们经常看到孩子被教师转介过来。有时来访者的问题是在学校过得很痛苦，有时则是教师怀疑他们的学生在家过得很痛苦，需要外界的专业人士帮助。我们并不期望教师带着学生踏入心理咨询室，尤其是校外的咨询室。然而，我们发现能与教师通电话，到教室与教师见面，或在个案研讨会时拜访教师等，对许多方面来说都是极大的助力。

将家庭中的其他成员（以及其他在学校中感到很挣扎的儿童和青少年学生）囊括在治疗过程中也是有帮助的。我们倾向于在系统的脉络下看待事物，所以如果孩子在家过得很不好，那么让家庭的其他成员参与家庭游戏治疗可能会促进他们心理健康的正向发展。而如果孩子在学校里过得很辛苦，那么让其他学生和教师一起参与进来，通常是有帮助的。（当然，这最好由学校辅导员、学校社工，或学校心理健康教师推进，并需要从其他学生父母处获得知情同意，将他们纳入游戏治疗。）（这肯定是不言自明的，抱歉，我们还是觉得有必要说清楚。）

访谈家长和教师以获取信息

　　父母可以提供与儿童或青少年不同但相关的看待问题或情况的视角。即使整个家庭都经历了同样的事情，每个家庭成员对这件事的理解也是不同的。例如，在离婚的情况下，夫妻一方可能会感到如释重负，并对未来充满期待；另一方则可能感到震惊和沮丧；至于孩子可能感到困惑和矛盾，对未来感到不确定，担心他们是否必定得选择跟随一方，或会失去父母一方或失去父母双方。如果是多子女家庭，每一个人对离婚都会有不同的解读。针对某一个特别的情境、人、关系或改变，如果有家庭成员对此感到困扰，游戏治疗师和家庭成员如果能知道不同家庭成员对此的看法和感受，将会很有帮助。

　　家长也可以向游戏治疗师提供有关的信息：儿童和青少年的发展（例如，孩子是否在一般预期的时间内学会爬行、行走、说话，孩子的疾病，出生异常，学习障碍），依恋关系的中断（留守儿童，被领养，寄养），家庭系统排列（例如，出生顺序和儿童年龄，儿童性别，儿童年龄间隔），家庭成员毒品滥用（例如，父母或手足，母亲怀孕时），近期的挑战或变化（例如，宠物离世、离婚，或搬家），或过去的创伤。父母甚至可能分享对游戏治疗过程很重要的家庭秘密。在主诉问题的背景脉络下，我们也会询问文化价值观和信仰。例如，如果一个家庭因为家人的死亡而来咨询，我们会想知道这个家庭对死亡的信仰和对死亡的学习。这家人相信轮回吗？他们相信死者会上天堂吗？这个家庭是庆祝重生还是哀悼死者的死亡？

　　教师也可以提供有关儿童和青少年来访者功能的信息。我们会询问教师来访者如何与同龄人和成年人建立关系，在哪些方面有优势和局限，来访者的功能有没有什么明显的变化，以及学术能力和兴趣。有时，当我们到学校去时，我们会抓住机会观察来访者的"活动（in action）"状态，包括来访者在大厅走动，在课堂上课，课间休息玩耍或午餐在餐厅用餐的时候。这些场景的观察都能给我们提供宝贵的反馈，让我们得知来访者在不同场域的功能如何，他们如何与他人互动，以及其他人如何与他们交往。

我们与儿童和青少年来访者生活中的成人讨论时，很重要的是了解成年人的感受以及他们对儿童或青少年的看法。我们想知道家长和／或教师最喜欢来访者的是什么，最不喜欢来访者的是什么。（不幸的是，许多家长和教师都想把大部分的时间用来讨论后者。）了解这些信息有助于我们了解来访者。当我们询问来访者的优点，有时会提醒来访者生活中的成人，其实他们喜欢孩子的一些部分，只是当压力较大时，往往会忽略这些。

以下是一些可以问家长和／或教师的问题。你如何定义或描述主诉问题？问题是什么时候开始的？当问题发生的时候，孩子／家庭的生活有没有什么别的事情发生？问题行为（想法、感受、态度）什么时候会变本加厉或恶化？什么时候会比较好？对谁来说这是个问题（家长、孩子本人、其他孩子／成人、教师、每个人）？你过去尝试过什么？什么起作用了，即使只有一点点？谁负责纪律，是如何管教的？孩子对纠正、重新定向、惩罚，或后果是如何反应的？孩子是如何与其他孩子、成年人、权威人物互动的？

招募家长（和教师）作为同盟

当你和孩子工作时，如果你花时间和父母（有时是教师）建立联系，他们可能会是你在游戏治疗中最重要的盟友。很多时候，父母想把孩子（或青少年）带到你的办公室，扔下他们，然后说："帮我把这个家伙修理好。但不要试图让我改变。"（我们并不是在愤世嫉俗——你无法想象这种事发生了多少次。）如果你认为将家长和／或教师纳入游戏治疗是有必要的，无论是通过咨询或参与家庭游戏治疗，或通过学生的心理团体，那你就需要具备一些特殊能力将游戏治疗推销给这些人，让他们成为你的盟友。我们使用一些不同的策略来争取这些重要的成人作为我们的合作伙伴来支持孩子。在这个过程中，我们最喜欢的策略是：（1）建立和维护与他们的关系；（2）确保他们明白他们是游戏治疗中的一个重要的角色；（3）丑话说在前头，游戏治疗通常需要时间，也不会奇迹般地治愈；（4）根据他们的状况调整我们的说话方式，以确保他们最有可能听到我们所说的；（5）解释说明这是一个系统取向，强调在创造和问题解决时要共同承担责任。

让家长和教师加入你的游戏治疗团队中，第一步是用你的咨询技巧来与他们建立关系。当他们感到被倾听、被理解、被支持和被关心时，这些成年人更愿意倾听你要说的话，因为你听了他们的故事。如果你向他们传达你对他们的关心，他们将更有可能关注你的见解和指导，并将你的建议贯彻到底。

因为我们相信邀请父母（教师，以及通常包含其他儿童和青少年来访者家庭中的成员）是很关键的事情，我们会跟他们说他们在孩子生活中的位置多么重要，他们一周七天和来访者一起生活（或他们一周五天一起上课），而我们仅仅和他们一周见面一小时（大约）。我们强调，他们将会知道与孩子建立关系的最佳方法。我们和父母谈论一些只有他们知道，而我们不问，是不可能直接知道的事。他们知道孩子的发展史，他们知道主诉问题的历史，以及为了让问题好转他们做了什么努力，他们知道自己的文化对孩子的影响，这些将帮助我们探索儿童的人际动力和内在心理动力。来访者的教师则了解来访者的沟通技巧，学习风格，解决问题的策略，学习困难和同伴关系等。由于父母、师长和来访者关系的亲密程度以及与孩子共度的时间，他们在帮助儿童／青少年方面的地位举足轻重，他们可以支持来访者，可以洞察儿童／青少年的行为模式，并在行为、想法、感受和互动方面做出改变。从你和父母的第一次接触开始（以及和教师合作的时候），最好强调你和儿童（青少年）需要他们的帮助，他们在推动改变的过程中扮演着重要的角色。你要提醒他们，他们的支持和鼓励对促进孩子的积极成长至关重要。事实上，在这一点上，他们真的比你更重要。你也应该向他们保证，他们绝不会孤军奋战。在这个过程中，你将与他们和来访者在一起，提供指导、鼓励，以及反馈等。

我们也提醒家长（和教师）游戏治疗是一个循序渐进的过程。它不是快速简单的，也不只是"玩"，而且（尽管我们手边真的都有魔杖）它不是魔法。甚至在你开始见来访者之前，提供一些关于游戏治疗师是什么（不是什么）的初步教育也是很有用的。这样，你就可以先发制人，避免以后与家长（和教师）产生矛盾，仅仅因为他们认为你只是和来访者在游戏室里玩弹圆盘游戏和吃糖果而已。

当我们和家长（和教师）交流时，我们也使用我们所了解的父母（和教师）内在和人际动力。我们使用的是阿德勒的优势人格概念。但并非只有阿德勒学派的治疗师才可以利用这一策略。优势人格是基于个体认为自己是如何获得归属感、重要感和掌控感的行为和反应模式（Kfir，2011）。有四种优势的人格：安逸型、讨好型、控制型和优越型。因为优势人格对他们的教养方式、亲子关系，以及师生互动方式都有重要影响（Kottman & Ashby，1999；Kottman & Meany-Walen，2016），我们根据自己对优势人格的理解来定制我们对父母和教师"推销"游戏治疗的方式。当你听到父母（和教师）描述他们自己的生活和他们的孩子所表现出的问题时，他们的优势人格往往昭然若揭，因为每个优势人格的抱怨模式都截然不同。你可以根据你同意优势人格概念的部分，量身定制你要如何与他们互动，借此强化他们与你合作的可能性。秘诀是聆听这些成人所言，并对他们的优势人格进行假设，然后再调整跟他们讨论游戏治疗的方式、流程，以及它将如何改善他们和孩子的生活，为建立最大程度的合作关系铺路。

以安逸为导向的父母（和教师）的主要抱怨是，作为父母（或教师）是困难的，会给他们带来压力和不适。最好的办法是向他们说明，如果他们愿意成为你的工作团队的一员，将能帮助他们的生活更轻松、更少压力、更舒适。讨好型的父母（和教师）苦于不断地想让周遭的人都快乐而未果，因此对自己缺乏自信。邀请他们一起合作的方法是，提醒他们虽然不可能让每个人都快乐，但是你会给他们一些支持和建议来帮助大家更好地相处。优势人格是控制型的父母（和教师）总是试图确保他们能控制他人（例如，孩子、配偶、游戏治疗师），情境（例如，孩子在学校里的情况），或自己，但是他们常常觉得失控。很有效的是建议他们和你一起工作，这有助于让他们感到更可控（注意我们不是说"可以"更可控），然后你也可能有一些有助于他们与孩子互动的想法。由于优势人格为卓越型的父母（和教师）对自己和孩子有如此高的标准，以至于他们常常受困于孩子不管怎样就是在某些方面无法达到这些标准。要与这些成人建立合作关系，你必须肯定他们工作得多么努力，他们多么愿意致力于孩子的福祉，以及他们的努力和知识给你留下了多么深刻的印象。因为他们感到你认可他们，所以他们更愿意在与孩子的治疗中与你建立合作伙伴关系。[嗒哒！我们刚刚用两段内容总结了整整 50 页的《游戏中的伙伴：阿德勒式游戏治疗》（*Partners in Play: An Adlerian Approach to Play Therapy*，Kottman & Meany-Walen，2016）！谁说游戏治疗师不会创造奇迹。]

　　与来访者生活中的重要人物交谈时，我们会做的另一件事是指出来访者正在经历的困难不仅只让来访者受苦。（甚至当我们和成年人一起工作时也是如此。我们经常让来访者邀请配偶、手足、父母和其系统中的其他人一起过来。）你可以说明，你看见在来访者的挣扎当中，来访者生活中的每个人对于造成和维持这个主诉问题都有一部分责任；因此，家里的每个人（或教室里的每个人）都需要在让事情变好的过程中也扮演一个角色——为了这位来访者和家庭 / 教室里的其他人。在讨论这部分的时候，有必要强调你将要求系统中的每一个人都做出一些改变——有时是改变他们对来访者和彼此的态度，有时是与来访者的互动，有时是养育策略、家庭关系或婚姻中的互动。我们还要强调我们的理念，即如果他们愿意与我们合作，支持他们的孩子正在做出的改变，与他们选择不参与此过程相比，他们将更快地改善家庭状况。在最开始时与来访者生活中的重要人物说这些，能使我们免于日后被这些人批评为"只是在玩"。

家庭游戏治疗

除了与父母（和教师）进行心理咨询，你也可以准备实施家庭游戏治疗。家庭游戏治疗"邀请家庭成员以相互满足和相互启发的方式参与"（Czyszczon, Riviere, Lowman, & Stewart, 2015, p.186）。它是家庭成员之间建立关系的方式：同时也可以探索家庭成员之间的人际互动；帮助来访者深入了解自己的议题以及与家庭其他成员相关的议题，并为来访者提供学习机会和实践新的、更合适的与其他家庭成员相处的方式。本章描述的许多技术在家庭游戏治疗中都很有效。

在最近的一本关于家庭游戏治疗的书中（Green, Baggerly, & Myrick, 2015），编辑指出许多游戏治疗师不知道该如何邀请家庭所有成员进入游戏治疗。让治疗师不确定的一个可能解释是不知道如何同时让成人和儿童参与。然而，由于家庭问题是孩子进入游戏治疗的一个主要原因，所以将家庭纳入治疗过程是重要的和合理的做法。家庭游戏治疗可以满足儿童和成人的发展需要，让每个人都参与其中，并帮助解决家庭问题。不是每一种游戏治疗流派都存在家庭游戏治疗的。这里已经穷尽所有我们能找到的家庭游戏治疗的理论流派：阿德勒式家庭游戏治疗，儿童中心家庭游戏治疗，认知行为家庭游戏治疗，荣格家庭游戏治疗，叙事家庭游戏治疗和治疗性游戏。

在阿德勒式家庭游戏治疗（Adlerian family play therapy）中，Kottman 和 Meany-Walen（2015）强调治疗过程中纳入家庭所有成员的重要性，因为家庭成员会对彼此造成影响。在阿德勒式家庭游戏治疗中，治疗师会使用活动和提问策略来探索家庭规则、期望和功能。当治疗师对家庭如何运作有了清晰的了解后，他/她会使用游戏治疗策略来帮助家庭成员增加对家庭模式和个人模式的洞察力。游戏治疗师会设计一些活动来帮助成员们更好地理解彼此，教他们用新的方法建立彼此的关系和互动，并给成员们机会一起带着善意和慈悲去实践这些新的模式。

儿童中心游戏治疗师强调亲子关系的重要性（Landreth & Bratton, 2006），也强调游戏治疗能有效减少儿童的症状（Bratton et al., 2005）。通常情况下，家庭游戏治疗只用来收集信息和评估进展。同时，要鼓励家长参加亲子游戏治疗或亲子关系治疗，学习儿童中心游戏治疗技巧，改善亲子关系。亲子游戏治疗（Guerney, 1964；VanFleet & Topham, 2016）使用团体教学或个体教学的方式，学习共情地了解和接纳。家长的见面次数是不确定的（有时长达几年），在这期间，他们会得到其他小组成员和领导者 / 治疗师的支持。父母学习非指导性的游戏治疗技巧，可以将其应用于在家进行的游戏治疗过程。家长在每周的会谈中与治疗师和 / 或小组成员讨论他们的经验，以加强他们的技能和处理他们的经验。亲子关系治疗（Landreth & Bratton, 2006）是由 Bernard 和Louise Guerney 的十次亲子游戏治疗模式发展而来的。在这个制式化的模式中，一群家长每周见面学习游戏治疗策略。就像亲子游戏治疗一样，他们会将其应用在每周在家进行的游戏治疗过程中。家长会将他们的治疗录像带回小组，并在小组期间收到成员和领导者的反馈。有大量的研究成果支持其有效性。

Shelby（2015）强调认知行为家庭游戏治疗使用互动式和基于游戏的活动，通过这些活动，父母和孩子共同合作以理解彼此的观点，治疗师的工作是帮助父母做出决定，并设定合理和可实现的期望。在认知行为家庭游戏治疗中，家庭成员通常需要接受指导以及完成家庭作业。家庭成员需要在下次咨询中讨论进展和问题。

荣格式家庭游戏治疗将谈话和玩的象征性语言交织在一起，用以理解成员角色、个人信仰、家庭价值观、个人和家庭历史对主诉问题的影响（Paré, 2015）。利用荣格和家庭系统的概念，治疗师提出关于个体家庭成员、家庭次系统和整个家庭、阴影、个人角色和动力（比如，替罪羊、公主、邪恶的继母，等等）等问题的假设，来决定如何与家庭及其成员合作。家庭的不同次系统可能在不同的时间点参与治疗，在一定程度上，所有成员都会纳入治疗过程。最终的目标是让家庭成员加强彼此的关系，减少对治疗师的依赖，更多地依靠家庭来解决问题，互相支持，玩得开心，以及改善家庭生活。

叙事家庭游戏治疗的基本理念是每个家庭成员都有自己的生命故事，以及其他家庭成员在这个故事中所扮演的角色（Taylor de Faoite，2011）。通过隐喻和其他讲故事的技巧，游戏治疗师努力理解每个人故事的独特性。然后，作为一个整体的家庭，他们互相帮助以调整、扭转、增加、改变，更好地理解和重述他们的故事，借此改善人际关系和内在动力。叙事游戏治疗认为在治疗过程中纳入家庭成员，可以使治疗更有效率，也更有效能。

Munns 和 Munns（2015）认为，治疗性游戏的一个重要组成部分是帮助父母能对孩子的基本关系需求更敏感以及更能回应。可以说，所有的治疗性游戏都是家庭治疗，因为父母（或照料者）和孩子都积极参与其中。成人与儿童的关系是治疗的核心。家长学习有趣的、好玩的和互动的技巧，如唱歌、跳舞和包括抚育性触摸的游戏活动。他们在治疗过程中练习这些活动，并被安排要在两次治疗的间隔内完成任务，用以改善亲子关系和保障孩子的依恋。

与家长和 / 或教师的咨询技术及家庭游戏治疗的技术

一般来说，当我们与家长和 / 或教师进行咨询时，当我们进行家庭游戏治疗时，我们会使用基本的咨询技术。简述语意，情感反映，问开放式问题，积极倾听，练习第四章中提到的其他建立关系的技术；提问并按照第五章提到的技巧进行观察；阐释，使用隐喻，面质不一致，就像我们在第六章讨论的那样；我们甚至可以做一些教导，就像我们在第七章概述的那样。虽然与家长和教师咨询的目标是与他们交换意见——这意味着我们要检视，收集信息，并教授可能有助于他们与儿童或青少年来访者的关系的信息——但我们仍然要建立和维持一段建立在信任基础上的治疗关系。除此之外，我们发现另外能帮助我们与这些利害关系人工作以及进行家庭游戏治疗的技巧和态度是重新建构，以及帮他们定义"问题之所在"。

重新建构

重新建构的目的是帮助家长、教师和其他家庭成员从不同的角度看待来访者或其问题。为了做到这一点，你需要听到别人对来访者和他／她的行为或态度的看法，并认识到从某种程度上来说，这对别人是造成困扰的（例如，令人烦躁、沮丧、有挑战）。然后，你要想出一些其他的方法来建构来访者或其问题，让其看来是更积极乐观的。有时，有可能是要求家长或教师从别人的角度来看待来访者。（例如，"我看得出来你很担心乔治，然后我注意到他班上的其他孩子似乎都喜欢他。你认为其他孩子会怎么说他？""我听你说过格蕾泰尔小时候是一个很棒的孩子，现在她 13 岁，要管教她变得难多了。如果我告诉你，与和我做治疗的其他青少年比，格蕾泰尔非常可爱，这会有帮助吗？""听起来你很烦杰奎因，因为他在课堂上总爱问问题。专家常说，天才少年可能会在生活中挑战成年人，试图弄清他们自己对事物的看法，杰奎因会是在做这样的事情吗？"）其他时候，给家长、其他家庭成员和／或教师一种其他方式来思考问题，有助于重新定义来访者或困难。例如，你可以这样说："你认为艾诗玲存在手足竞争的问题。我知道这可能会带来一些挑战，我也想知道，她是否有些与竞争有关的优点？""我了解你觉得亚伦很固执。另一种描述他的方式是'坚定和自信的'。你怎么看？""我知道当西比尔在你的课上讲笑话会让你感到很沮丧，我猜其他小朋友会因为她很有趣而给她关注，这有没有可能是整个班级的问题，而不仅仅是西比尔的？"有时，让家长、其他家庭成员和／或教师从孩子的角度来考虑问题也可能有帮助，比如询问："我知道你觉得切尔西的家庭作业对她和你来说都是个大问题。你认为切尔西会如何描述或解读这个问题？"请注意，在重新定义来访者或问题时，我们并不是试图忽视他人的意见或感受。相反，我们要认可他们的想法和情感，并帮助他们考虑不同的观点。通过这种方法，我们让他们知道我们听到了他们的担忧，这往往会"软化"他们的立场，让他们有可能从另一种更积极的方式来思考或感受事情。

帮助定义"要改变的目标"

与家长和 / 或教师咨询，以及做家庭游戏治疗的另一个关键技能是帮助每个参与的人在治疗期间定义他们的"目标"和他们期待的改变（在来访者身上，甚至他们自己身上——我们总是梦想着）。"要改变的目标"有时是"你愿意鞠躬尽瘁，死而后已的努力目标"，有时只是对来访者和他 / 她生活中的其他人来说很重要的东西，他们想要有所改变。通常都是由来访者的家长、其他家庭成员和教师来跟你说想要改变来访者的哪些行为，你的任务很大一部分是要让这些人定义清楚他们所谓的改变包括哪些——不仅是来访者的改变，还包括来访者与家庭其他成员（或班上同学）的互动，他们自己的行为管理哲学和策略，他们对来访者和其他家庭成员或整个班级系统的态度，等等。

我们通常会借由定义改变的目标来帮助家长、其他家庭成员和教师找出问题的关键，探索谁才是"有"问题的人。我们经常使用量表来让他们考虑他们想要的每个变化有多重要。使用 1（不是那么重要）到 10（相当重要）的量表能够帮助他们给游戏治疗的过程目标设置优先顺序，这可以帮助我们教会他们选择在跟来访者互动时，哪些事情需要先关注，哪些事情可以暂缓。借着询问父母、其他家庭成员和教师，谁最受不了和来访者相处，我们可以帮他们探索谁真正"有"问题。很多情况下，如果来访者不会被这些事情困扰，他 / 她往往会缺乏改变的动机。如果来访者对于改变自己的行为意兴阑珊，那么与成人讨论自己做出什么改变，可能更有效（或放弃他们想要来访者做出改变的想法）。（我们通常会讲述那个尝试教导一只猪唱歌的故事……如果那只猪就是不想唱，大概怎样都不会想学。）

虽然在父母（和教师）进入咨询室或家庭成员开始家庭游戏治疗时，都会列出一长串的清单希望你处理，通常比较有帮助的是致力于增加更积极的东西，而不是着力于消除什么东西。我们会让他们专注于想改善或增进的事情上所期望的特定变化。

帮助来访者、家长、家庭成员和教师定义合理的，且通过游戏治疗可以达到的目标也是很重要的一环（不是奇迹式的治愈）。例如一位教师要你把他班上那位有注意缺陷／多动障碍的小朋友带离教室，把他转换成永远能倾听、服从、能三思而后行，且能整天待在座位上的孩子；或一个自闭症孩子的家长期望你挥舞手中的神奇魔棒，将他的孩子变成社交场上的花蝴蝶，这些都是几乎不可能达成的目标。你需要协助他们认清现实，协助来访者及其生活中的其他人对于可行性更务实一点。

与家长和教师的咨询及家庭游戏治疗（甚至小型团体）技巧

我们有很多不同的方式与父母、家庭、教师（有时甚至是同学）互动，这些方式很有趣，也很有价值。这些技巧非常容易调整，甚至可以在治疗过程中自动引入。要记住在很多情况下，家长、其他家庭成员、教师与教室里的其他同学们常会感到气馁，因为他们过去尝试过的方法并没有使情况变好。通常情况下，家庭成员（或其他学生）都感到非常耗竭，需要增加积极能量来获得洞察力，做出改变。其中一些技巧只是与其他人一起做一些有趣的事情，借此累积积极情绪放在家庭／团体的正能量库，因为挺过艰难时期的唯一方法是从正能量库中吸取一些积极情绪。

前几章概述了与游戏治疗特定阶段相关的特定目标所使用的技术。这一节有所不同，因为你在治疗过程中的任一节点都有可能与家长、家庭成员、教师和／或同学合作。记住，要有创造力和灵活性。可以调整其中任何一种方法，使其最匹配治疗过程中的目标，最契合与你合作的人，以及最符合来访者的目标。在你跟家长或教师进行咨询时，也可以运用这些技术；这些技术大多适用于家庭游戏治疗（或小型团体治疗）。

冒险治疗技巧

虽然你可以对个体来访者使用冒险治疗技巧，但我们更喜欢与团体一起进行冒险治疗的活动。我们可能会邀请包括父母双方、父母和其他家庭成员、教师和来访者、儿童或青少年来访者和他/她的一名同学、丈夫和妻子，或其他类型的人。Ashby 等人（2008）和 Kottman 等人（2001）有许多有用的、易于实施的、积极和有趣的干预措施可供儿童、青少年和成人使用。

大家站起来

这是一种冒险治疗技巧，最少 2 个人，最多整个家庭或整个班级均可玩。这个活动的目的是让来访者（以及他们生活中的其他人）改善沟通，增加自我觉察和自我接纳，表现出负责任的行为，并练习解决问题的技巧。

让大家两两配对，如果参加治疗的人数是奇数，你可以叫一个人坐在外面，或者你自己参加。如果你让某人坐在外面，也要确保他有事做（例如：观察，注意积极的特质，给予反馈，充当为解决问题提供有效建议的"外部顾问"），这样每个人都能参与进来。同一组的两个人面对面坐在地板上，膝盖弯曲，脚尖接触，拉手。这项任务要求两个人在脚趾和手互相接触的情况下站起来。有些人马上就可以做到，而有些人则需要一段时间，甚至可能需要一些来自你或观察员的建议。（小帮手观察员提示：如果你臀部紧贴脚跟，效果最好。）如果参与者有 2 人以上，当他们成功站起来后，你可以扩展到 4 个人——小组里的每个人都需要和其他人手拉手，然后都要同时站起来。在奇数组中，你可以加入团体，或你可以让他们 3 个人手拉手围成一个圈站起来。这会更困难，但是可以做到的。

就像我们所描述的所有干预一样，活动结束后你不需要请成员用口语反馈这些过程。但是，由于你是与成年人（成人来访者、父母和教师）一起工作，口头反馈可以带来额外的好处。我们经常询问参与者他们对于最后的成功有何贡献，他们是合作完成的还是制造了一些困难，他们是如何互相交流的，这种交流是否有帮助。如果不能站起来，任务没完成，他们如何处理此事？如果同一组的人身材有明显的差异（例如，成人和儿童），这两位参与者是什么感觉？即使同组的是一个大人和一个小孩，只要有合作、沟通和完成任务的企图，这个活动仍然可以完成。当你注意到人们（以及活动中的其他人）以自己意想不到的方式而对活动有所贡献时，将其反馈出来，这会特别有帮助。如果你通过增加参与的人数来增加难度，当越多的人参加，你就可以讨论难度的改变造成的影响。如果你想与其他场景相联系，你可以询问这个活动与其他挑战有何相似之处或不同之处（例如，家或学校）。大多数时候，我们会听到笑声，并从参与者身上感受到一种能量。我们提出这些发现，继而头脑风暴能让他们在家中做的有趣挑战。也许他们可以把这个活动教给其他家庭成员，或者在教室进行。

带球走

虽然这个技巧可以促进你在咨询过程中与家长或教师之间的合作和交流，或者促进来访者与其家长或教师之间的合作和交流，以加强他们之间的关系，不过我们通常在家庭游戏治疗或小型的学生团体中使用，作为鼓励家庭成员或同学之间合作和沟通的方法。所以，你需要一些材料——许多气球（或沙滩球），数量是参加总人数减去 1 个。（所以，如果只有你和来访者，你需要 1 个气球；如果有 8 名家庭成员，你需要 7 个气球；或者如果你和一个班的所有一年级学生或高中学生会的所有成员一起做，你可能需要 30 个气球。）指导语是这样的："大家排成一条直线，每个人都朝同一个方向，在你的身体和前面的人的身体之间放一个气球。一旦气球放好，就不能用手触摸气球。然后在房间里（或你所在的街区或办公楼，看怎样合适）走来走去。如果气球掉下来了，你必须回到你开始的地方，重新开始。"排在最前面的人前面没有气球，但是他 / 她需要密切关注速度，因为如果走得太快，气球会掉。如果大约走到一半，或如果气球掉下来，不得不从头开始时，可以让他们停下来，沟通一下怎样做是有效的，什么是无效的——他们如何通过更好的沟通与合作来完成任务。（很明显，如果只有你与来访者，你会希望由来访者主导讨论，而不仅仅是你在说你觉得怎样做会更好。）

弹跳的沙滩球

这是另一种可以用于你与家长或教师、来访者与家长（或教师），或整个家庭（或小团体）的技巧。如果你愿意，你可以与班级成员或学校组织一起玩这个游戏——如果人数多于 8 个，你需要将小组分成几个小团体，也需要更多物料。同样，这个活动的重点是练习合作和沟通，你需要一块大的（1.4 米 ×2.8 米）长方形的塑料桌布（就像你在户外野餐时用的那种），将它对半裁开（这样你就可以有一块 1.4 米 ×1.4 米的方形桌布），和一个沙滩球。让参与者将沙滩球吹起来，每个人用双手抓住桌布的边缘，然后把沙滩球放在桌布中间。告诉他们，任务是尽可能多地弹起沙滩球，而不让任何一只手松开桌布的边缘。（换句话说，他们要把沙滩球安置在桌布上，但不能用手。）我们还添加了另一条规则（基于 Terry 丰富的冒险治疗经验），即任何人都不能用头顶球（这能保证有效避免两个人同时"顶"球，最后撞到对方的头上而造成伤害）。然后让他们数一数在不掉出桌布的情况下，他们能让沙滩球弹跳多少次。如果沙滩球真的掉下或弹开，他们只需把它重新放在桌布上，再次从 0 开始计数。在他们玩了大约 5~6 分钟后，你可以让他们停止（告诉他们再次开始可以从停止的地方开始计数，不必再从头开始，否则这事儿就难处理了），并简短地讨论什么做法是有效的，什么不是，他们可以如何改进自己的表现。我们通常给他们几分钟的时间来讨论这个问题，然后再让他们开始。如果你希望，可以自己做几次……如果你有建议，你也可以提出来，但是我们一般都让参与者自己提出来。

正能量库

这项技巧的目标是帮助父母和孩子或家庭成员（或小团体，甚至班级成员）认识到很多事情都可以促进关系中的正能量。很简单——你让家庭成员（或班级中的学生或团体成员）围成圆圈站着，让他们想一想能帮助家人（班级、团体）感到更好、更积极、备受鼓舞、有活力，等等的事情（例如，事情、关系、情境、经验），一旦想到，就请他们踏入中间的圆圈，告诉家中（班级、团体）其他的人是什么。如果任何其他家庭（班级、团体）成员对第一个人提到的事情有同样的感觉，就可以站进中间圈。当所有有同感的人都集中站在中间圈中后，就让所有人都回到外圈。然后，换其他人提出一些可能有助于家庭（班级、团体）积极情绪的建议，并进入中间圈，其他成员如果同意该建议，则加入中间圈。你坐在旁边，帮他们整理出可以为他们的正能量库添加正能量的事件、关系、情境或经验。他们可以将这张表单带回家（或带到教室），贴在某处，每当他们的正能量库需要存入能量（或你可以要求他们至少每周做其中一件事作为家庭作业）时，他们可以查阅这张表单。

如果你认为这个家庭（班级、团体）的气氛已经低迷到参与者什么都想不出来了，你可以通过这样的描述开始：从烤箱拿出热乎乎的饼干，一起吹泡泡，冬天坐在火炉前拥抱，有人赞美你，有人给你揉搓肩膀，从非常凉的山坡上滑下，在炎热的夏天喝柠檬水……无论你怎么想，这都会让其他人加入你而进入圆圈的中间，这就可以示范他们要说的事情。（"就这样？"你问。是的——就是这样。有时候最有力量的东西就是最简单的东西。不是所有的游戏治疗都像火箭科学那么复杂。）

讲故事和治疗性隐喻

布偶简介

这是一个适合应用于家庭（或小型团体），用来建立积极关系的技巧，例如积极倾听、轮流和与他人合作。如果你只用于一位家长（或教师）和他/她的孩子，它可以帮助他们学习和练习以积极和恰当的社交方式互动。

如果你有各种各样的布偶，这个活动效果最好。（这对我们来说不是一个挑战，因为我们是采购狂，而布偶又都如此可爱！）准备动物布偶、人形布偶、快乐的布偶、愤怒或悲伤的布偶、职业布偶（例如：警察、巫师、消防员、教师或马戏团主人）、公主或王子布偶、树木、鸟巢中的小鸟、不同颜色和尺寸的布偶……你懂的。如果你想扩大收藏范围，你可以用袜子或烤箱手套做布偶，或者你可以和来访者一起做布偶。我（Kristin）尽量每年买一个我不喜欢的布偶（例如：三头龙）。这样，我就不仅仅买了可爱的独角兽和猫咪。（Terry喜欢这些丑陋的三头龙，所以她就不会仅仅拥有"好看"的布偶了。）

活动一开始，请治疗中的每个人（家长、教师、孩子或其他家庭成员）挑选一个布偶，并将其介绍给其他人。有时，我们会要求来访者先挑，有时我们会要求团体中最有或最没有权势的人先挑，还有时候，我们允许由治疗中的人做决定。当我们这么做，我们后续可以讨论这个决定是如何做的，以及团体成员对于整个决定过程和表演顺序的感受是怎样的。如果你有一个真正的布偶剧院或舞台设置，可以让讲述者隐藏起来，大家只看得到布偶，这样效果最棒。孩子、家长或教师不是讲述的焦点。如果你没有布偶剧院，不要担心，让大家围坐成圆形，每个人都拿着他/她的布偶，这样也是可行的。

你的指导语要清楚地说明，大家要介绍的是这个布偶，而不是操控布偶的人。我们经常要举一些例子来说明怎么表演和配音，因为父母一开始可能会觉得有点尴尬。例如关于一个巫师的介绍："我是一个巫师。我有一顶尖帽子和一件长袍。我能让神奇的事情发生。通常，我会满足人们的愿望，但有时我会误解或犯错，人们很生我的气。当我犯错，我会对自己感到很恼火、很失望，然后我就把自己变不见。"你可以让人们讨论一些具体的事情，比如如果成为这个布偶，你最喜欢的是什么，或最不喜欢的是什么。当人们在介绍的时候，你可以运用你的治疗性技巧，例如针对一些观点进行总结、简述语意或情感反映，引导介绍的方向。房间里的每个人都需要有机会来分享。

这个活动的变式包括让布偶告诉其他布偶他们最喜欢彼此的什么，他们注意到的别人没有提起的部分，以及他们的布偶喜欢和别的布偶一起做的事情，等等。在与整个家庭或家长晤谈时，你可以让布偶描述一个地方或家，在那里所有的布偶都感到有安全感和价值感，需求都能被满足。与家长或教师一起工作的时候，你可以让布偶说说希望别的布偶满足自己的什么需要。很重要的是，当你在讨论这些事情的时候，要停留在隐喻中。如果与高年级儿童或成人一起工作，在布偶介绍结束后，你可以和他们讨论一下，将隐喻中发生的事和现实中要如何做会比较有帮助联系起来，比如，在教室或家里可以做的。根据你问的问题和想要和来访者讨论的主题，你可以用这个活动与来访者建立关系，帮助来访者理解其人际和内在动力，增加来访者对自身动力和彼此之间动力的理解，或发展其他思考或行动的方式。

家庭时间轴故事

这个家庭游戏治疗技巧的目标是给孩子家庭历史感。（或如果你应用在家长咨询阶段，家长会让你感受到他们家的家庭生命周期。）它有助于领养和收养的孩子理解这个寄养家庭的发展脉络。有时，当你和青少年一起工作，这个活动就很重要，因为青少年往往会忘记他们的父母也曾经是青少年，父母事实上是能够理解青少年的，这对那些把注意力放在"问题"上，而忘记以前这个家庭也曾有过问题但是最终都能克服的家庭来说很重要。如果你与家庭一起工作，可以考虑把这项技术视为在家庭成员之间建立一种共享过去和互相联结感觉的技巧。一旦他们设立了时间轴，就表示他们正在一起发展有关一整个家庭历史的故事，并且能够一起讲述。

活动的步骤如下：给家庭成员一张长长的白纸（或包肉用的纸，一种厚而不透水的纸，或牛皮纸），让他们把它放在地上或挂在墙上，并画出时间线。让人们轮流书写或绘画，这样他们可以分担责任，而且会让每个人都持续保持兴趣。

我们总是建议他们先从父母之前的几代人开始（比如父母的祖父母，甚至曾祖父母）。你可以建议在时间线上记录不同的里程碑。我们喜欢包含上几代的人居住的国家或城市；他们在什么样的环境中长大；他们何时和如何遇到伴侣或配偶；他们何时有孩子（有多少个孩子、性别、名字）；他们的职业；传统文化是什么；何时去世（死因）；葬在哪里（如果有）。当然，我们要求他们记录的都是非常随性的，所以使用你想到的里程碑会有助于家庭记录和讨论，且更有意义。对许多家庭来说，借此活动有理由去采访大家庭的更多家庭成员，以获取更多的信息，并将其添加到时间线中，这也很有趣……无论对后续的治疗或作为整个家庭的家庭作业而言都是。

我可以谈谈……

这是我（Terry）大约 10 年前在旧金山的一个互动研讨会学到的一个技巧。当然，我已经把它修改了很多，我甚至不确定当年参会的人还有谁会认出它。我们用它来让人们开口说话——类似一种引言的方式——尤其是青少年、家长、教师和家庭成员。你可以在与家长 / 教师的咨询会谈、家庭游戏治疗中，或在小型学生团体中使用。这种"感觉"就像你正在跟一位戒备心强，或除了谈些场面话，除了谈跟主诉问题有关的内容外，不愿意告诉你任何与家庭功能相关的更深层次的事情，或不愿意告诉你可能会让对方感到羞愧或尴尬的情况的来访者工作时，会发生的情形。该活动也可以达到完全相反的目标，针对滔滔不绝、说不完故事的人，它可以让人们练习只讲重点。用它需谨慎，不要违反基本前提，否则它在一个来访者身上用一次就失效了（从我们的惨痛经验中学习到的）。

活动是这样进行的：如果将该活动放在家长 / 教师咨询晤谈中，你可以让家长（或教师）分享一系列一句话的标题。每个标题都以"我可以谈谈……"或"我可以告诉你……"开头，只要用一个简短的句子，不要包含他们可以告诉你的每一件事的任何细节。你的任务只是制造机会让家长（或教师）说出标题，你不需要口头回应。如果你是在家庭游戏治疗或小型游戏治疗团体中引入这个活动，你要每一个参与者（一次一个）对团体成员说一个一句话标题，以"我可以谈谈……"或"我可以告诉你……"为开头。其他参与者要做的只是保持安静，不评价也不用回应——只要保持开放和仔细聆听。

当你说完指导语，你要强调你并不是真的让参与者告诉你任何事情——

你只是想要让他们告诉你他们想要谈的主题……（如果他们想，如果你有时间，如果他们认为你关心，如果他们觉很安全，等等——但是你不用特地说这些——你只是想让他们告诉你很多他们可以告诉你的事情……）你不需要给来访者一个特定的主题，只要问问他们一般觉得可以谈些什么，或你可以让他们列个表，表格上是他们可以谈论的主题（你来决定或他们来决定）。你的职责是仔细听，注意那些可能稍后（不是在这次——我们提到过的，希望你们能够吸取我们的教训）会询问来访者更多细节的事情，或者有时候你可以问问他们，在列出的主题中是否有想详细说明的事情。如果你和家庭一起做这个活动，另一种方法是请他们谈谈别人可能感兴趣的事情，让其他家庭成员挑选一个主题以及问一些问题。这种方法可以让家庭成员之间建立一种积极的联系。

他们学到什么

我（Terry）根据我参加北美阿德勒心理学会时，由 Jane Nelson 讲授的课程发展出这项活动，她是一位了不起的父母教育家。在工作坊中，她说了类似以下的话："你们有问过父母他们想要教给孩子的是什么吗？"她的问题引发了我丈夫和我之间关于想教给我们儿子 Jacob 什么的一系列对话。这项技术的目的是让家长（和教师）在咨询过程中思考他们想教给孩子的是什么，并（也许）帮助他们找到教的方法。以我们的经验来说，最好是与父母一方或夫妻（一名教师或一群教师）进行咨询时使用，而不是在家庭治疗（或学生的小型团体治疗）时使用。

在准备活动时，你最好准备一张清单，列举家长（或教师）与孩子互动的方法——正面和负面的都要有。我们会吼他们，拥抱他们，忽略他们，称赞他们，微笑，不理睬他们，进行孩子喜欢的活动，进行孩子不喜欢但父母喜欢的活动，等等。我们将列出的每一件事情写在一张白纸上（5 厘米 × 13 厘米左右），然后在咨询时准备一堆纸和一些空白纸条。接着我们让家长（或教师）列出与孩子互动时做的事情（有时我们会说"当你试图让孩子做你想做的事情时",但是大部分时候,我们都保持开放性),然后我们将这些写到纸条上。接下来,一次抽一张,我们让家长(或教师)抽一张纸条,猜猜抽到的行为会教给儿童(青少年)什么,并猜测这种行为可能会教给他们的孩子什么。这可以让家长(或教师)进行一次富有成效的讨论,思考他们想教会孩子什么,及进一步讨论如何更好地教他们成人想让他们学的东西。

运动 / 舞蹈 / 音乐体验

西蒙说 *

这项活动旨在建立亲子关系和师生关系,也可以用来帮助改变儿童和/或成人的行为或态度。它可以应用于一对一的成人或儿童的来访者,或应用在家庭治疗或小型团体治疗中。(你不会把这个用在家长/教师的咨询中,我们认为如果没有孩子参与,家长或教师不会认为这很有趣。)首先提醒和教导来访者如何玩西蒙说。一次由一个人主导活动(教师),另一个(些)参与者要认真听从领导者指令。领导者决定要追随者完成的活动或任务。首先,领导者要在所有指示之前说"西蒙说"。例如,"西蒙说要拍你自己的头"。追随者就要完成这个指令。最终,领导者开始断断续续地添加没有"西蒙说"的指令。如果领导者没有说"西蒙说",只是给予指令,追随者不必完成这个任务。如果追随者在领导者没有说"西蒙说"的情况下完成任务,追随者就"出局",直到完成一些有趣的活动,才可以重新加入游戏。记住永远不要让任何人因为出局而无法参与游戏。我们总是能找到策略让出局的人重新参与这个有趣的活动。你也可以邀请参与者想出"出局"的人如何"重返"游戏的点子。他们甚至可以决定参与者不必出局,这对完美主义者或"太拘谨"的人(孩子或成人)尤其有帮助。

归根到底,我们希望参与者玩得开心,以及增加积极互动的机会。我们

---

* 英文为"Symon Says",是一款经典的儿童游戏。——译者注

也会注意领导者对领导力的意愿和态度，关注追随者对遵从的意愿和态度。参与者如何交换角色？有人弄错会如何被指出以及如何被处理？参与者如何鼓励或让其他人泄气？如果游戏中做出了一个决定，这是如何发生的，每一个参与者是如何促成这个决定的？

群舞

群舞（Dan Leven，私人通信，2015 年 2 月）就像一个跟随与领导的游戏，让人们练习一边观察别人一边配合别人。这也是一种共享领导力，并练习轮流以及与他人沟通的方式。最适合用在家庭游戏治疗或团体治疗中，因为两个人不能成团。要做的第一件事是让你的家庭（或班级）聚集起来（可以排成一排或排成像大雁飞行的 V 形）。告诉最前面的人他／她是"临时领导者"（这是一个避免那些一心想做领导者的来访者生气的方法），其他人是"临时群众"。向参与者说明，领导者的职责是带领其他成员做他们都可以做的动作或舞步。（这有必要说明，因为你还希望鼓励同理心，并以富有同情心的方式关注他人。）告诉小组成员，当你改变音乐的时候，他们需要变换队形，然后换一个领导者。通常，排在第二位的人（或 V 形的另一边）将接任领导者，而之前的领导者则会移到队伍的后面。给他们机会沟通一下如何换领导者。开始播放音乐，播放一两分钟左右，然后将音乐切换到另一个调子，记得预先提醒。多做几次，直到家庭／团体中的所有人能够做 2~3 次的领导者。一种变式是，可以播放同一种音乐，让领导者决定他／她什么时候放弃并移交权力给下一位领导者，让团体／家庭在不受你干扰／指导的情况下进行活动。当他们跳完，你可以决定是否要和他们讨论这个活动，可以问以下问题。

- "谁喜欢做群体的领导者？你喜欢的是什么？"
- "谁不喜欢做群体的领导者？你不喜欢的是什么？"
- "谁有时喜欢有时不喜欢？你喜欢和不喜欢的各是什么？"
- "你们是怎么确定群体里的每个人能都做些什么，来确保每个人都被包含在内？"

- "有没有一些动作你本想尝试却决定不做，因为你认为群体中的其他人做不到？那是什么感受？"

- "如果你不确定群体里的人是否能做到你希望做的事情，你会怎么做？"

- 如果他们能自行转换角色，"你们是如何决定从领导者转变成为成员，或从成员转变为领导者的？"

家庭舞蹈

（很明显，这是一项家庭游戏治疗的活动，不适用于家长和教师的咨询。）我们有几种方法来跳家庭舞蹈，我们想把它们都分享给大家。你的目标将决定你使用哪种形式的家庭舞蹈。如果你想巩固家庭中的积极关系，你应该只要进行一个自由形式的家庭舞蹈，无论是你带来的音乐还是不同家庭成员带来的音乐。如果你使用家庭成员带来的音乐，确保每一个人都至少有一首自己选择的歌曲被使用。如果成员乐在其中，这个活动可以将正能量放入家庭的积极情绪库——如果成员无法乐在其中，就别玩了。（这可能是显而易见的，但我不确定，所以我们认为需要说出来。我们甚至不给你有关自由形式的家庭舞蹈任何的指导语，你很聪明，你能想出来的。）

如果你想了解不同家庭成员是如何一起运动／工作的，你也可以选择做一个更有结构性的家庭舞蹈。这可以是一种探索性的活动，能感受到对人际家庭动力的不同看法，和／或一种帮助家庭成员更好地了解他人是如何看待家庭中发生的事情的方法。如果以此为目的，我们常让所有成员通过舞蹈展现对家庭的印象。你也可以让参与者互相背对着跳舞。这几种方法都可以给你一个机会观察和看到个体知觉间的差异，但这样会限制成员间相互观察的能力。如果你想让家庭成员对他人如何看待家庭以及家庭成员有多么愿意承担心理风险有更多的认识，你可以要求家庭成员坐着围成一个圈，一个人在中间跳舞，来展现家庭中在发生什么样的事情，其他成员观察。（如果你要采用这个版本，你需要规定，不能给别人反馈或表达出对别人的否定——这种方法是为了提高觉察，不是为了开启战火。）

音调

很多年前，我（Terry）去参加一个研讨会——我甚至不记得组织方是谁，我也不记得到底学到了什么。不过无论我花费多少时间去那里，这项技巧都是值得的，因为我一直在与来访者（在个人游戏治疗中，在与父母/教师的咨询中，及在家庭和团体游戏治疗中）和我自己的家庭中使用。这项技术的普适目标是产生身体上的共鸣，或至少提醒人们彼此之间存在着联系。当事情变得很紧张或有冲突时，将这项活动作为家庭作业布置给来访者是一件很棒的事——它可以搭建起重新沟通的桥梁，并可用来提醒要同心协力或重拾沟通。（我和我的丈夫常常在我们争吵到一半的时候，牵着手一起发音，然后就中止争吵，我知道这听起来很疯狂，但是它真的有用。）你可以在咨询的时候与父母一方或教师一起做，这可以帮助你加强和他们的关系，通常我们这样做是为了教他们，以便让他们在家中或教室里用。家庭游戏治疗和团体游戏治疗也可以用这项技巧。演示比说明更容易，因为这是与音乐相关的，但是我们还是尽力说明清楚。

一般的开始方法是要求人们面对面（如果只有 2 个人）或围成一圈，彼此面对。然后，你需要让一个人开始起个音。那个人（如果是你在向别人演示如何做，那由你开始）通过唱（哼？吟？）单个音符来设置基准音。我们建议从长的元音开始（例如：eeeeeeee，aaaaaaaa，ooooooo，iiiiiiii），因为，出于某种原因，它更容易搭配以及持续。然后，这个人继续发那个音，其他人/人们加入并配音。显然，最开始的那个人会需要换气，没关系……当他/她换气时，其他人可以继续唱，然后轮流，有人需要停下来换气，就换好气再加入。当最开始的那个人准备好结束这个音，他/她可以发出某种信号。我总是做一个大手势，有点像指挥家在结束时做的那样，因为这样做的时候我感到自己很特别，但这不是活动的一部分。通常，一个音调维持大约3~4分钟效果最好。你也可以尝试不同的音符，我们有时也喜欢短元音。

这个活动的变式对于家庭或小型团体来说非常有趣。有时，我叫它语音交响乐，因为我完全不擅长音乐，所以我很确定这不是一个正式的说法。我经常把它当作家庭作业，因为它是如此有趣，以至于对于喜欢它的家庭来说，这是向家庭正能量库补充正能量的超棒方法。说明如下：一个人（通常是最能控制呼吸的人）用他/她的声音定个调，作为"交响乐"的基础。这个人是"指挥者"。他/她指向其他成员，邀请他们为交响乐添加一个声音（可以是同一个音调，不同的音调，或只是一个他/她喜欢的声音），直到指挥者把家中所有人都纳入交响乐的一部分，然后结束时向每个人发出结束音乐的信号。（好吧，有时候它听起来比音乐更刺耳，不过真的很有趣。）

沙盘游戏治疗

第三章概述了沙盘游戏治疗，并概述了设置沙盘应遵循的步骤。我们还提供了有关后续讨论和其他资源的建议，以帮助你发展沙盘游戏治疗技能。在治疗的任何阶段，我们都会与家长、家庭成员和教师一起使用沙盘游戏治疗技术。你可以在家长/教师咨询中，或针对一对亲子、一对师生，或对家庭或团体使用沙盘。

在咨询中与家长/教师建立关系

1. 摆一个沙盘，主题关于"我的家庭"或"我的班级"。
2. 摆一个沙盘，主题是他/她喜欢关于孩子/家庭/班级的什么。
3. 摆一个沙盘，主题是身为这个孩子的家长/教师是什么感觉。
4. 摆一个沙盘，主题是描述对儿童进行游戏治疗的感觉。
5. 摆一个沙盘，主题是他们对游戏治疗的了解/想法。
6. 摆一个沙盘，主题是"我的世界"。

在咨询中探索家长 / 教师的人际和个人内在动力

家长或教师做一个沙盘……

1. 主题是让孩子陷入困境的原因。

2. 主题是当孩子 _____ 时（不论来做咨询的理由为何，或家长 / 教师真正欣赏孩子之处），他 / 她觉得如何或他 / 她认为如何？

3. 主题是他 / 她希望孩子做得更好或做得不同的事情。

4. 主题是他 / 她希望自己能做得更好或做得不同的事情。

5. 主题是他 / 她感到自己与孩子有特别连接的时刻。

6. 主题是他 / 她感到自己与孩子特别没有连接的时刻。

7. 主题是身为一名家长 / 教师对自己来说意味着什么。

8. 主题是养育 / 教育策略（有效的和无效的）。

9. 主题是孩子能遵守和不能遵守的规则。

10. 主题是他 / 她如何与别人连接。

11. 主题是这个孩子如何与他人连接。

帮助家长 / 教师在咨询中增加对其思考、感受和行为模式的洞察

因为目标是帮助家长 / 教师增加洞察力，发展关于自己和 / 或孩子更深层次的理解，有时你需要为家长 / 教师做一个沙盘或和家长 / 教师一起做一个沙盘，你也可以请家长或教师对你已经完成的沙盘做一些改动，或思考一下是不是有其他的选择。

1. 治疗师摆沙盘，展示从他 / 她的角度看待家长 / 教师 / 孩子的优势。

2. 治疗师摆沙盘，描述在他 / 她的理解下，家长 / 教师 / 孩子如何看待自己、他人和世界。

3. 治疗师摆沙盘，从他 / 她的角度看待亲子关系或师生关系。

4. 治疗师告知家长 / 教师，他 / 她会在沙盘中引入一个"聪明"的角色，它可以帮助沙盘中的其他角色对沙盘的某些方面进行不同的思考。

5. 治疗师或家长 / 教师摆沙盘，从不同的角度来描述"问题"。

6. 家长 / 教师摆沙盘，主题关于如果"问题"解决了，生活将如何变化。

7. 家长 / 教师从孩子的角度做一个问题的沙盘。

8. 治疗师和家长 / 教师描述问题，然后轮流在沙盘上找问题的其他解决方案。

帮助家长 / 教师在咨询中对想法、情绪和行为做出期望的改变

家长 / 教师通过沙盘来说明他 / 她需要什么来解决问题。

1. 家长 / 教师摆沙盘来说明他 / 她如何与孩子协作解决问题。

2. 家长 / 教师描述如何解决阻碍他 / 她成为称职的家长 / 教师的问题。

3. 治疗师摆沙盘来展示特殊的养育 / 教育技巧（例如，鼓励，确定问题归属，沟通等）。

4. 家长 / 教师和孩子一起制作一个沙盘，展现未来他们想要什么。

5. 家长 / 教师和孩子一起做一个他们的关系已获改善的沙盘。

艺术技巧

快速作画

等等……是的！你猜到了。这就是第六章中介绍的那个快速作画的活动，只是现在是用在与家长和教师的咨询中。这个活动可以用来帮助治疗师与父母或教师建立关系。它也可以用来探索人际间和内在动力，或帮助家长（或教师）更了解这些动力。

这个干预要求家长（或教师）对提示（由你的治疗或活动目标决定）做出快速反应。（想象一下弗洛伊德的自由联想，但是是用画画的方式。）就像本书中所有艺术技巧一样，强调不是要评估艺术能力。告诉家长（或教师）他们有 1 分钟的时间根据你的提示画画。如果你觉得有帮助，你可以告诉他们画的画可以是抽象的或有象征意义的。你希望他们只要在听到提示后快速画画，不用去思考（或考虑太多）自己的反应，提示是"在 60 秒或更短

的时间内，画出一幅图……"给家长或教师的提示可以是："最近一次你对孩子发怒""最近一次你对你的养育/教育感到很骄傲""你最担心孩子/学生的事情""在养育/教育上，你最不擅长的部分""孩子最让你喜欢的事情""孩子最让你恼火的事情""最近一次你喜欢孩子的时候""孩子擅长的东西""你和孩子的关系"。你可能也已经掌握与特殊情境相关的快速画画的提示词，例如"请在1分钟之内画出当你发现女儿怀孕时的感受""当孩子踢了家中/教室的宠物时""当孩子去他妈妈家/另一个教室时""当你是个少年，但感到没人在听你说话时"。

如果家长/教师喜欢讨论，你可以询问图画的大小、形状、颜色，或不同特征的靠近程度。你还可以考虑他们是如何面对绘画这件事的（例如，紧张、兴奋、淡然，或很敏感），并让他们参与讨论。你可以使用诸如"我注意到……"或者让家长/教师多说点关于这幅画的信息。你可以问画出问题与说出问题有怎样的差异。

理想家庭/班级画

这项活动可以应用在家长或教师个人咨询中，当然，你也可以应用在整个家庭或整个班级中。根据咨询阶段的不同，这个技巧可以有几个不同的目标。你可以用来探索对家长/教师来说重要的是什么，帮助他们洞察在家庭/课堂上，什么有效、什么无效，或激励和引导他们做出改变，使之更接近于"理想"。

我们已经开始认为我们的很多技术都是不言自喻的——该活动也是如此。你给来访者两张大纸（或一张小纸应该也可以）和一些绘画用具（或贴纸）等，要求他们画一张现实中的家庭（或班级）；另一张要求他们画理想中的家庭（如果和教师一起工作，那就画班级）。他们画完后，你可以让他们描述两张画，并详细说明理想和现实的区别。如果你评估他们已经准备好了，你可以询问他们，他们愿意改变哪些部分以接近理想状态。

如果和一个家庭或一个班级工作，只需要让所有成员完成两张画，然后邀请所有成员一起参与旨在达成某种共识的对话，即所有成员就其想要的东西达成一致。当完成这一步后，你可以继续讨论每个成员愿意为自己的行为、认知、态度、解决问题和沟通承担哪些责任，以便让他们更接近他们达成共识的那个理想。

家庭艺术评估

家庭艺术评估改编自 Landgarten（1981）。这个活动名称意指与家庭一起完成，而这是真的。它也可以与家庭中的次群体一起完成，例如一名家长和孩子、父母双方，或只有孩子们，等等。你也可以与教师和孩子，或班级中的部分孩子一起做这个活动。如果你在做团体游戏治疗，也可以在小型团体中应用。它通常是为了探索人际关系的动力，也可以用来帮助来访者（以及他们生活中其他重要的人）洞察他们的动力。

与家庭或小型团体进行这个活动时，你需要四张大纸（例如海报板或牛皮纸）和足够的记号笔或蜡笔，以便家中每个人都可以选择不同颜色的笔。告诉参与者这个活动有三个步骤。指导他们选择不同颜色的记号笔或蜡笔，并说明在整个活动中，每个人只能用相同颜色的笔。

第一步，将参与者分成两组。（他们可以使用任何方法。）当他们决定以后，给参与者两张纸，或者把它们挂在墙上，让每个人都能够到，并告诉他们要画什么。告诉他们，在进行艺术创作时，不允许互相说话或写笔记。一定会有人问他们是一起画还是分开画。我们要归还责任，回应如"你们可以自己决定"或"没有关于这一点的规则"，避免直接回答这个问题。等他们完成作品，就停下来，以放下记号笔 / 蜡笔来表示。禁止谈话的禁令一直持续到两队都完成任务为止。然后让每一组都给自己的作品命名并写在纸上。

第二步，摆出或挂上另一张纸。告诉参与者解散分组。这次给全家（或团体）一张纸，让他们在纸上画些东西，同样不能口头或书面交流。当他们完成作品后，再次为其命名并写在纸上。

第三步，给参与者另一张纸，让他们画一些东西，但这次他们可以用任何方式交谈或沟通。当他们画完，他们需要为其命名并将名字写在纸上某处。

如果你是在家庭中的次团体或与一对师生一起做这个活动，显然不能分成两组，所以你只能做第二步和第三步（那就只需要两张纸）。

你需要观察整个过程直到最后，而不给反馈。你可能会注意到是谁在第一张图上最先开始绘画，以及整个过程如何开展——谁是领导者，谁是追随者？谁尊重其他成员的画，谁在其他人的画上画图？谁遵守规则，谁无视规则？每个成员的参与程度如何？注意他们是如何分组的。根据你对家庭动力的理解，他们是你所期望的小组吗，或他们有什么不同？不同的成员对必须分组有什么反应？在第二步中，他们是如何处理合并成一个团体，以及如何处理让整个家庭共享一张纸的问题？注意谁占画作最大的空间，谁占最少的空间；谁画在角落上，谁画在侧边，谁画在中间。谁听谁的？哪些成员的建议得到重视，哪些成员的建议被忽视？谁独自作画？谁即使不需要帮助，依然寻求帮助？谁需要帮助却不求助？成员如何安顿自己（谁坐 / 站在谁旁边）？即使他们不说话也不写笔记，他们是如何交流的？当他们被允许说话的时候，有什么不同？他们感到开心和有趣吗？

传声筒布偶

这个活动可以应用在个体咨询、一位家长或教师的咨询，家庭或小型团体中。这个活动是我（Terry）在爱尔兰教书时设计的。我当时希望找出一些可以给班上成年学生用的方法，帮助他们表达他们从未被允许对家人和朋友说的一些话。（一个重要的安全提醒：我当时并没有真的让他们对家庭成员或朋友说出这些话，只有对我和 / 或班级的其他成员说。如果你做这种设置，你要确保当你不在旁边保护他们的时候，你让来访者做的事情不会让他们遭到报复。）这个活动的目标可依据你的需要调整。我们通常用它来帮助人们允许自己对被禁止或隐瞒的事情发声。你也可以用它来让家庭或团体成员互相称赞或鼓励；你可以用它来要求他们对他们原本否认的行为承担责任；你可以用它来帮助他们练习他们通常不敢设定的边界。（这些只是我们过去用这个活动的一些例子——再度重申，请发挥你的想象力。）

显然，你可以用纸袋、纸盘、纸浆、棒冰棍，或其他任何材质做布偶，我们喜欢用一些更结实的材质，比如袜子或木勺。因为我们希望来访者能够把它们留在家里使用，我们不希望它们是脆弱或不坚固的。所以，你需要一只袜子或一个木勺（最好是一只干净的袜子或一个新的木勺）、一些记号笔、一些纱线、一些扭扭棒、热熔胶、闪光胶，以及你或你的来访者喜欢的任何其他工艺材料。然后让来访者大展身手，做一个超级棒的布偶。（你可以让他们把布偶当作他们自己，他们最好的自己，他们未来的自己，他们乐观的自己，他们慈祥的祖母，他们诚实的双胞胎手足，他们想象中的朋友……）然后你让他们说出（通过布偶）他们想说或需要说的话（对自己、对你、对其他家庭成员、对同学、对他们的伴侣，等等）。

大多数时候，如果你在个体来访者或家长 / 教师的咨询中做这个活动，你会引导他们对你或对自己说话（就算他们在自己的卧室关上门也行，这会减轻一些压力）。这项活动唯一的限制是，如果他们要对家庭其他成员或小组其他成员说话，你要确保他们想说的话不会伤害别人，或者不是以报复的方式表达。不能或不同意让布偶提供建设性反馈的来访者，可能不适合这项活动。

答案

这是我（Terry）在参加北美阿德勒心理学会的 Jane Nelson 工作坊后开发的一项针对家长和教师咨询的活动，不论你是否属于阿德勒流派，都可以运用。传统来说，阿德勒流派的实务工作者非常乐于帮助家长和教师在孩子表现不佳时运用合逻辑的结果。这项技术基于想解决儿童不良适应行为的不同世代范式转变而来。其基本假设是，很多时候，孩子的问题行为是因为他们的需求没有被满足，为了让需求得到满足而做出的错误尝试。为了满足这种需求，家长（和教师）必须改变他们的行为方式，帮助孩子学会以其他更合适的方法来满足这些需求。他们不设定后果，而是发展潜在的解决方案，试图满足孩子的需要，他们认为这样做，孩子的不恰当行为就变得没有必要了。这是我们在家长或教师咨询中使用的一种技术，孩子不需要在场。（我们不是很确定原因。孩子在场可能也会很有趣，如果你这样做了，让我们知道成效如何。）

这是一个绘画活动，所以你需要纸和绘画材料（当然，如果这位家长或教师不喜欢画画，你也可以准备贴纸）。第一件事就是让他 / 她闭上眼睛，回忆上一次和孩子争夺权力或孩子有问题行为的时候。最好让他 / 她从头到尾地回忆整件事情——从是什么引发问题、孩子做了什么让人心烦的事情，到大人的回应是什么。接下来，让成年人画出发生了什么，包括事件中所有的人物——如果他们愿意，可以用贴纸。然后让家长（或教师）在每个人物上画一个思考框，并列出他 / 她觉得这个人在这种情况下的需求。例如，当家中有人陪着孩子时，詹森会表现得很失控，是因为他觉得父母的关爱被人抢了，他需要父母多一点关注，来提醒他对父母而言仍然很重要。耶沙姆恩可能在做噩梦之后不愿意待在卧室里，因为她需要比父母所提供的更多的安慰。为了帮助家长和教师找出回应需求的方法，你可以让他们画一幅孩子的图画，表达孩子的需求，然后再增加一张他们应用方法来满足孩子需求的图画。你也可以帮助成年人集思广益，通过改变他们的行为、家庭系统、班级互动或环境来满足孩子的需求。

结构化游戏体验

角色转换

这是在孩子与家长或教师一起进行治疗时，可以用的技巧。当我们要求来访者进行角色转换时，可以考虑几个目标。我们希望孩子与成人都能玩得开心，能笑，能联结。我们还会寻找可能凸显两个人之间典型的情感、态度或行为模式，或者透露潜在的思想、情感或在哪些方面是很令人沮丧的领域。它还可以用于练习简单的社交技能，比如轮流和倾听；帮助来访者识别和准确解读社交信息，评估自我和他人特征，以及在家庭或班级中识别角色。我们也希望两个人能够练习从彼此的情感和认知角度出发看问题，尽管这可能会受制于儿童的发展水平。（记住，孩子越小，就越不容易从别人的角度看问题。）然而，即使孩子还不能接受成人的观点，成人也可以和你谈谈作为孩子的感受，或孩子的角色扮演透露了他／她对成人的什么看法。

你可以指导他们做角色转换，在这个活动中，教师"变成"学生，学生"变成"教师，或孩子"变成"家长，家长"变成"孩子。我们只用这几句指导语开场，然后看看参与者是不是能够接着玩起来。如果可以，我们就只负责观察过程，用我们日常使用的游戏治疗技术。如果有人需要更多的指导，你可以与孩子和成人一起头脑风暴，想出他们愿意表演的特定"一幕"。可以是教师拼写或阅读指导，或者是家长的晚餐时间或睡前的惯例。在角色扮演期间或之后，你可以让他们问对方他们需要什么，他们是什么想法，或从角色扮演的角度看他们感觉如何。

英雄 / 受害者 / 恶棍

这通常是一个家庭游戏治疗的活动，尽管它也可以运用在个体家长（或教师）的咨询中。对于有小学高年级孩子和／或青少年的家庭（或小学高年级班级）更合适，因为这些概念对于年幼的儿童来说可能过于抽象。这项技巧的目的是教会参与者卡普曼戏剧三角（Karpman Drama Triangle）（Karpman，1968），人们如何经常陷于此，以及如何摆脱这个三角。Karpman 是 Eric Berne 的学生，Berne 是交流分析（Transactional Analysis）的创始人，Karpman 认为关系中的人经常会陷入他所谓的戏剧三角（Drama Triangle）——人们扮演受害者、迫害者（或恶棍）和拯救者（或英雄）的角色。

在准备活动时，你需要在地板上做一个大的三角形（边长 10~13 厘米）。我们用无痕胶带勾勒出一个三角形，然后在三个角上分别做记号——分别写着受害者、恶棍和英雄。然后我们要求参与者列出家庭（或同学之间）发生各种不同冲突的时间。当你要他们简单地总结谁卷进冲突、成员之间的冲突是如何发生的时，你可以做笔记。在你解释了三角形上每个角色的动力后，重新读出刚刚列举的所有冲突情境，并且让家庭（或团体）的成员站在他们扮演的角色的那个角上。当进行几次之后，你可以进而说明，如果成员希望他们之间的冲突能够减少，则可以走出三角形。如果他们有兴趣，你可以引导他们进行头脑风暴，找出摆脱这个三角的方法。

在家长／教师的咨询中，你可以使用相同的三角形，解释卡普曼戏剧三角，让他们尽量想出以这些模式和别人互动的各种不同情境。或者你可以邀请他们描述他们观察到其他人参与这个三角关系的情况。然后，你可以帮助家长（或教师）想出避开三角关系，或帮助其他人避免参与三角关系的方法。

重置按钮

我（Terry）为我的家人开发了这项技术。自从我的儿子（Jacob）2 岁起，我的丈夫（Rick）和 Jacob 的权力角力战就不断激化。为了让这个角力战能在初期控制住，不要到一发不可收拾的地步，我建议他们每个人都创建一个"重置按钮"——一个虚拟的按钮，可以将他们之间的对话转变得更有建设性。我将其应用在个体来访者（儿童、青少年和成人）身上，我在咨询中教给父母和教师，也运用在家庭游戏治疗中。其目的是帮助儿童和家长（及教师）学习识别自己何时处在权力斗争中，并提供摆脱权力斗争的工具，进入一个更有成效、更适合社会的互动。当你在跟儿童进行游戏治疗，发现儿童想跟你争取权力时，你也可以运用此技术。（这并不是指我们与来访者之间一定非得陷入权力斗争不可！"沙子需要待在沙箱中"，有人有异议吗？）

如果有人在治疗中卷入权力斗争（父母、兄弟姐妹、同辈朋友——无论是谁），都是一个传授此技巧的好机会。首先你要宣称此刻在发生的事情很像一场权力斗争，可以说"这好像一场权力斗争"。接下来，你要让卷入其中的人停下来，做一个缓慢的深呼吸，最好这些人能同步进行。询问他们是否知道电脑上或其他电子设备上的"重置按钮"。如果答案是肯定的，则继续下一步。如果其他人没明白，解释一下什么是重置按钮及其作用。告诉卷入权力角力战者下一步是想象一下，自己的重置按钮看起来是什么样子的，让他们描述出来。要求描述要非常具体，包括按钮的尺寸、颜色、表面的纹理、摆放的位置、按键方式（例如，用小指、肘部或用整个身体来按，等等），以及在类似目前这种特定情况下必须按压多长时间或多么用力才能重置。接下来，请他们彼此目光接触，并深呼吸两次，然后进入下一步。

请他们达成一个协议，如果他们中的任何一个人（或他们家庭或班级中的任何人）"启动重置"，他们必须遵循重置程序。（你说的这个游戏规则很可能又会引发另一波的对话/权力斗争，有人可能不同意这个规则；如果真的有人不买账，那么这个技巧就一定行不通，你可能要终止活动。）告诉他们"启动重置的通关密语"是说出"我现在要点击重置按钮了"。提醒他们，通关密语绝对不是"你现在需要按重置按钮"或类似的话，否则这又会为另一波的权力斗争铺路，为了谁要按钮或谁应该退让等而争论不休。这项技术的理念是，无论卷入还是退出这场权力斗争，双方都有一部分责任。

现在问他们是否愿意练习"启动重置"，对对方说"我现在要按重置按钮了"。一旦有人愿意试试看，就让他们"启动"。至于要如何回应"启动"，双方要同时按下他/她想象中的按钮，一起做三次深呼吸（我们只是随便说个数字——你可以让他们做尽可能多的深呼吸），让他们放松，至于那位没有率先行动的人则要开始对话——用一种更尊重、更有建设性的方式开始——甚至可能会以"我……"或反馈对方的感受起头。（好吧，这可能要求太多了，不过，如果你是其中一员，那是完全有可能发生的——希望！）

你也可以抽象地教这个技术，不用在治疗中真的上演权力斗争，而是让人们描述最近一次发生权力斗争的情况，然后问他们是否愿意学习一种策略，让他们摆脱未来可能发生的权力斗争。然后，你可以和一名儿童或青少年来访者、一名家长或教师，或团体、家庭、班级的成员做角色扮演——在治疗中重现权力斗争。

我的优势 / 家庭优势

这项技术是 Jill Thomas（私人通信，2016 年 12 月）发展的，他又教给了我们。它通常用于家庭游戏治疗，帮助家庭成员专注于个人和人际优势，不过你也可以用于自我概念很低的来访者，目的是帮助他们学会"拥有"自己的优势。

首先，你需要索引卡、一张大纸或海报纸，以及细的记号笔或彩色铅笔。邀请来访者集思广益，列出自己的积极特质，一张卡片写上一个特质。（如果来访者或家庭成员很有艺术天赋，你甚至可以要求他 / 她在卡片上画画。）积极特质可以是"我能在任何情况下看到好的一面""我很讨人喜欢""我能看到事情的光明面""我喜欢帮助别人""我很特别""即使事情变得很困难，我仍不断努力""我很聪明""我能逗别人笑""我努力工作""我喜欢小动物""我欣赏大自然""我知道如何找到解决问题的方法""我很努力""我喜欢讨论感受""当我犯错了，我会认错""我有艺术天赋""别人跟我在一起会很开心""我很积极""我能让其他人振作起来"，等等。让来访者挑选几张能描述自己和几张能描述每个家庭成员的卡片。如果父母或其他家庭成员也在场，让他们也挑选能够描述每个家庭成员特质的卡片。接下来，邀请来访者选择至少一个描述自己的特质来分享，并说明自己是如何展现这个特质的。之后，让他们选择至少一个描述家庭中其他成员的特质，并分享这位家庭成员表现该特质的具体例子——例如，"我的姐姐很乐观，有一次我们的车抛锚了，但是她当时说她很高兴，至少车外没那么冷。"

沿着大纸（或海报纸）的边缘画几个圆圈——给每个家庭成员都画一个圆，在纸张的中间画一个大圆，写上"家庭"。把所有家庭成员的名字都写在圆圈的上方，选一个人作为帮忙抄写的"抄写员"，邀请家庭成员提醒抄写员要在他 / 她的圆圈内列出每个人自己写的，以及其他人写的有关他 / 她的所有优点和积极特质。用直线将每位家庭成员的圆与家庭的圆相连，这表示每个家庭成员都有为家庭做出贡献，即使每个人都有不同的优势和积极特质，他们依然相连。做一次头脑风暴，在家庭圈的中心写出家庭的优势。这说明家庭所拥有的积极特质要归功于家庭成员的积极奉献。邀请来访者和其他家庭成员分享一些具体例子——他们何时注意到家庭表现出这些优势以及这对他们意味着什么。

如果一些来访者或家庭成员在家庭中存在严重的低自尊或人际关系问题，他们可能很难认识到自己或别人的优势，因此可能需要你更多的帮助和参与，以帮助他们认识到自己的优势，并举例说明你曾经看到他们展现出这个优势。为了确保来访者能相信你所说的，在挑选你要表达的特质时必须真诚与真心。（如果你认为来访者或者家庭几乎找不出任何积极特质，你可能就跳过这项活动。）

在后续的治疗中，如果你认为对家庭成员有帮助，可以重新拿出"我的优势／家庭优势"板，邀请家庭成员讨论为了改善和更好地满足成员的需求，家庭还可以使用的其他积极特质。例如，也许原本的图所凸显的家庭优势包括努力工作、有决心和毅力，以及有很多规则，但是此时家庭成员认为此刻在家庭圈中需要更多的"团结"或"乐趣"，以改善家庭功能。

冒牌神奇宝贝

我（Terry）最近有很多来访者疯狂地沉迷神奇宝贝，或喜欢玩这个游戏，但是年龄太小，或没有手机不能玩。我发明这个活动就是为了将这个虚拟游戏带入现实世界。我们通常在儿童的个人治疗、家庭治疗，或学生的小型团体治疗中使用。（换言之，我们不会应用于家长或教师的咨询中。）我们经常把它用于对自己很没自信，或难以跟别人联结的家庭（或小型团体）。又因为游戏有时会给家庭（或团体）带来挑战，如果团体成员中有人需要学习愤怒管理和忍受挫败感，他们可能是这个活动的理想人选。如果哪个家庭很喜欢治疗中的这个活动，可将其作为家庭作业，将这些正能量注入家庭的正能量库。

要开展活动，你需要准备一些小（2.5厘米）神奇宝贝（最好是从购物网站或超市选择相对便宜的）和抛环（你可以使用抛环游戏中的环，但是这些环很小，可能会让游戏变得困难。我们在体育用品商店的飞盘区找到了合适的）。将小神奇宝贝放在办公室/游戏室地板上。（不要把它们放在你的桌上或电脑旁——从我们的惨痛错误中学习！我们之前有说过吗？我们只是想帮你省钱，不想让你恼火，也不想让来访者内疚。）首先，演示如何投掷抛环，轻轻地扔抛环，套住一个神奇宝贝。接着让参与者轮流扔抛环套神奇宝贝。（你可以决定每个回合扔几次。我们让他们扔三次，但如果治疗中的家庭成员没有耐心，你可以让他们一轮扔一次。）（你也可以决定参与者是否可以保留套到的神奇宝贝。因为东西太贵了，你可能不希望他们带走所有套到的。我们一般会让每位参与者选择一个套到且最喜欢的带走。）你们玩够了之后，对于家庭（或团体）喜欢言语回顾的人，你可以提出以下问题。

- "这个游戏和你在手机上玩的有什么相似之处？"
- "你喜欢这个游戏的什么？"
- "在这个游戏中你擅长什么？"
- "这个游戏让你感到沮丧的是什么？"
- "你是如何处理沮丧感的？"
- "你当时感到沮丧的时候，你还可以用什么其他方法来处理？"
- "当你没套中时，你是如何评价自己的能力的？"
- "在游戏中学到的忍耐沮丧的方法，你要怎样应用在生活的其他场合？"

游戏治疗中与家长（和教师）合作的理论考虑

正如第二章中所说，不同的理论取向对于治疗过程中要纳入父母或教师的程度和方式有不同的哲学观。本书提到的所有理论都认为与家长和/或教师的合作是治疗中很重要的部分。所有的流派都表明游戏治疗师可以提供支持，提供信息，与这些利益相关者进行咨询，并在必要时提供个人咨询的转介，只是强调的程度有别。

除了这些策略，在治疗过程中，阿德勒、生态系统、心理动力或整合型 / 折中取向的游戏治疗师，常把家长 / 或教师囊括到治疗过程中，因为他们认为这些成年人对孩子的功能影响显著。他们会进行家庭游戏治疗，所有的家庭成员都要参加游戏治疗的活动，以见证或尝试改变互动方式。儿童中心和荣格游戏治疗师每隔 3~5 次咨询会与家长和教师谈一次，主要侧重于提供咨询和支持。认知行为游戏治疗师强调调整家长和教师与儿童的互动，并指导他们如何在儿童生活的其他方面增强在治疗中学到的。格式塔游戏治疗师与家长和教师合作，主要目的是收集孩子的信息，以帮助治疗师更好地了解孩子的未尽事宜和社交边界。叙事游戏治疗师一开始与家长和教师合作时，是为了收集信息并提供支持，随着治疗接近尾声，治疗师将指导家长和教师帮助孩子维持在咨询中发生的转变。与其他流派不同的是，治疗性游戏的治疗师完全靠家长 / 照料者与孩子的互动来进行治疗；照料者不仅全程参与治疗过程，他们也是游戏室中与孩子互动的主要"客体"。

未完待续……

所以，既然你现在已经是个体游戏治疗专家、家长 / 教师咨询专家，以及家庭游戏治疗（小型团体游戏治疗）专家，你准备好去应对游戏室的棘手情况了吗？我们已经准备好了，希望你也是。

插曲八
避免评价

　　虽然大多数游戏治疗师能够不费吹灰之力地与孩子共情，但是对于家长、教师和其他家庭成员来说却很难做到避免评价。有时会很容易责怪家长、教师、其他家庭成员或班级同学，认为是他们造就了孩子的不良行为或问题，无论他们是否真的对孩子的问题负有责任。然而，只是一味地责怪和评价，对家长、教师、其他家庭成员或孩子的功能恢复帮助有限。

　　你要很小心且避免让自己被某些事情激怒，而激起对来访者的家长、监护人、家庭成员、同学或教师的负面情绪。可能家长说他没钱给孩子买新鞋，却总是有钱买香烟。可能教师抱怨一个学生的行为难以约束和吵闹，却不让她下课休息。可能当家庭出现问题时，这个家庭里"最被宠爱的孩子"把你的来访者当作替罪羊并责怪他/她。要清楚他人哪些的行为或态度最会消磨你的耐心，或让你气炸。当你更好地理解自己的触发点，你就比较能全心全意地投入和接纳来访者和他们的家长、其他家庭成员、教师和同班同学。

　　在你与来访者生活中的其他人的关系中，至关重要的是，提醒自己他们已经尽力，并让他们认识到你发自内心地相信这一点。治疗师很容易卡在责怪或评价来访者的家长（或其他家庭成员、教师或同学）的部分，毕竟，如果他们是完美的家长（或完美的教师、家庭成员或同学），就没必要进行游戏治疗，因为孩子就会完美无缺。而现在，我们都知道这是不可能的（尤其是意识到要成为好的家长或教师、家庭成员或同学是多么困难）。还有要记住的是，前来进行游戏治疗的来访者，其家长（某种程度上，还有教师）常感到自己的养育能力（教师对自己的教学管理能力）很糟。他们常对自己感到很"沮丧"，很多时候，他们感到自己是失败者。因此，他们可能会因为孩子的问题而责怪自己或孩子。因此与他们在咨询室内工作，或想到他们在咨询室外的表现时，你都要随时提醒自己他们已经竭尽全力了。

第九章

游戏室中的挑战情境

所以……现在你已经迫不及待要跳进游戏室开始你的游戏治疗之旅了（还有讲故事、冒险、跳舞、听故事、编歌、在沙子上建造一个世界，以及艺术创造等）。在你开始之前，我们想最好还是给你一些信息（也许还有一些建议），帮助你准备好应对游戏室中可能出现的挑战。我们不想吓唬你，你可能不会遇到所有这些情况……事实上，也许在你的整个职业生涯中你都不需要面对这些情况。（这可能太乐观了，你很可能至少还是会遇到其中某几个问题的。）另一方面，我们非常确定这些并不是游戏室中可能出现的所有状况。这些只是我们坐在咖啡厅写文章的时候头脑风暴形成的清单，清单里的这些内容都是曾出现在我们自己的游戏室中，并让我们觉得难以处理的挑战。以下是我们列出的清单。

- 不说话的来访者。
- 什么也不做的来访者。
  - 不想跟你（或跟任何人／有时候）建立关系的来访者。
  - 来访者说他／她对玩游戏不感兴趣。

- 不知道怎么玩的来访者。
- 不断故意违反规则的来访者。
  - 想从游戏室拿走玩具。
  - 故意弄坏玩具或弄脏房间。
  - 希望或试图在治疗结束前提前离开。
  - 游戏治疗时想带自己的玩具。
- 想坐在你腿上的来访者。
- 在治疗期间发脾气的来访者。
- 拒绝离开等候室进入游戏室的来访者。
- 想让父母或其他人（朋友、兄弟姐妹）一起进游戏室的儿童来访者。
- 想让你成为他/她的父母的儿童或青少年来访者。
- 向你提出的问题让你感到不舒服的来访者。
- 对保密提出挑战的儿童或青少年来访者，例如他/她正在逃课但坚持不让你和父母分享这个信息。
- 想和来访者一起进游戏室的家长。
- 不愿听从你的建议的家长/教师。
- 想知道游戏室中发生的所有事的家长/教师。
- 抱怨儿童没有进展的家长/教师，或者他/她看不到进步，但事实上治疗师有看到。
- 你必须拨打儿童保护机构（Child Protective Service，CPS）电话的家庭。
- 对你有性吸引力的青少年或成年来访者。

在本章中，我们将描述每一种有挑战性的情况，说明大多数游戏治疗师会如何处理这种情况，然后再告诉你，我们认为不同流派的游戏治疗将建议如何处理这种状况（前提是假设这些流派会做一些特殊的、不一样的处理，而不是"通常"的处理方式）。在很多情况下，当我们需要回答"当……的时候，我该怎么办？"这样的问题时，往往会说"视情况而定！"这取决于很多情况（比如，治疗阶段、这种情况已经持续多少时间、你的游戏室设置、来访者的人际及内部动力、来访者的年龄以及你的理论流派等），因此在某些情况下，我们可能无法明确地回答该如何处理这种情况。（但我们会尽最大的努力！）

不说话的来访者

我们认为应该从一些简单的情况开始，再逐步推进到比较麻烦的情况。尽管一个不说话的来访者（无论是儿童、青少年还是成人）会让我们的学生感到很紧张（他们如果遇到不说话的来访者，走出游戏室时都被吓坏了），但这个其实很容易。还记得吗？在第一章（以及以后的每一章）中，我们讨论了从"谈话疗法"到"游戏疗法"的模式转变？还记得当我们说游戏治疗的基本前提是游戏（以及游戏室里发生的其他"做的"事情）的时候，就是指发生在游戏室里的交流吗？还有我们说的，游戏就是治疗！这意味着来访者不说话，这不是问题，因为无论他／她有没有口头"说话"，交流（和治疗）都已经发生了。所以，只要你能理解这种范式的转变就没什么好担心的——来访者即使沉默也是在交流。

所以……既然这不是什么真正的问题，你就持续做你原本在做的，不需要有什么改变。关键是关注来访者正在做什么——密切关注游戏的主题，来访者的肢体语言，动作的变化，游戏强度的变化——并对此做出回应。你可以追踪来访者的行为（这是最明显的），这样他／她就知道你在关注正在发生的事。你可以提问（关注来访者对你的问题的反应）。你也可以做出阐释（然后在游戏中关注你的猜测是否符合，或有矛盾）。

针对不说话的来访者，大多数游戏治疗流派的处理方法是相同的。不过，某些情况下，游戏治疗师会有不同的考虑（然后基于自己的理论取向，可能提问，或者做出阐释）。儿童中心的游戏治疗师会追踪来访者的行为，反映来访者通过非言语行为所传达出的情绪感受，当来访者通过非言语信息提出求助或决策请求时将责任归还给来访者，当来访者默默地违反游戏室的规则时尽量不要用被动语句，等等。阿德勒游戏治疗师会思考，或者会做一些有限的后设沟通来探寻来访者沉默的目的，特别是那些在大部分游戏中会通过语言来交流的来访者。格式塔游戏治疗师会思考来访者的沉默是否意味着他/她正在接触自己的内在历程，或者某种程度上脱离了游戏室的环境。在荣格和心理动力学的游戏治疗中，治疗师会考虑沉默也许是对治疗过程的阻抗，也可能反映出他/她对游戏及治疗师的接纳度和感受到舒适的程度。叙事游戏治疗师会在来访者的游戏中寻找不一定用语言表达出来的故事主题，如果找不出来，治疗师可能会配合来访者的游戏编一个故事，并说给他/她听。治疗游戏和生态系统游戏治疗的治疗师在通常情况下会积极地参与来访者的游戏，所以他/她比较少面对需要在沉默中做点什么的情况。至于整合型游戏治疗的治疗师会……你懂的，这要看情况。

无论你属于哪种游戏治疗流派，在面对一个不说话的来访者时都有一个原则：你必须避免做任何让来访者觉得不说话是"错误"的事情。这意味着，你不能建议来访者"应该"说话，或者提出旨在诱导来访者说话的问题。如果来访者在治疗中不说话让你觉得很不舒服，更重要的是觉察一下你"自己"。有很多游戏治疗师（还有其他治疗师）对沉默感到不舒服。我们想提醒你，沉默是完全可以接受的。你的工作就是要传达对来访者的接纳——如果来访者沉默而你对这种沉默感到不舒服，这是你的问题而不是来访者的问题。所以要避免为了照顾你自己的需求而伤害来访者。

什么也不做的来访者

这真的比较难确定该怎么办，且对于新手游戏治疗师来说，这比在游戏室中玩但是不说话要吓人得多。一个不说话、不玩、不动、什么都不做的来访者——就只是在你的游戏室里坐着或站着不动——是令人头皮发麻的，哪怕对经验丰富的游戏治疗师也是。我们首先会想到的反应是：对来访者要有耐心。不要强迫她 / 他做任何事——因为（也许）什么也不做正是他 / 她当下最需要的。如果你能调适自己对来访者不做任何事的焦虑，并通过你的言语和非言语交流来表达接纳，那么这种接纳可能就足以让来访者更能表达。

首先我们经常会思考的是，"这个行为的目的是什么？"是的，这是阿德勒游戏治疗的思考方式（考虑到我们俩都是阿德勒游戏治疗师，这并不令人惊讶），但即使你不是阿德勒的游戏治疗师，这对你也会有帮助。我们如何思考行为的目的将决定我们将做何反应——这其中有很多种可能性。如果我们认为来访者是在试图避免建立关系，而如果我们有耐心，这样可能会促进信任并让来访者更高程度地开放自己，我们在耐心中休整，但是同时又让自己与来访者同在。（我们知道，如果无法从来访者处获得任何反馈，对治疗师来说如坐针毡。）如果我们认为来访者是在试图向我们表明，我们（以及送 / 带来访者来接受治疗的人）无法指使他 / 她该怎么做——他 / 她的潜台词是"我是我自己的主人，你不可能指使我做任何事"——那么，我们还是需要保持耐心，而不是陷入一场关于来访者是否需要说话或者玩的斗争中。如果我们认为来访者害怕做任何尝试，是因为他 / 她担心做错事或者犯错，我们需要更充分地阐述游戏室的开场白："在游戏室里，你可以做很多你想做的事情——你可以用自己的方式玩，你可以让我陪你一起玩，你可以说话，你也可以不说话……"借此让来访者知道我们很有耐心，让来访者可以逐渐适应游戏室的环境和治疗师。我们可以做一点追踪，或者我们可以自己在游戏室中玩，即使来访者不玩（或者什么事也不做）。（你有捕捉到我们认为处理这样的状况最需要的就是耐心吗？）

我们知道这个答案并不是万灵丹，虽然还是有很多因素得列入考虑，但是不管来访者"什么也不做"的状况只出现在一个治疗小节中，或者治疗全程中，又或者好几次的治疗中，这套静坐且耐心的计划仍是非常可行。然而，如果一次又一次地持续下去，你就需要重新考虑你的策略。首先要考虑的是，你目前提供的治疗形式是否是这个来访者的最佳选择？也许大多数游戏治疗流派的自由游戏反而会更激发出这位来访者的焦虑，因此他 / 她可能更适合使用一些更具指导性的游戏治疗方法（如治疗性游戏或生态系统游戏治疗）。也许这个来访者经历了太多的创伤，需要一个完全不同的方法来和他 / 她工作，比如聚焦创伤的认知行为治疗或眼动脱敏治疗可能会更适合。也许这位来访者是一位不想和你（或任何人）建立关系的人，他 / 她可能是一名自闭症患者，反应性依恋患者，或青春期或成年的边缘型人格障碍患者。在这种情况下，给来访者推荐一些特殊形式的治疗，比如针对自闭症患者的游戏治疗（Grant，2016）和社会戏剧情感 - 关系干预（Lerner，Mikami，& Levine，2011），针对依恋障碍患者的治疗性游戏（Booth & Winstead，2015），或针对青少年或成年边缘型人格障碍患者的辩证行为治疗（Robins & Rosenthal，2011）等，都会比较有帮助。如果来访者被带来做咨询，但他 / 她不接受并用拒绝做任何事来表达他 / 她的抗议，此时比较有效的第一步是先和整个家庭（不仅仅是来访者独自接受咨询）或父母（如果来访者是青少年或儿童）工作。如果来访者是成人（或对游戏抵触的青少年或大一点的小学生），他 / 她可能因为治疗师使用游戏作为治疗手段而感到被冒犯，并且 / 或治疗师虽然认为游戏治疗是他 / 她最佳的治疗方案，但并没有对他 / 她做出充分的解释。如果来访者觉得你做游戏治疗是屈尊俯就，没有认真对待他 / 她的矛盾和挣扎，因为你"只是随便跟她 / 他玩玩"而已，这时你要不就需要重新解释你选择用游戏治疗和他 / 她工作的原因，或者重新建构治疗过程，在开始游戏之前先尝试其他方式。这也适用于那些说自己对玩游戏没兴趣的来访者。和这样的来访者工作，也可以帮助你去探索在他 / 她想做的那些有趣的、令人兴奋的活动中，是否有一项是你在治疗中可以提供的。请记住，许多人完全无法相信读过这本书的游戏治疗师，对于游戏治疗进行的方式可以有这么宽广的想象空间。特别提醒一下，在我们与 10 岁以下的来访者工作的经验中，从来没有一位说自己对玩游戏没有兴趣……而且如果你有创造力，能够将电子游戏相关的活动结合到治疗过程中，那么你应该不会有任何一位 15 岁以下的来访者会拒绝将玩游戏作为一种可行的治疗方式。因此如果你在治疗历程中使出浑身解数，提供各种有趣的活动，而有来访者仍然坚持说他 / 她不想玩，他 / 她很有可能是年龄较大的青少年或成人。也可能某位来访者真的就是不适合使用游戏治疗（我们有时都会误判谁应该推荐游戏治疗，谁应该推荐谈话治疗）。所以你随时可以重新调整，为某位特别的来访者重新安排谈话的治疗方式；如果你锁定自己只做游戏治疗，你永远可以进行转介。

不知道该怎么玩的来访者

每隔一段时间，你就会遇到一个不知道该怎么玩的来访者，他 / 她有可能告诉你他 / 她不知道怎么玩；坐在那里什么也不做，期待地看着你，手足无措不知道该怎么做；拒绝眼神交流；或尽管你提供了游戏的选择，仍坚持要用谈话的方式做治疗。虽然这些通常是青少年和成人，他们在年幼的时候从没学过该怎么玩，但也有一些是幼儿，他们因为生活环境的受限也从来不知道该如何玩。当你在游戏室里遇到一个来访者说不会玩或者忘记怎么玩，你可以通过自己在游戏室里玩，让她 / 他观摩你怎么玩；你可以邀请他 / 她和你一起玩，甚至，你可以邀请他 / 她观看其他儿童、青少年或成人玩耍的视频。如果你是非指导性的（比如儿童中心、荣格、心理动力学等），你需要去审视这样的游戏治疗过程你是否能接受，是否违反了你不指导来访者游戏的基本原则。如果你遵循的是指导性的游戏治疗取向（如生态系统游戏治疗或治疗性游戏），那么教来访者怎么玩的工作可以融入治疗的第一阶段。对于以教导为主的游戏治疗流派来说，在治疗中帮助来访者学习如何游戏是自然而然的事。指导性的游戏治疗师在大多数情况下会邀请来访者和他们一起玩，通过一起玩来逐渐教来访者玩游戏，通常情况下，玩棋类游戏被拒绝的风险最小，其次是沙盘。年幼的孩子们可能更愿意玩一些他们能够在游戏室外看到的类似真实事物的玩具——比如厨房、工具箱或者娃娃屋。

不断故意违反规则的来访者

（根据你的游戏治疗取向）在游戏室里有很多不同的规则。要回答"如何处理一个不断故意违反游戏室规则的来访者？"这样的问题，答案（必然）是"视情况而定"。"那要基于怎样的情况做出判断呢？"你一定会这样问。一部分要考虑的是来访者破坏的是什么规则。在游戏室里，有一些基本的规则是必须严格执行的。这些规则是为了保护来访者（和你）的安全。来访者必须知道，伤害自己、伤害治疗师或伤害任何其他人都是违反游戏室规则的。无论你是何种流派，这都是最基本的规则。如果你的来访者不愿意遵守这个规则，那他／她的问题严重程度可能不适合通过定期的游戏治疗来解决。如果你无法确保自己和某个特定来访者的安全，这位来访者可能比较适合住院或在安置机构接受治疗。同样，还有一条绝对不能被破坏的规则，那就是：来访者不能故意损坏玩具，不能故意破坏游戏室（或把游戏室当成垃圾场）。我们认为这个设置非常重要，有几个原因，首先，它有助于将游戏治疗环境和治疗关系与现实连接，毕竟，在大多数环境和关系中，故意破坏东西都是不被允许的行为。此外，这个规则也有助于降低你的反移情被来访者的破坏性行为激发的可能性（对于那些对你的东西造成严重破坏的人，你几乎不可能做到完全的、持续的无条件积极关注）。最后，被允许对治疗师造成身体上的伤害，这对于来访者来说也是令其沮丧的经验（如果来访者已经和你建立了关系，然后又对你造成了伤害，那么除了他／她原本来治疗时带来的议题之外，现在又增加了内疚感需要处理）。

尽管如此，不同的游戏治疗流派对于不伤害自己或他人、不损坏游戏材料和玩具的规则，也有相对不同的观点。这是因为不同的游戏治疗流派对于在游戏室中什么可以做，或什么不可以做有不同的规则（包括什么样的行为构成了对自己和他人的危险，以及什么样的行为构成了对游戏治疗室和游戏治疗师的不尊重）。这也取决于临床治疗师如何定义对自己和／或对他人造成伤害，以及对游戏室及其中的物品造成伤害。我们都参加过一些游戏治疗的培训并观摩其他教授游戏治疗的教师所提供的影像记录，他们会允许儿童来访者做一些我们不允许在游戏室中发生的事（比如把每一个架子上的玩具都倾倒出来，然后把它们全部摔在地板上，或者用记号笔在墙上画画）。你必须检视你在游戏治疗室怎么做对你最有帮助，以及审视自己的规则和价值观，来确定在游戏室中应该如何设限。

我们相信，在设限时保持一致和公平很重要——包括设限的内容以及如何设限——这样能避免争论游戏治疗室究竟有哪些规则。我们同时认为，不能将容忍不恰当的行为和无条件积极接纳儿童混为一谈。我（Terry）可以在设限的同时向来访者表达接纳，我告知来访者他 / 她的行为是不被允许的，但在我的非言语信息中并没有任何的责备和评判。

如果你认为来访者即将做一些破坏规则的事，就必须启动设限的设置（Gonsher，2016）。无论你使用什么形式的设限技术（见第一章），你都需要表达出合理、尊重和恰如其分。主要目的是让来访者知道他 / 她即将要做的事情会破坏游戏室的规则，且你即将采用某种形式的设限——不管是儿童中心游戏治疗会使用的被动语态："镜子不是用来被打碎的。我知道你很想去敲镜子，但镜子不是用来被你敲的。你可以敲椅子或者地板，但不是镜子。"还是认知行为游戏治疗会使用的更直接和主动的语言："我不允许来访者在游戏室中敲打镜子。"或者阿德勒游戏治疗："敲打镜子是违反游戏室的规则的。我看得出来当你威胁要敲打镜子时，你是想试探我会怎么说。我打赌，你可以找到既不违反游戏室的规则，又可以敲锤子的办法。"

其他一些比较不严重的违反游戏室规则的行为包括：来访者想把游戏室的玩具带走并据为己有，来访者想在治疗时间结束前离开，来访者试着在治疗时间结束前离开，或者，来访者想把他 / 她的玩具带进游戏室等。（我们很想跟你说，就"直接说不"；不过也有些时候，你得比其他情况下更弹性一点）。有些情境虽然违反游戏室的规定，但是不会对你造成太大的困扰，在这种情况下，尽管来访者的行为已经违反了规则，你可以决定例外处理。你可以说明你决定让来访者将玩具带走，也可以说明这是不适用规则的一种特殊情况。比如，如果来访者在治疗中制作了一些东西，或者是我们给他/她的一个小礼物，这些东西对他/她而言很有意义或代表某个过渡客体，那他/她完全可以把这些带回家。但还是有些情况，你需要坚持设置。比如，来访者想要把一个很昂贵的沙具带回家，或者想要一张你在治疗中播放的歌曲的CD*，那么，遵循"游戏室中的玩具和其他东西需要留在游戏室里"的一般规则更为合适。

对于表示希望提前离开游戏室的来访者，我们认为就是要告知来访者我们还剩下多少时间，然后重申治疗时间的设置。因为我们是阿德勒流派的治疗师（使用此方法并不一定必须是阿德勒流派的治疗师），所以我们会自问（有时也会问一些年龄较大的来访者）来访者希望提前离开的目的是什么？有时候，解决这个问题所需要的只是表达你已经了解到他/她想早点离开，但现在还不到离开的时候，然后对来访者行为的目的进行猜测和试探性地假设。如果来访者觉得你已经听到并理解他/她，也许这就是他/她所需要的。

如果当你做完以上步骤后，来访者仍然越发激动并真的试图离开，则指出来访者真的很想离开，会很有帮助，甚至可以猜测来访者行为的强度和目的，让来访者感受到被接纳和被理解。如果可以通过观察来访者的非言语信息并搞清楚他/她到底怎么了——情况通常会得以缓解，这样也可以评估来访者是否真的需要离开（比如，紧急的情况要去卫生间），还是只是（比如因为觉得无聊或就是不想待在游戏室）想要离开游戏室。如果你认为这种情况确实需要停止治疗（选项1），你可以对"不能离开游戏室"的规则做例外处理，并护送来访者去等候室，这是一个有较长时间和家长交流的绝佳机会。如果你觉得自己真的需要一个喘息的机会，而让来访者提前离开可以让自己如释重负，你也可以决定这样做（选项2）（虽然这样显得不那么专业，但如果来访者已经把你逼疯了，这可能是最好的选择）。至于选项3，你可以决定坐在游戏室的门前，确保来访者无法离开。（不过，如果你和Kristin一样瘦弱，

---

* 是英文 compact disc 的缩写，中文为"激光唱片"。——译者注

这个方法可能会有问题，来访者可能会把你抱起来然后挪开。但是如果你和 Terry 一样重，这个方法就会非常有效，因为没有人能挪开她，除非她自己愿意。）

至于对于来访者把玩具带进游戏室的行为，我们是不设限的。来访者（尤其是儿童来访者）可以带任何他 / 她想带的东西来游戏室。话虽如此，但如果他 / 她带来的玩具会影响游戏治疗的进行，我们可能会设限。比如，来访者带了一个平板电脑上的暴力游戏，我们不会让他在游戏治疗中玩这个游戏——尽管我们可能会让他把平板电脑带进游戏室，但是会提前约定在治疗中我们不会玩。而如果来访者带了有利于治疗效果的玩具来，你也可以决定允许他们玩这些玩具。不过，有一些游戏治疗的流派不会让来访者带自己的玩具进游戏室，例如儿童中心、荣格、治疗性游戏、心理动力和生态系统游戏治疗的治疗师通常不允许来访者带"东西"来游戏室，以免分散他们对房间里精心挑选的玩具的注意力。

想坐在你腿上的来访者

来访者想坐在你的腿上是一个经常让治疗师感到棘手的挑战。一方面，我们都知道肢体接触是向另一个人表达关怀和支持的一种方式，但是另一方面，对于那些经历过身体或性虐待的来访者，或不喜欢肢体接触，或没有预期到会有肢体接触的来访者，肢体接触就可能是再创伤。由于肢体接触是一个非常敏感的话题，美国游戏治疗协会发布了一份关于肢体接触的指南（APT，2015），帮助指引游戏治疗师决定游戏治疗中是否使用肢体接触（请参阅本书的附录 C，了解与本主题相关指南的具体引述）。

所以，我们在处理这一类的情况时，会考虑来访者之前的经历以及当下的情形。我们会考虑来访者的年龄（"6 岁以上的人不能坐在我的腿上"），也会考虑来访者当下的需求。我们可以问自己几个问题："来访者此刻是否需要一些特别的抚慰？""来访者此刻是否需要一些安抚？""这是一个触动觉敏感的孩子吗？肢体接触是他 / 她表达爱的语言吗？"我们习惯于拥抱和击掌。我们偶尔允许低龄的儿童坐在我们的膝上，但不是面对面坐而是背对着我们。我们通常会引导这些孩子坐在我们的身边，而非坐到我们腿上。我们会严格禁止小学高年级孩子（包括青少年和成人）坐在我们的膝上，或任何其他形式的搂抱。如果有一个孩子确实需要这样的亲密关系，最好是在治疗中纳入一位家长或其他的家庭成员，这样，孩子就可以在家庭关系的脉络下得到他／她所需要的肢体接触，而这正是你想要促进的。

你真的需要自己做决定，并且参考你所遵循的游戏治疗取向关于肢体接触的处理原则（如果有）。例如，治疗性游戏和格式塔游戏治疗的治疗师常常使用肢体接触作为他们治疗干预的一部分。如果你有时候基于建立和维持治疗关系的需要，而针对特定的来访者允许肢体接触，那么你需要和来访者的家长或监护人做好沟通（如果你在学校工作，则需要和教师沟通）。

在治疗中发脾气的来访者

如果说我们有点喜欢来访者在治疗中发脾气，你可能会觉得奇怪（我们不怪你——这真的有点奇怪）。很多儿童来访者（也有一些青少年来访者）因为与发脾气有关的问题来接受游戏治疗。这是因为大多数情况下，来访者在游戏治疗中获得如此多的关注，并在治疗中被赋能，所以我们很少看到发脾气或者其他形式的自我控制不佳，因此能亲眼看到发脾气以及引发暴躁情绪的情境是很好的（话虽如此，但我们绝对不会故意激怒儿童来访者，让他们表现出情绪失控及自我控制不佳的情形）。所以，我们有时候只是反映情感、追踪和重述内容，特别是当来访者发脾气不涉及自残、威胁伤害别人、破坏玩具或破坏其他财产的时候——借此观察来访者情绪失控的发展过程，并且体会经受过类似情形的父母、兄弟姐妹和教师的感受。如果你有机会观察到一些行为，而这些行为正好也是来访者主诉问题的一部分，那么你就能更了解来访者和他／她的世界中和其他人的互动模式。如果我们想阻止一个人发脾气，我们喜欢使用一种我（Terry）在一次会议中从 Jane Nelson 那里学到的技巧（私人通信，2012 年 5 月）。当孩子发脾气时，我们走近孩子并说："嘿，我能抱你一下吗？"大多数情况下这个请求会打断来访者发脾气，并帮助他 / 她重新回到常态。（当然，使用这个技巧有一个前提，在前面提到的挑战性情境中，你能接受将身体接触作为治疗的一部分。）然而，如果我们不做任何事来中止儿童发脾气的行为，他 / 她也没办法恢复自我调节能力，并且情况越来越失控，那我们就需要对破坏性和威胁性的行为进行设限（在对他 / 她行为的目的进行猜测之后）。如果来访者确实失控了，有时甚至可以考虑结束本次治疗。如果我们觉得有必要且有帮助，我们甚至也可以选择邀请家长介入。也可以利用之后的治疗小节针对来访者的自我调节能力及处理负面情绪的技巧进行工作。

其他的游戏治疗流派可能会用不同的方法来处理这个问题，包括提前结束治疗、让父母来接走孩子等，这样游戏治疗师就不必进行身体上的干预。对格式塔游戏治疗师来说，来访者发脾气时是观察他 / 她的人格层次、与环境接触的机会。对认知行为游戏治疗师来说，来访者发脾气时正好可以观察他 / 她情绪的触发因素，使用行为策略阻断来访者的不良行为，并尝试改变来访者的思维模式。对儿童中心游戏治疗师而言，将使用持续追踪、重述内容和反映情感技术，必要的时候进行设限，以防止对游戏室造成损害或对来访者自己以及治疗师造成伤害。至于叙事游戏治疗师则会思考来访者已经编好或正在编的一个关于愤怒或发脾气的故事。

拒绝离开等候室进入游戏室的来访者

这是一个在早年的实践中我们都遇到过的有趣情况，这种情况对当时的我们来说非常可怕。我们曾经尝试过一些无效的方法，也为了让来访者进入游戏室而进行过各种"角力战"。有时候我们会说："你准备好进入游戏室了吗？"或者"你想要进入游戏室吗？"这两个问题都不起作用，因为这些问题都表示你是假装由他 / 她决定是否要进入游戏室。如果你问来访者是否准备好了或者是否想进入游戏室，并且他们拒绝了，那你就是自讨苦吃，因为如果你随后又试图否定他们的决定，你就会失去他们和他们父母的信任。如果他们确实没有多大的决定权要不要进入游戏室，那就不要假设他们有并去询问他们，一旦他们拒绝，你就会让自己陷入角力战。有一段时间我们都在努力避免进入这场斗争，我们想方设法试图让这些来访者进入游戏室——贿赂、乞求、寻求父母的帮助，等等，所有这些尝试都不太有效。

然后我们两个都不约而同（是的，不约而同，我们并没有互相商量，因为开始执业的时间非常不相同）发现，如果我们在一开始的时候就避免卷入这场"角力战"，就不需要这么费力地摆脱它。在处理这个挑战的过程中，第一步是为我们自己（有时候也为父母）重新设置在等候室的互动，作为与来访者建立关系的一部分。我们在等候室和来访者进行有趣的互动，与来访者及他／她的父母玩得很开心。我们可能会问天气，可能会讨论孩子的穿着，可能会问最喜欢的棒球队最近的比赛如何，问父母出差的情况，问来访者最近的语文测试怎样，等等。我们甚至可以在等候室玩解密或者填字游戏。我们经常谈论在游戏室里我们拥有的那些很"酷"的东西，描述我们对那里的很多乐趣的期待。在等候室互动的时候，我们会密切关注来访者的非言语信息，以便我们能够及时提出"是时候去游戏室了"的建议，这样可以提高成功率。当我们判断来访者可能愿意去游戏室时，我们用一种不同的方法去邀请他／她进入游戏室，比如："到了进游戏室的时间了。"在假设来访者已经准备好的情况下做出事实性的陈述，传达出我们的坚定信念，相信来访者已经做好了准备，如此不需要进行"斗争"就会进入游戏室。这样的方式在90%的情况下都是有效的。如果你认为孩子还没有准备好进入游戏室，那么你可以邀请他／她的父母和你一起进入游戏室。为了避免陷入"斗争"，你可以做的另一件事是，让去游戏室之旅充满乐趣——如果来访者好胜心强，你可以和来访者比赛看谁先跑到、邀请他／她往后跳向游戏室、当走在走廊的时候邀请来访者一起玩投球和接球，诸如此类。不管你属于哪个游戏治疗流派，这些策略都会起作用。

想让别人一起进游戏室的来访者

如果你的来访者想把别人带进游戏室，在你决定如何处理这一类的状况之前，很重要的是考虑当时的情境和来访者提出这个请求的动机。出于很多潜在的原因，来访者会希望邀请其他人进入游戏室。来访者可能担心游戏治疗的过程，或者担心和一个陌生人一起进入一个陌生的地方，所以希望父母或者配偶（如果来访者是成人）能够陪伴他／她。来访者可能想要控制你或／和控制那个他／她希望一起进入游戏室的人。可能家庭中出现了某些状况导致来访者产生了依恋反应，所以他／她希望有父母或者兄弟姐妹陪伴。来访者可能在游戏室里度过了一段美好的时光，所以想要与某个重要的人分享这段经历。来访者可能厌倦了作为家庭的"症状承受者"，希望家庭中的其他人（或整个家庭）加入治疗过程。来访者可能厌倦了自己玩或和你一起玩，想要尽可能多地增加游戏玩伴。你的游戏室可能是他／她来过的最酷的地方，因此他／她可能想向自己的朋友、兄弟姐妹、父母或配偶（如果是成人）炫耀。（你大概猜得出来，来访者可能还有许多邀请其他人进入游戏室的理由，这些都是我们想出来的，如果你愿意仔细想想，很可能想到更多理由。）

很不幸我们能力有限，针对此情境只能给你一些具体的建议，但如何回应需要考虑你的来访者提出这个要求的原因（并结合你的相关设置及你所遵循的游戏治疗流派的指导）。（又来了，"视情况而定！"）因此，我们应对这一类问题的一般准则是，首先猜测一下来访者提出这个请求的目的，然后再决定如何处理——这是阿德勒游戏治疗常用的方式，哪怕你不是阿德勒游戏治疗师，这个方法也可以参考。如果我们的来访者感到焦虑不安，我们通常会让他／她邀请一位家庭成员（通常是家长）到游戏室里来看看。根据来访者焦虑的程度，我们甚至会让家庭成员和我们一起待在游戏室里。我们会为被邀请的"客人"用定时器设定一个合理的停留时间（通常为 10 分钟），然后我们要求"客人"离开。如果来访者仍然焦虑不安，我们经常要求"客人"把椅子放在游戏室外面的走廊上，然后坐在那里，让焦虑的来访者可以随时检查确认"客人"是否仍然在那里。当来访者表现得有点黏人的时候我们也会这样做，（即使我们完全猜不透他／她为什么会黏人），这也给我们线索去探索导致来访者感到不安全的原因。如果我们怀疑来访者是通过这样的方式来达到控制我们、控制被邀请进入游戏室的"客人"及控制局势的目的，则我们会拒绝让来访者邀请别人进来，这样可以避免稍后"客人"需要离开时又陷入和来访者的"斗争"。如果来访者玩得很开心，希望向他／她的重要人物展示游戏室的玩具，展示他／她可以在游戏室里做的事情，或分享游戏室里多么有趣，在这种情况下，我们会约定一个相对短的时间让来访者的"客人"进入游戏室。如果我们认为当下的来访者确实是一位"症状承受者"时，我们（相当强烈）建议进行家庭治疗，这时我们通常会说"好的！"让更多的人进入游戏室。同样，如果我们认为来访者感到无聊或需要一个不同的玩伴，而不仅仅是跟治疗师在房间里时——我们可能决定进行团体游戏治疗。在治疗过程中是否允许其他人进入取决于"客人"的进入是否是在这个特定时间针对这位特定来访者的最佳治疗方案。

当来访者提出这样的请求时，如何做出决定，有时也取决于你对于这个请求的反应，和在游戏室里有一个或多个其他人时你心理的舒适程度。有些游戏治疗流派的治疗中不仅仅包括来访者，还包括其他人。在治疗性游戏中，父母和为他们提供阐释的治疗师从一开始就在游戏室里。对于生态系统游戏治疗师来说，让第二个（或更多）人在游戏室里是治疗过程中的一个重要部分，特别是当来访者需要学习社交技能和社交互动时。叙事游戏治疗师有时会邀请其他家庭成员或同辈到游戏室里来讲述来访者的故事以及聆听来访者的故事。如果一个儿童中心游戏治疗师认为家庭需要亲子游戏治疗，且父母有学习的意愿，治疗师通常会让父母参与治疗，以便让他们观察治疗师是如何与孩子互动的。在阿德勒游戏治疗师完成整个治疗过程前，可能会邀请另一个孩子（来访者的手足或朋友）加入治疗，让来访者可以练习在治疗关系中学到的技巧。

想让你成为他 / 她的父母的来访者

当一位来访者说他 / 她想让你做他 / 她的爸爸或者妈妈时（假设来访者是儿童或青少年），这是心理动力和荣格游戏治疗师向往的"天堂"，而对我们这些其他游戏治疗师来说则是一个"挑战"。对心理动力和荣格游戏治疗师来说，当来访者表达希望治疗师成为自己的父母时，这意味着移情已经发生（移情是这两个流派的核心治疗力量之一）。大多数时候，心理动力学和荣格游戏治疗师只是简单重述来访者陈述的内容，并反映出这个愿望背后的可能感受，也可能会对来访者想成为自己孩子的原因做一些阐释。至于我们其他流派的治疗师在面对年幼来访者时如果遇到类似情况也可能会使用相同的技术，但往往有不一样的含义。我们还是有可能想了解为什么这个孩子希望我们做他 / 她的父母，这个愿望背后隐藏着什么？但是我们可能提问也可能不提问，或进行猜测。阿德勒游戏治疗、认知行为游戏治疗和格式塔游戏治疗的治疗师可能会问问题或做出一些猜测。治疗性游戏的治疗师可能会忽略这个陈述，或者利用来访者的陈述作为搭建来访者和他 / 她父母之间桥梁的机会，向来访者指出父母正在治疗过程中学习治疗师所展示出来的各种亲子互动技能。儿童中心的游戏治疗师通常只是简单地重述内容和反映情感，不会进行解释，虽然有时他们会尝试扩大来访者这个陈述的意义。

如果你的来访者是一名青少年，而当他 / 她向你表达出这样的愿望时，心理动力的游戏治疗师仍然可能考虑是移情成功发生的迹象，治疗师要么会反映情感，要么会对移情过程做出一些阐释。而在其他游戏治疗流派中，治疗师很可能会建议来访者通过角色扮演、艺术创作、沙盘实验、肢体动作或对话的形式来探索来访者希望有怎样的父母，或进行其他与"希望治疗师成为自己的父母"相关主题的探索。而如果向你表达出这样愿望的来访者是一名成年人，你也可以采用以上的方法，不过会这样说的成年人是不太寻常的。

提出让你感到不舒服的问题的来访者

来访者会问几种不同类型的问题：治疗过程问题、个人问题、实际问题和关系问题（Kottman，2011）。在大多数情况下，治疗过程问题和实际问题通常不会让你感到不舒服，这些问题包括："游戏治疗通常需要多长时间？""你还有更多的颜料吗？""现在几点？"或者"还有其他青少年接受游戏治疗吗？"大多数游戏治疗师只是简单回答这些类型的问题（除了儿童中心游戏治疗师，他们通常避免回答问题，只是反映孩子的好奇或将责任归还给儿童）。

引起治疗师不舒服的问题往往是个人问题（比如："你有孩子吗？""你结婚了吗？""你和你的丈夫做爱吗？""你住在哪里？""你挣多少钱？"）和关系问题（比如："相对其他来访者，你是不是更喜欢我？""你爱我吗？""我不在的时候你会想我吗？""你想和我做爱吗？"）。向治疗师提出令其不舒服的个人和关系问题的来访者，对大多数治疗师都是一个两难的选择。一方面，来访者对一名想要如此了解自己的治疗师的个人生活感到好奇是合理的，而询问治疗师对和他们的关系的感觉也是同样合理的。另一方面，很重要的是治疗师要保持自己的专业性，避免来访者通过询问有关个人的问题而跨越边界。很多时候，有关关系的提问其实只是反映了来访者的不安全感，尽管有些问题会让游戏治疗师感觉到不舒服，但通常可以以治疗性和不具威胁性的方式来处理。

无论你是什么流派，都需要为不恰当的提问设置界限。不过，每个人都必须自己决定怎样的提问是恰当的，或不恰当的。为了区分这些问题是否要归类到"不恰当"的领域，你需要从多个方面来思考这些提问。我们倾向考虑来访者的年龄、提问时使用的非言语信息和提问的语境。相对于青少年和成人来访者，当低龄儿童提出个人问题和关系问题时，更多可能是因为天真无邪，这些提问一般不会列入"不恰当"的问题。当一个青少年或成人来访者询问我们是否结婚，或者询问我们的性生活情况，实在会让人觉得毛骨悚然。不过哪怕是低龄儿童，如果他 / 她在问这样的问题时表现出色迷迷的笑容和表情，而非一副天真无邪坦然的表情，那也会让我们觉得"不恰当"。如果你正在处理年幼来访者的性虐待议题（或者青少年和成人来访者），或很难处理青少年或成人的性关系议题，那么一个"超级"个人的问题对你来说就是一个"不恰当"的问题。不管你是什么流派，你都需要坚定地对这些"不恰当"的问题设定限制（但是要注意你的非言语信息不能表达出任何评判和责备），比如："这是一个我不愿意回答的问题。""这是私人问题。"或者"我总是选择不回答这一类问题。"如果你认为来访者问这个问题的目的是让你感到难堪或不舒服，你也可以把你的猜测表达出来，例如："我猜你想让我难堪，所以你问了一个你知道会让我不舒服的问题。"或者类似的表达。

对于心理动力和荣格游戏治疗师来说，如果来访者想更多地了解他 / 她的治疗师的个人生活或询问他们之间的关系，这可能是移情正在发生的另一个迹象。这些流派的治疗师几乎总是会回避回答问题，因为知道答案可能会干扰来访者的移情过程。再度地，治疗师会重述来访者提问的内容，反映情感，告诉来访者他 / 她选择不回答这个问题来进行设限。不过，他们可能会回答有关治疗关系的适当问题，通常是简单而坚定地再保证他们对来访者的温暖感受。

大多数其他流派的游戏治疗师在回应不恰当的问题时也都会采用类似的方式——提到来访者提出了一个问题，反映情感，然后通过沟通进行设限，说明治疗师不会回答不恰当的个人问题。有时候在一些情况下（特别是面对大龄儿童、青少年和成人来访者时），运用即时性技巧让来访者知道他们的提问过于个人化或令治疗师感到不舒服，也很重要。向来访者指出他 / 她的提问"不恰当"但又不表达出责备、羞耻或评价是比较困难的，但又非常重要，这样你选择不回答他 / 她的提问就不会破坏你努力建立的治疗关系。在阿德勒游戏治疗中，在面对这个挑战的时候，我们会像其他流派的治疗师一样来处理，我们也会猜测来访者这样提问的目的（比如，想了解更多关于我们的信息，用这些特别的问题来"吓唬"我们，或想努力和我们建立联系等）。

针对那些"恰当"的个人问题和大多数关系导向的问题，除了那些把移情作为主要治疗过程的治疗师之外，多数游戏治疗师会选择直接回答来访者。那些"恰当"的问题包括："你最喜欢什么颜色？""你住在城里吗？""你喜欢我吗？""我对你而言重要吗？""我不在的时候你会想我吗？"大多数游戏治疗师会简单地回应这些问题（当然，不包括儿童中心游戏治疗师，他们倾向于不回答任何问题）。一些关于关系的更棘手的提问并不是"不恰当"，但经常会让治疗师感到不舒服和难以处理，是问及（至少对我们而言）对来访者来说知道答案并没有什么帮助的问题，比如"你喜欢我爸爸吗？""在你所有的来访者中，我是你最喜欢的那个吗？""你觉得我妹妹比我可爱吗？"针对这些问题可能更有效的回答是反映情绪和／或猜测提问的目的，且伴随似乎有（或似乎没有）回答的模糊回应，比如，"你很好奇我对你爸爸的感觉，你希望我能喜欢他。""你想成为我最喜欢的来访者，我确实很在乎你。""你希望你可以比妹妹更漂亮，你们两个都很可爱。"（有时，对来访者的提问做重新建构甚至转移话题是很好的策略。）

对保密性提出挑战的来访者

偶尔会有来访者对治疗的保密性提出质疑。在治疗刚开始的时候，向来访者和他／她的父母解释游戏治疗的规则和保密例外，这是相当普遍的做法。然后，在治疗进行几周以后你的来访者（通常是青少年）向你透露了一些信息，让你开始考虑是否需要打破"保密协定"？当然，当遇到一些明显的议题，比如虐待、忽视和自杀风险时，答案是："是的，我确实需要打破保密告知父母。"如果一名未成年来访者面临明确的和迫在眉睫的危险（如自杀威胁），你也会有明确的行动指南。这涉及你必须知会来访者及其家长，这是保密例外的"安全议题"之一。与你的儿童或青少年来访者讨论要告知他／她的父母（你可以在场，也可以不在场）可能是比较好的选择，因为这样做，来访者可能不会感到被你背叛并继续信任你。

不过，既然我们要说的是"挑战性情境"，那么，我们来考虑一些不太明确的情况，比如：一个自我报告或者有自残证据的孩子，一个使用处方药、酒精和非法药物的青少年，或一个从事性行为的青少年。当然，来访者不希望你和他 / 她的父母讨论这些问题，这些问题是"青少年所从事的很多没有到达可报告水平的活动"（Behnke & Warner，2002），因此需要你做出判断，看这是否符合保密例外并告知来访者的父母。

在这些情况下，作为治疗师，你可能对自己"应该"做什么有自己的直觉反应。如果是我们的来访者在治疗中说了这些，我们俩都清楚接下来该了解些什么，但是我们想了解的，往往不见得是伦理守则或法律规范所允许的。比如虽然美国各州的法律有所不同，但是多数州都规范年幼的来访者没有权利决定是否接受治疗，因此这些来访者没有法律权利禁止其父母获得有关他们接受治疗的相关信息，且法律的行动也规定必须知会家长（Behnke & Warner ,2002）。不过，法律所说的有时会和伦理守则（例如强调来访者有权保密）相抵触。这将使你左右为难。

那么，你该怎么做？大家注意听好了，答案是："视情况而定……"首先要做的是明确找出问题或两难困境以及所涉及的潜在议题。然后，回顾相关的伦理守则，了解适用的法律法规。接下来，有一些因素需要考虑：（1）揭露的严重性——有人因为这个活动而受到严重伤害或死亡的可能性有多大？（2）来访者的年龄（包括生理年龄和心理年龄）；（3）你的专业伦理守则对此议题有什么看法？（4）美国州或联邦法律提供了怎样的指引？不同的司法管辖区在涉及一个人是否具备"同意"性行为和使用药物的能力时，对"成人"的判定有不同的规则。为了确保遵守法律，你必须随时了解美国联邦法律和州法律中有关未成年人、治疗的知情同意及保密的相关规定（Behnke & Warner，2002; Corey，Corey，& Callanan，2011）。

当你不知道该如何处理此类情况的时候，你也应该寻求督导或专家的咨询（我们很努力地避免使用"应该"这个词，而在这类情况下，我们选择使用它并且是很认真的）。你可以和你所在社区的专业治疗师或某个特定议题的专家讨论，他们可以和你头脑风暴想出可能的行动方案。儿童或家庭律师，或儿童的倡议者也能为你提供一些法律信息，关于哪些内容你必须要报告以及哪些可以自己做决定。征询你隶属的专业机构，了解专业伦理信息，以及他们对有关你处理的这个具体案例的观点。有些机构设置有法律服务和伦理守则的专门委员会，如果你是会员，也可以利用这些委员会来解决目前的困境。你也可以寻求专业的督导，帮你有效地区分个人的信念、伦理及专业准则和法律的规定（Behnke & Warner，2002; Corey et al.，2011）。

游戏治疗师来自多个不同的专业领域，遵守不同领域的伦理守则。为了帮助游戏治疗师应对未成年人工作中的一些特殊的伦理挑战，美国游戏治疗协会制订了一份文档，描述了与临床、专业、与法律问题相关的游戏治疗最佳实践指南（APT，2016）（参见附录 C，有关此主题的最佳实务摘要）。

所有这些特别具有挑战性的情况似乎都和治疗的保密和知情同意有关。你是否决定越过来访者将这些信息直接分享给父母，基本上取决于你在讨论治疗保密和治疗中的知情同意时是如何和他们沟通的。你可以参考美国游戏治疗协会在 2016 年发布的最佳实务指南（参见附录 C，有关此挑战性情境的最佳实务摘要）。

显然，在这个挑战性情境下摆脱困境的最佳方法，就是与来访者一起直接与他 / 她的父母共同讨论当下的情况，这可以让你摆脱两难困境。如果你觉得你的参与可以让讨论更有建设性，并在他们亲子之间提供缓冲，那你可以自愿参与到这个讨论中。这样处理既遵循了你的伦理守则，也符合美国游戏治疗协会的最佳实务指南和你所在地区的法律规定。这些做法不会特别受到你的理论取向的影响，对于此类挑战性情境而言，其他因素胜过理论本身。

想和来访者一起进游戏室的家长

再重申一次，这个问题没有一刀切的答案。信不信由你，家长想和来访者一起进游戏室，这也涉及一些法律和伦理的问题。一名家长如果想和一名年幼的来访者一起进入游戏室，事实上他 / 她完全有法律依据（在美国大多数州，哪怕是青少年来访者也几乎没有隐私权，因为知情同意权通常是授予父母的）。但在实际的治疗中，父母在游戏室中会抑制儿童来访者（当然包括大多数青少年来访者）充分表达自我，所以你需要考虑如何处理这种情况。根据专业的伦理准则，你主要对你的儿童来访者负责，在他们走向自主的道路上有权获得你的支持。你在此问题中做出决策的依据部分应该遵循与前一项挑战相似的模式（虽然看起来这个情况不像来访者自残那样会引发那么强烈的情绪）。

在我们决定如何回应这个请求之前（有时候这事实上是命令），我们通常会思考父母提出这个要求的目的。父母想进入游戏室有无数的原因：父母可能和儿童来访者有很深的纠葛，不愿意离开他 / 她；父母可能是过度保护，想要陪在孩子身旁，以确保你不会对他 / 她的孩子造成任何伤害；父母可能非常有控制欲，想要控制孩子在游戏室里的一言一行；父母可能担心孩子会在游戏中泄露一些秘密。（当然，这样特别的父母行为可能有很多种动机，我们根据经验列出以上清单，你可以结合你的理论流派想出更多种可能性。）

我们倾向于针对具体的来访者及父母的情况而给予相应的回应策略，有一部分是基于我们对父母会提出这个要求的潜在原因的猜测。如果我们认为儿童不介意父母加入我们，同时，让父母在游戏室里也不会对治疗进程有任何的抑制（年幼的来访者通常会这样），我们会同意。有时我们甚至把它变成转化为家庭游戏治疗的机会。如果父母已经进入了游戏室，那么这正是帮助父母和孩子改善亲子关系的好时机，帮助父母去练习应该怎样和孩子交流，等等。

如果你的来访者是年龄较大的小学儿童或青少年，那么允许家长加入治疗就会是一项挑战，因为来访者可能并不希望家长在场。每隔一段时间，你也可能会遇到一个反对父母进入游戏室的年幼孩子。我们对这个议题的第一道防线是，在正式开始和儿童来访者的治疗之前先邀请家长进行晤谈，与家长建立关系并通过沟通让对方了解家长在整个治疗过程中的重要性。在与家长的第一次唔谈中，我们会说明在没有旁观者的情况下更容易与孩子建立关系，因为有时儿童或青少年来访者需要在私密安全的情况下才会去分享那些"难以启齿"的问题。有时也可以说明当有旁观者时，来访者更倾向于发脾气或不配合，如果发生这种情况，就是在浪费父母的金钱和时间（还记得父母咨询概念吗？我们在第八章深入讨论过）。并且，我们都会和家长进行谈话——通常在每次孩子来治疗的时候。我们对家长参与治疗的坚定态度常常起到先发制人的作用，一些家长甚至都不会提到要进入游戏室（大概75%的比例，包括那些控制欲很强的家长）。如果家长坚持要加入治疗，我们会尝试巧妙地转换他／她的意图，在家长进入等候室之前征求孩子的同意，请孩子带家长参观一下游戏室，同时提醒家长注意保密并告知他／她我们会在咨询过程中分享治疗中的重要信息。说到底，家长确实有法律权利加入你的治疗（取决于孩子的年龄和你所在地区的法律——美国有些州赋予青少年拒绝的权利，你需要了解你所在地区的相关法律规定）。（我们之前是否提到过把这种挑战性的情境转化为家庭游戏治疗的可能性？我们仍然认为这可能是最好的解决方案。）

来访者的父母（或教师）不愿听从你的建议

这个问题和上述父母想参加治疗的每一个环节的议题完全相反——父母不仅没有听从你的建议去改进和孩子相处的方式，反而把孩子扔下并说（或含蓄或明确地）："把我的孩子修理好，别来折腾我。"你已经了解如何让父母参与治疗过程（在第八章中有详细说明）。而目前这种具有挑战性的情境更侧重于如何处理那些希望和孩子的相处模式有所改变，愿意在和孩子的互动中发生一些改变，但又不能遵从你的建议行事的父母。与此相似的一个问题是，如何回应那些听完你的建议却强烈否决你——诋毁你的建议和质疑你的专业能力的父母。

根据多年（不夸张）的经验，我们觉得处理这种父母说他们会执行你的建议，但又不去做的最好方法就是咨询最传统的面质技巧："你说×××，然后你做了×××，这之间不匹配。"通过指出父母所说和所做之间的不一致，有时可以促使父母听从我们的建议。

这个方法有时有效，有时无效。除此以外，你还有另外几种选择：一种方法是在认清父母（或整个家庭）不会做出你建议的改变的情况下继续和孩子工作——在没有家庭支持的情况下尽你所能去帮助孩子。另一种方法是和父母沟通，如果他们不能同意或遵从你所建议的改变，那么你可能并不是最适合孩子的治疗师，因此建议结案。还有一种方法是建议进入家庭游戏治疗（是的，我们又提到它——因为我们确实认为它能发挥作用）。另外，你还可以尝试冒险，向父母预测如果家庭持续目前的生活模式，孩子未来的生活可能会面临怎样的情况（以及家庭会呈现出怎样的情况）。（当然，还有很多其他办法来处理这个议题，但这些是我们觉得比较好的处理方式。）

无论你的理论取向是什么，你都可以从面质开始，但你的理论取向可能会影响你选择的其他具体做法。儿童中心游戏治疗师可能会更关注父母的感受，而格式塔游戏治疗师除了关注父母的感受外，还会在父母听取自己建议时关注他们的身体感受和肢体反应。认知行为学派的游戏治疗师会制订一些强化程序去逐步提升父母对建议的依从性。如果你是一名叙事游戏治疗师，可以从父母那里了解一些关于他们为人父母的故事（比如怎样做父母以及如何做改变，等等）。阿德勒游戏治疗师会尝试了解父母的生活方式，并猜测他们拒绝配合治疗师建议的目的。荣格学派和心理动力学派的游戏治疗师会考虑父母的个人动力和人际动力的情况，以及父母对你的反应所形成的移情影响。至于生态系统游戏治疗和治疗性游戏的治疗师则会向父母重申为了让治疗获得成功，他们积极参与治疗的必要性。

如果你的来访者的父母对你的建议充满敌意，或对你的亲子教养建议产生了防御反应，可能他/她和你真的不是一个世界的人——这对你（包括我们）这种努力避免让别人对你生气的人而言，更具挑战性。再重申一次（我们知道你已经听够了，但这真的是很多这些困难情境的关键点），你首先要考虑的是父母的内在动力和人际动力情况，尤其是如果你采用阿德勒、荣格、心理动力、格式塔或生态系统游戏治疗的流派。我们会先针对父母的反应来反映情感，用积极的倾听来传达我们对他们的想法和态度的兴趣，只有这样，我们才能猜测在反应"背后"是什么。也可以去探索他们无法接受我们建议中的哪个部分，这样可以进一步找出他们更容易接受的建议。我们喜欢同时给父母几条不同的建议，这样他们比较不会感到被强迫或在压力下去做一些让他们不舒服的事情。

通常情况下，你对教师的影响力比对家长的要小，因为一般情况下教师对孩子做出改变的投入相对较少。同样，如果我们面对那些他们说了会遵从我们的建议但实际上没有这样做的教师，我们也是采取面质的技术，我们也会对那些愤怒的或处于防御状态的教师使用反映情感和积极倾听技巧。有时处理这种情况的最好方法是向来访者的父母报告教师不愿意和你合作，让家长和学校进行沟通以迫使教师一起努力来帮助孩子。

教师或父母想知道在治疗中发生了什么

这个问题的第一部分很容易回答——除了你选择与他们分享的内容外，教师没有权利了解其他任何事情（而且要和教师分享任何信息都需要得到父母或者监护人的同意）。当我们和教师进行咨询（我们常常和那些在学校中陷入麻烦的来访者的教师晤谈）时，我们倾向于向他们描述我们观察到的模式，并询问教师来访者在学校中的模式（Kottman & Meany-Walen，2016）。此外，我们还会建议教师可以如何更加鼓励和支持孩子。（很多时候，当我们的青少年来访者因为学校里很多不同的教师而陷入困境时，在征得同意的情况下，我们会与学校的心理教师或来访者和家长认为对状况会有帮助的特定教师进行晤谈。）

比较棘手的情况是父母想知道你们在治疗过程中所发生的一切。因为，再度重申，父母有合法的知情同意权，他们同样也有合法的权利知道在你们的治疗过程中发生了什么，这取决于来访者的年龄（APT，2016；Behnke Warner，2002; Corey et al.，2011）。我们处理这种情况的方式与处理家长想进入游戏室的方式类似，如同我们在第一章说过的，在开始游戏治疗时我们会告知儿童或青少年来访者，我们不会和父母说治疗过程中到底发生了什么（他们说了什么和做了什么），但是，我们将会和父母讨论我们观察到的模式，我们也会给父母提供更好地理解孩子并支持孩子成长的建议。有时候我们会告知来访者，如果他们有什么特别想要我们传达给父母的事，我们很愿意为他们当代言人（注意，我们说的是"有时候"，因为有时候要考虑父母的人格特质和要求）。

如果在首次访谈中，哪怕我们使用了先发制人的策略，和父母说明了需要经过专业培训的人员才能理解游戏的含义，我们可以和他们讨论孩子的行为、思维、情感和态度的模式，帮助他们理解孩子的行为，教他们用更具建设性的方式与孩子互动和交流等，父母仍然坚持要知道治疗中发生的事，那我们恐怕需要把他们想要知道的告诉他们。我们真的很努力做到不去欺骗我们的儿童和青少年来访者，但如果我们有预感，他们的家长会坚持了解游戏室里的"真相"，所有的"真相"，他们不关心其他只需要"真相"，那么我们就不能向孩子承诺："我们不会告诉父母你在游戏室里说了什么和做了什么。"如果有时候我们判断失误，尽管我们之前承诺了不会这样做，我们仍然必须向来访者坦承我们必须把治疗中的一切告诉父母。（如果这样的情况发生了，治疗师不可避免地会感到很难过，但是父母确实有合法的权利要求我们提供他们想要的任何关于治疗的信息。）记住我们还有一个选择，那就是家庭游戏治疗，这样父母就能很清楚地知道发生了些什么，因为他 / 她也是治疗的参与者。

父母或教师抱怨治疗没有进展或即使你有看到来访者的进步，父母/教师却看不到

因为这两个挑战相似，所以我们放到同一个小节来说。我们也承认它们可能有点不同，以及它们可能会唤起治疗师（和来访者）的不同感受。当家长或教师告诉我们，他们并没有注意到家里发生了什么改变，我们会考虑我们所了解的情况并尝试收集更多信息。当发生这样的情况时，以下的问题你可以问一下自己。

- 你和这位儿童来访者一起工作多久了？
- 来访者的主诉问题是什么？影响因素有哪些？
- 父母或教师的期待是什么？
- 这些期待合理吗？
- 你向父母或教师澄清过比较合理的期待吗？
- 来访者按照预定的时间来参加治疗吗？
- 如果没有按预定的时间参加治疗，原因是什么？（生病、交通原因、日程冲突还是忘记了？）
- 你和父母或教师之间建立的关系如何？
- 父母或教师信任你、喜欢你吗？
- 你定期和父母或教师见面吗？
- 你是否曾经给予父母或教师一些可以应用于日常生活中的建议？
- 你是否有跟进这些建议？
- 父母或教师是否有遵照这些建议并付诸实行？

治疗师知道（久而久之总会学到）治疗并不是一个快速见效的过程。但是来访者并不总是知道这一点。在这种情况下也是对家长或教师进行一些教育的时机，帮助他们了解应该通过哪些方面来考虑孩子是否获得进步。这些

成年人常常在寻找一些奇迹般的治疗方法，但实际上他们能获得的治疗历程往往是非常缓慢的（也许是稳定的，也许是向前走一步又向后退半步）。你还需要教育家长你对治疗周期的预测。不同的主诉问题会带来不同的挑战，因此也会影响治疗的时间长短。创伤（单次或持续的）、家庭内部动力、家庭和来访者自身的资源和韧性以及许多其他因素都会影响治疗时间的长短。如果家长或教师抱怨没有看到治疗的进展，治疗师需要去探索他们内心的期待。治疗师要和父母说明定期接受治疗的重要性，向他们解释治疗服务的中断可能会带来治疗进展的显著延迟甚至导致治疗无效。来访者不稳定的治疗出勤率也可能是一个迹象，提示家庭中出现了新的或者持续的压力源，需要被探索和解决。

正如我们在这本书里反复强调的，在儿童和青少年来访者的生活中，与重要成人的关系至关重要。对治疗历程的信念和希望感往往会影响治疗的效果。治疗师除了和来访者建立关系外，和主要照料人建立良好的关系也非常重要。根据我们的经验，当父母感觉到与治疗师没有联系时，父母就会选择停止治疗或充满抱怨。当然，父母如果是因为法庭的命令而带孩子或青少年来接受治疗，他们没有其他资源，除了继续接受他们并不喜欢或信任的治疗师外别无选择。我们建议要评估父母和治疗师之间的关系，建立、重建或改善这种关系，以便更好地帮助孩子、家庭或班级。

如果治疗师已经注意到了游戏室中来访者发生的变化，但是成人却报告没有什么变化，这个问题稍微复杂一些，但和之前的讨论有一些相似。这种情形很常见，我们可以先问一些之前列出的问题。除此以外，你还可以考虑一下，有哪些因素是在游戏室里独特存在，但是在家里或学校里却没发生或不可能发生的？比如，来访者得到了治疗师一对一的关注。这有可能在游戏室外出现吗？这在游戏室外有可能发生吗？哪怕只是短暂的一瞬间？我们也需要考虑是什么引发了游戏室内的变化，而这些因素是否可能延伸到游戏室外。例如治疗师可能会注意到来访者对选择和鼓励的反应比较好，对强制命令或要求的反应不好。也有可能来访者能够完成单一或双重指令，但不能同时执行三个或更多的任务指令。同样，也许来访者在从事某项活动时有自己独特的方式和见解，但是这不符合他／她这个年龄段的做法。让父母或教师了解以上我们所提及的这些信息，有助于帮助来访者在家中和课堂中变得更好。一旦成年人做了这些转变，他／她就更容易觉察到来访者的进步。

另一个帮助父母或教师提高进步感的方式是重新审视你们在开始时设定的目标（当然，在整个治疗过程中，目标都会得到持续的修正）。这些成年人还记得当初的这些目标吗？这些目标合理吗？成年人是否在没有告知你的情况下自己调整了目标？有时，儿童或青少年来访者生活中的成年人会忘了最初的目标是什么，或者走着走着目标发生了变化，但他们却忘记和你分享这些变化。如果是这种情况，那么父母或教师可能使用了和你完全不一样的标准来衡量治疗进展。当这种情况发生时，你们双方可能需要重新调整治疗目标，以确保你们用同样的标准来评估来访者的成长。

成年人也可能需要以不同的观点来看待儿童或青少年的行为。有些常常喜欢发号施令的孩子，我们可以重新定义为具有领导潜力或具有自我决定的能力。一个邋遢的青少年可能很有创造力。一个脾气暴躁的孩子可能会成为未来的运动健将。向来访者的父母或教师分享你的专业意见和观察，以及你在治疗中关注到的来访者的表现，这些可以成为转折点，帮助父母或教师从不同的角度理解孩子，尝试用不同的方式和孩子互动，并帮助孩子在家庭或课堂上取得成功。

你必须通报给儿童保护机构的家庭

很多治疗师都认同，需要拨打电话给儿童保护机构（Child Protective Service，CPS）是工作中最不愉快的一环，特别是当要通报的对象是来访者的家庭成员时。尽管如此，治疗师仍然认为这是重要并且必要的。美国的每个州都有关于报告虐待和忽视儿童的法律，你应该了解你所在地区的相关法律规定并遵循儿童保护机构制订的指导方针。归根结底，这是一个关乎法律和专业伦理的决定，因为你有责任保护你的来访者，同时你又需要突破保密设置。当你通报时需要记住以下几点：（1）只要你怀疑你的来访者可能受到虐待或忽视，你就必须通报；（2）调查真相不是你的工作。把调查交给调查人员，那是他们的工作。无论你是否告知来访者的父母你正在通报，你需要与孩子或他／她的其他支持者一起制订一个安全计划，以免孩子持续遭受虐待。

　　好的，现在你已经打电话给儿童保护机构了，现在你必须考虑这对你的来访者、他／她的家庭以及你与二者之间的关系会带来怎样的影响。你有几个选择，你可以告知他／她的家人你打了这个电话，同时你也可以决定不告知他们，你必须基于你相信怎样做对孩子最有利而自己判断。某些情况下，我们会告知他们的家人，而另一些情况下，我们选择不告知（这个决定有时候正确，有时候错误）。我们在做出决定时需要考虑以下问题。

1. 引发我怀疑的依据是什么？
2. 如果我告诉（或不告诉）他／她的家人是我去通报的，这对孩子有什么帮助？
3. 如果我告诉父母是我去通报的，孩子会陷入进一步的危险吗？
4. 我告诉（或不告诉）家人的理由是什么？
5. 被指控的加害者是谁（父母、兄弟姐妹还是亲戚）？这对我决定要不要告诉家人有影响吗？
6. 如果我告知家人我是通报者，这个家庭会不会退出咨询？
7. 如果父母或者孩子询问我是否去通报，我将如何回答？

　　在这种情况下，更明智的选择是寻求咨询和督导。跟其他专业人士讨论并得到其反馈可以帮助你和你的来访者确定一个相对安全的解决方案，而督导可以帮助你考虑对你的来访者最优的解决方案，也可以帮你梳理你可能忽略的其他方面。如果你决定通报，当你被传唤到法庭或被询问时；或当你觉得这个来访者的情况不符合你所在地区儿童保护机构的通报规定而决定不通报时，你的督导都可以为你的决定提供支持。

你的青少年或成人来访者向你求爱

花点时间幻想一下你目前的工作或将来的工作。你定期和来访者（个人或家庭）见面，固定、从不间断且心无旁骛。你向他们传达出你对他们拥有的资源、他们所面对的挑战的理解。你对真实的他们全然接纳，帮助他们成为最好的自己。当他们变得很脆弱时，你给予他们鼓励和共鸣。这是多么令人惊奇（且潜藏着诱惑）的关系！难怪有时候来访者会爱上你。

当以上所提的这种关系建立起来，来访者会被你吸引就不足为奇了。对于青少年或成人来访者或儿童来访者的父母来说，表达对治疗师的浪漫或者性兴趣可能是一种奉承，但治疗师如果互惠性地回报或鼓励来访者这种浪漫或性勾引的注意，则是完全的、绝对的、毋庸置疑的、斩钉截铁的不合适。（绝对不要这样做！）

比较容易的是知道绝对不要积极响应来访者的性或浪漫兴趣，但是要如何处理这种状况，则是相对困难的，我们将在本节讨论应对这个状况的几种方式。（还有很多种方法我们这里没有提及——你可以应用你的想象力和创造力表达出："绝对不行"。）为了防患未然，我们建议你先考虑自己的边界和愿意与来访者分享的内容，以及在与来访者的互动中时刻留心。比如，我们常会把电话号码给来访者以应对可能出现的紧急情况，或者处理临时改变预约的情况，但是我们会在和青少年或成人来访者，以及来访者家长的第一次晤谈中明确规定我们不做电话咨询，也不在晚上或周末时间回复短信和电话。我们俩都很有魅力，我们自然而然的表达和行为有时会被误解为在调情，但我们不是：我们认真与来访者保持友善、保持联结、好玩、有趣以及专业，但我们不和他们调情。

不过即使你做好了所有的基础工作，事情还是会发生。比如，尽管你已经设定了明确的边界，你的来访者或者来访者的父母仍然在追求你。重要的是你的立场要足够坚定和直接，不要留下任何暧昧的余地。你可以向他／她解释你的专业伦理守则或你所在地区的法律规定，是明确规定禁止发展这种关系的。就算来访者似乎尊重与你的职业伦理相关的限制，有关这个棘手的情境，你还需要考虑其他的一些问题。你需要考虑揭露这件事会怎样冲击你们的治疗关系；来访者对你的这种爱慕是否是他/她症状的一部分（比如，不忠诚、对他人的依赖、对婚姻或伴侣关系的不满、低自尊或缺乏自我概念、混乱的性行为、缺乏恰当处理社会关系的意愿或能力等）；你对来访者的感觉（比如，你对他/她的追求也感兴趣吗？你对这种关注感到受宠若惊吗？你对他/她的求爱感到厌烦吗？）；还需要考虑来访者的年龄和成熟度。如果是父母向你表达了爱慕，你也需要考虑你和孩子之间的关系会受到怎样的影响。（以上内容并不是帮助你考虑要不要拒绝，而是可以帮助你决定如何应对。）

在大多数情况下，如果治疗师和来访者或者家长直接讨论这段咨询之外的不恰当关系，对解决问题是很有帮助的。在这次谈话中，你的职业伦理和法律规定可以提供拒绝邀请的依据，但它们无法解释需要解决的人际动力。你需要针对特定的来访者或者家长制订特定的方式来讨论你们之间的人际动力。我们建议从反映来访者的情感和对其行为目的进行猜测开始，你甚至可以正常化来访者的感受。（如果你已经创造了本节第一段中提及的所有关系要素，有谁会不被你吸引呢？）简明扼要地解释你拒绝他/她的原因（伦理规范、关系、心理健康、操纵、尊重来访者等）通常很有帮助。应该不要让来访者去猜测在其他情况下你是否会重新考虑。（不要这样做，这没有必要也不重要。）接下来和来访者对下一步应该做什么进行交流，他/她是否需要转介给其他治疗师？你们双方能克服这种尴尬吗？你们是否都需要一些时间去考虑一下接下来该怎么做？是否需要通知其他人？比如来访者的配偶或伴侣、子女、父母？这听起来好像很耳熟，很像设限。陈述规则，反映情感或后设沟通行为的目的，想出一个替代方案或下一步的行动计划。如果你选择继续和这个来访者工作，将来也许需要，也有可能不需要重复这样的对话。（你懂的，视情况而定。）

未完待续……

所以呢……我们知道我们还有很多话要说，但我们必须停下来，否则这本书永远写不完。以下是我们在整本书中一直想说的。

- 记住，你能做的最重要的事就是真正和你的来访者在一起，借此为他们和他们的生活带来改变。
- 通过你的游戏治疗理论指导实践，以及指导你使用从本书中学到的技术和方法的时机。
- 享受本书教授的技术和方法，并和你的来访者一起享受游戏治疗的乐趣。
- 允许自己调整技术去满足来访者的需求和兴趣。
- 清楚地了解为什么对某位特别的来访者使用特定的干预措施，并在治疗中持续有意识地关注。
- 保持学习……对于如何做游戏治疗，我们仅仅懂得皮毛。
- 永远记得，身为游戏治疗师的真正本质是珍视讲故事、冒险、跳舞、听故事、编歌曲、在沙箱里创建一个世界、创作艺术的乐趣和玩的乐趣。

插曲九
持续的旅程

　　在赞学习了我们教给她的游戏治疗知识（至少这本书中的内容）之后，她了解了自己需要持续学习……这样她就可以和受到伤害、感到愤怒、悲伤、孤独，或需要用一种对他们来说有意义的语言被看到和倾听的孩子（还有青少年和成人）在一起……用游戏的语言……用行动的语言。

附录 A

理论与游戏治疗资源

下面的清单是为你准备的补充资源，涉及第二章简单介绍的理论如何在实操中运用。本清单并没有包含所有资源。因为我们希望这张清单中的资源都是各个理论取向的经典文献，或是出自其他受人尊敬的大家之手。这些游戏治疗理论资源来自根据某个理论创立游戏治疗实操的专业人士，和 / 或其他治疗领域的领军人物和专家。

阿德勒理论 / 阿德勒游戏治疗

阿德勒理论

Adler, A. (1954). *Understanding human nature* (W. B. Wolf, Trans.). New York: Fawcett Premier. (Original work published 1927)

Adler, A. (1958). *What life should mean to you.* New York: Capricorn. (Original work published 1931)

Ansbacher, H., & Ansbacher, R. (Eds.). (1956). *The individual psychology of Alfred Adler: A systemic presentation in selections from his writings.* San Francisco:

Harper & Row.

Carlson, J., & Englar-Carson, M. (2017). *Adlerian psychotherapy*. Washington, DC: American Psychological Association.

Maniacci, M. P., Sackett-Maniacci, L., & Mosak, H. H. (2014). Adlerian psycho-therapy. In D. Wedding & R. Corsini (Eds.), *Current psychotherapies* (10th ed., pp. 55–94). Belmont, CA: Brooks/Cole.

Mosak, H., & Maniacci, M. (1999). *A primer of Adlerian psychology*. Philadelphia: Brunner/Mazel.

Mosak, H., & Maniacci, M. (2010). The case of Roger. In D. Wedding & R. J. Cor-sini (Eds.), *Case studies in psychotherapy* (7th ed., pp. 12–31). Belmont, CA: Brooks/Cole.

Sweeney, T. (2105). *Adlerian counseling and psychotherapy* (5th ed.). New York: Routledge.

Watts, R. (2013). Adlerian counseling. In B. Irby, G. Brown, & S. Jackson (Eds.), *The handbook of educational theories for theoretical frameworks* (pp. 459–472). Charlotte, NC: Information Age.

阿德勒游戏治疗

Kottman, T. (1993). The king of rock and roll. In T. Kottman & C. Schaefer (Eds.), *Play therapy in action: A casebook for practitioners* (pp. 133–167). Northvale, NJ: Jason Aronson.

Kottman, T. (2009). Adlerian play therapy. In K. O'Connor & L. Braverman (Eds.), *Play therapy theory and practice: Comparing theories and techniques* (2nd ed., pp. 237–282). New York: Wiley.

Kottman, T. (2011). Adlerian play therapy. In C. Schaefer (Ed.), *Foundations of play therapy* (2nd ed., pp. 87–104). New York: Wiley.

Kottman, T., & Ashby, J. (2015). Adlerian play therapy. In D. Crenshaw & A. Stewart (Eds.), *Play therapy: A comprehensive guide to theory and practice* (pp. 32–47). New York: Guilford Press.

Kottman, T., & Meany-Walen, K. (2016). *Partners in play: An Adlerian approach to play therapy* (3rd ed.). Alexandria, VA: American Counseling Association.

人本主义理论 / 儿童中心游戏治疗

人本主义理论

Raskin, N., Rogers, C., & Witty, M. (2014). Client-centered therapy. In D. Wedding & R. Corsini (Eds.), *Current psychotherapies* (10th ed., pp. 95–145). Belmont, CA: Brooks/Cole.

Rogers, C. (1951). *Client-centered therapy: Its current practice, implications and theory*. London: Constable.

Rogers, C. (1959). A theory of therapy, personality and interpersonal relationships as developed in the client-centered framework. In S. Koch (Ed.), *Psychology: A study of a science: Vol. 3. Formulations of the person and the social context*. New York: McGraw-Hill.

Rogers, C. R. (1961). *On becoming a person: A psychotherapist's view of psychotherapy*. New York: Houghton Mifflin.

Rogers, C. R., Stevens, B., Gendlin, E. T., Shlien, J. M., & Van Dusen, W. (1967). *Person to person: The problem of being human: A new trend in psychology*. Lafayette, CA: Real People Press.

儿童中心游戏治疗

Axline, V. (1969). *Play therapy* (rev. ed.). New York: Ballantine Books.

Landreth, G. L. (2012). *Play therapy: The art of the relationship* (3rd ed.). New York: Brunner-Routledge.

Ray, D. C. (2011). *Advanced play therapy: Essential conditions, knowledge, and skills for child practice.* New York: Routledge.

VanFleet, R., Sywaluk, A., & Sniscak, C. (2010). *Child-centered play therapy.* New York: Guilford Press.

认知行为理论 / 认知行为游戏治疗

认知行为理论

Beck, A. (1976). *Cognitive therapy and the emotional disorders.* New York: Meridian.

Burns, D. (1999). *Feeling good: The new mood therapy.* New York: New American Library.

Ellis, A. (2000). Rational emotive behavior therapy. In R. J. Corsini & D. Wedding (Eds.), *Current psychotherapies* (6th ed., pp. 168–204). Itasca, IL: F. E. Peacock.

Meichenbaum, D. (1986). Cognitive behavior modification. In F. H. Kanfer & A.P. Goldstein (Eds.), *Helping people change: A textbook of methods* (pp. 346–380). New York: Pergamon Press.

认知行为游戏治疗

Cavett, A. M. (2015). Cognitive-behavioral play therapy. In D. A. Crenshaw & A. L. Stewart (Eds.), *Play therapy: A comprehensive guide to theory and practice* (pp. 83–98). New York: Guilford Press.

Knell, S. M. (1993). *Cognitive-behavioral play therapy.* Northvale, NJ: Jason Aronson.

Knell, S. M. (1994). Cognitive-behavioral play therapy. In K. O'Connor & C. Schaefer (Eds.), *Handbook of play therapy: Vol. 2. Advances and innovations* (pp. 111–142). New York: Wiley.

Knell, S. M. (2009). Cognitive-behavioral play therapy. In K. J. O'Connor & L. D. Braverman (Eds.), *Play therapy theory and practice: Comparing theories and techniques* (2nd ed., pp. 203–236). Hoboken, NJ: Wiley.

生态系统游戏治疗

生态系统理论是专门为游戏治疗来访者和治疗师创立的。没有一种包罗万象的生态系统理论。

O'Connor, K. (1993). Child, protector, confidant: Structured group exosystemic play therapy. In T. Kottman & S. Schaefer (Eds.), *Play therapy in action: A casebook for practitioners* (pp. 245–280). Northvale, NJ: Jason Aronson.

O'Connor, K. (2009). Ecosystemic play therapy. In K. J. O'Connor & L. D. Braverman (Eds.), *Play therapy theory and practice: Comparing theories and techniques,* (2nd ed., pp. 367–450). Hoboken, NJ: Wiley.

O'Connor, K. (2011). Ecosystemic play therapy. In C. E. Schaefer (Ed.), *Foundations of play therapy* (2nd ed., pp. 253–272). Hoboken, NJ: Wiley.

O'Connor, K. (2016). Ecosystemic play therapy. In K. O'Connor, C. Schaefer, & L. Braverman (Eds.), *Handbook of play therapy* (2nd ed., pp. 194–225). Hoboken, NJ: Wiley.

O'Connor, K., & Ammen, S. (2013). *Play therapy treatment planning and interventions: The Ecosystemic model and workbook.* Waltham, ME: Academic Press.

格式塔理论 / 格式塔游戏治疗

格式塔理论

Perls, F. (1970). Four lectures. In J. Fagan & I. L. Shepherd (Eds.), *Gestalt therapy now* (pp. 14–38). New York: Harper.

Perls, F., Hefferline, R. F., & Goodman, P. (1951). *Gestalt therapy: Excitement and growth in the human personality.* New York: Crown.

格式塔游戏治疗

Carroll, F. (2009). Gestalt play therapy. In K. J. O'Connor & L. D. Braverman (Eds.), *Play therapy theory and practice: Comparing theories and techniques* (2nd ed., 283–314). Hoboken, NJ: Wiley.

Carroll, F., & Oaklander, V. (1997). Gestalt play therapy. In K. O'Connor & L. Braverman (Eds.), *Play therapy theory and practice: A comparative presentation* (pp. 184–203). New York: Wiley.

Oaklander, V. (1992). *Windows to our children: A Gestalt approach to children and adolescents.* New York: Gestalt Journal Press. (Original work published 1978)

Oaklander, V. (1994). Gestalt play therapy. In K. O'Connor & C. Schaefer (Eds.),*Handbook of play therapy* (pp. 142–156). New York: Wiley.

Oaklander, V. (2003). Gestalt play therapy. In C. Schaefer (Ed.), *Foundations of play therapy* (pp. 143–155). Hoboken, NJ: Wiley.

Oaklander, V. (2011). Gestalt play therapy. *International Journal of Play Therapy, 10,* 45–55.

Oaklander, V. (2015). Short-term Gestalt play therapy for grieving children. In H. Kaduson & C. Schaefer (Eds.), *Short-term play therapy for children* (3rd ed., pp. 28–52). New York: Guilford Press.

荣格理论 / 荣格游戏治疗

荣格理论

Douglas, C. (2008). Analytical psychotherapy. In R. J. Corsini & D. Wedding (Eds.), *Current psychotherapies* (8th ed., pp. 107–140). Belmont, CA: Brooks/ Cole.

Jung, C. G. (1969). Synchronicity: A causal connecting principle. In G. Adler, M. Fordham, W. McGuire, & H. Read (Eds.), & R. F. C. Hull (Trans.), *The collected works of C. F. Jung* (Vol. 8, pp. 419–519). Princeton, NJ: Princeton University Press.

荣格游戏治疗

Allan, J. (1988). *Inscapes of the child's world: Jungian counseling in schools and clinics*. Dallas, TX: Springer.

Allan, J. (1997). Jungian play psychotherapy. In K. J. O'Connor & L. M. Braverman (Eds.), *Play therapy: A comparative presentation,* (2nd ed., pp. 100–130). New York: Wiley.

Allan, J., & Levin, S. (1993). "Born on my bum": Jungian play therapy. In T. Kottman & C. Schaefer (Eds.), *Play therapy in action: A casebook for practitioners* (pp. 209–244). Northvale, NJ: Jason Aronson.

Green, E. (2009). Jungian analytical play therapy. In K. O'Connor & L. Braverman (Eds.), *Play therapy theory and practice: Comparing theories and techniques* (2nd ed., pp. 100–139). Hoboken, NJ: Wiley.

Lilly, J. P. (2015). Jungian analytic play therapy. In D. Crenshaw & A. Stewart (Eds.), *Play therapy: A comprehensive guide to theory and practice* (pp. 48–65). New York: Guilford Press.

Peery, J. C. (2003). Jungian analytical play therapy. In C. E. Schaefer (Ed.), *Foundations of play therapy* (pp. 14–54). Hoboken, NJ: Wiley.

Punnett, A. (2016). Psychoanalytic and Jungian play therapy. In K. O'Connor, C. Schaefer, & L. Braverman (Eds.), *Handbook of play therapy* (2nd ed., pp. 61–92). Hoboken, NJ: Wiley.

叙事理论 / 叙事游戏治疗

叙事理论

White, M. (2007). *Maps of narrative practice.* New York: Norton

White, M., & Epston, D. (1990). *Narrative means to therapeutic ends.* New York: Norton.

Zimmerman, J., & Dickerson, V. (1996). *If problems talked: Narrative therapy in action.* New York: Guilford Press.

叙事游戏治疗

Cattanach, A. (2006). Narrative play therapy. In C. Schaefer & H. Kaduson (Eds.), *Contemporary play therapy: Theory, research, and practice* (pp. 82–99). New York: Guilford Press.

Cattanach, A. (2008). *Narrative approaches tin play therapy with children.* Philadelphia: Jessica Kingsley.

Mills, J. (2015). StoryPlay: A narrative play therapy approach. In D. Crenshaw & A. Stewart (Eds.), *Play therapy: A comprehensive guide to theory and practice* (pp. 171–185). New York: Guilford Press.

Mills, J., & Crowley, R. (2014). *Therapeutic metaphors for children and the child within* (2nd ed.). New York: Routledge.

Taylor de Faoite, A. (2011). *Narrative play therapy: Theory and practice.* Philadelphia: Jessica Kingsley.

心理动力理论／心理动力游戏治疗

心理动力理论

Freud, S. (1949). *An outline of psycho-analysis* (J. Strachey, Trans.). New York: Norton.

Safran, J. D., & Kriss, A. (2014). Psychoanalytic psychotherapies. In D. Wedding & R. J. Corsini (Eds.), *Current psychotherapies* (10th ed., pp. 19–54). Belmont, CA: Brooks/Cole.

心理动力游戏治疗

Cangelosi, D. (1993). Internal and external wars: Psychodynamic play therapy. In T. Kottman & C. Schaefer (Eds.), *Play therapy in action: A casebook for practitioners* (pp. 347–370). Northvale, NJ: Jason Aronson.

Mordock, J. B. (2015). Psychodynamic play therapy. In D. Crenshaw & A. Stewart (Eds.), *Play therapy: A comprehensive guide to theory and practice* (pp. 66–82). New York: Guilford Press.

Punnett, A. (2016). Psychoanalytic and Jungian play therapy. In K. O'Connor, C. Schaefer, & L. Braverman (Eds.), *Handbook of play therapy* (2nd ed., pp. 61–92). Hoboken, NJ: Wiley.

治疗性游戏

治疗性游戏基于依恋理论，并不是一个独立的理论流派。

Booth, P., & Jernberg, A. (2010). *Theraplay: Helping parents and children build better relationships through attachment-based play* (3rd ed.). San Francisco: Jossey- Bass.

Booth, P., & Winstead, M. (2015). Theraplay: Repairing relationships, helping families heal. In D. Crenshaw & A. Stewart (Eds.), *Play therapy: A comprehensive guide to theory and practice* (pp. 141–155). New York: Guilford Press.

Booth, P., & Winstead, M. (2016). Theraplay: Creating secure and joyful attachment relationships. In K. O'Connor, C. Schaefer, & L. Braverman (Eds.), *Handbook of play therapy* (2nd ed., pp. 164–194). Hoboken, NJ: Wiley.

Bundy-Myrow, S., & Booth, P. B. (2009). Theraplay: Supporting attachment relationships. In K. J. O'Connor & L. D. Braverman (Eds.), *Play therapy theory and practice: Comparing theories and techniques* (2nd ed., pp. 315–366). Hoboken, NJ: Wiley.

Jernberg, A., & Jernberg, E. (1993). Family Theraplay for the family tyrants. In T. Kottman & C. Schaefer (Eds.), *Play therapy in action: A casebook for practitioners* (pp. 45–96). Northvale, NJ: Jason Aronson.

Koller, T., & Booth, P. (1997). Fostering attachment through family Theraplay. In K. O'Connor & L. M. Braverman (Eds.), *Play therapy theory and application: A comparative presentation*. New York: Wiley.

Munns, E. (2011). Theraplay: Attachment-enhancing play therapy. In C. Schaefer (Ed.), *Foundations of play therapy* (2nd ed., pp. 275–296). Hoboken, NJ: Wiley.

整合型 / 折中取向治疗

Corey, G. (2017). *Theory and practice of counseling and psychotherapy* (10th ed.). Boston: Cengage.

Jones-Smith, E. (2016). *Theories of counseling and psychotherapy: An integrative approach* (2nd ed.). Los Angeles: SAGE.

Norcross, J. C. (2005). A primer on psychotherapy integration. In J. C. Norcross &

M. R. Goldfried (Eds.), *Handbook of psychotherapy integration* (2nd ed., pp. 3–23). New York: Oxford University Press.

Norcross, J. C., & Wampold, B. (2011). What works for whom?: Tailoring psychotherapy to the person. *Journal of Clinical Psychology in Session, 67*(2), 127–132.

整合型 / 折中取向游戏治疗

Drewes, A., Bratton, S., & Schaefer, C. (Eds.). (2011). *Integrative play therapy*. Hoboken, NY: Wiley.

Gil, E., Konrath, E., Shaw, J., Goldin, M., & Bryan, H. (2015). Integrative approach to play therapy. In D. Crenshaw & A. Stewart (Eds.), *Play therapy: A comprehensive guide to theory and practice* (pp. 99–113). New York: Guilford Press.

Gil, E., & Shaw, J. (2009). Prescriptive play therapy. In K. J. O'Connor & L. D. Braverman (Eds.), *Play therapy theory and practice: Comparing theories and techniques* (2nd ed., pp. 451–487). Hoboken, NJ: Wiley.

Schaefer, C., & Drewes, A. (2016). Prescriptive play therapy. In K. O'Connor, C. Schaefer, & L. Braverman (Eds.), Handbook of play therapy (2nd ed., pp. 227–240). Hoboken, NJ: Wiley.

附录 B

给儿童的书

适应不良型完美主义的儿童

Adderholdt, M., & Goldberg, J. (1999). *Perfectionism: What's bad about being too good?* Minneapolis, MN: Free Spirit.

Flanagan Burns, E. (2008). *Nobody's perfect: A story for children about perfectionism.* Washington, DC: Magination Press.

Greenspon, T. S. (2007). *What to do when good enough isn't good enough.* Minneapolis, MN: Free Spirit.

Manes, S. (1996). *Be a perfect person in just three days!* New York: Yearling.

McDonnell, P. (2014). *A perfectly messed-up story.* New York: Little, Brown.

Parr, T. (2014). *It's okay to make mistakes.* New York: Little, Brown.

Pett, M., & Rubinstein, G. (2011). *The girl who never made mistakes.* Naperville, IL: Sourcebooks.

Saltzberg, B. (2010). *Beautiful oops.* New York: Workman.

Shannon, D. (1998). *A bad case of stripes.* New York: Scholastic.

正在经历父母离异的儿童

Abercrombie, B. (1995). *Charlie Anderson*. New York: Children's Publishing Division.

Brown, M. (1988). *Dinosaurs divorce: A guide for changing families*. New York: Little, Brown.

Coffelt, N. (2011). *Fred stays with me!* New York: Little, Brown.

Franz Ransom, J. (2000). *I don't want to talk about it*. Washington, DC: Magination Press.

Lansky, V. (1997). *It's not your fault, Koko bear: A read-together book for parents and young children during divorce*. Minnetonka, MN: Book Peddlers.

Spelman, C. M. (1998). *Mama and daddy bear's divorce*. Morton Grove, IL: Albert Whitman.

Stern, Z. (2008). *Divorce is not the end of the world: Zoe's and Evan's coping guide for kids*. Berkeley, CA: Tricycle Press.

Thomas, P. (1999). *My family's changing*. Hauppauge, NY: Barron Educational Series.

焦虑的儿童和有特定恐惧感的儿童

Cave, K. (2003). *You've got dragons*. Atlanta, GA: Peachtree.

Chung, A. (2014). *Ninja!* New York: Holt.

Cocca-Leffler, M. (2002). *Bravery soup*. Morton Grove, IL: Albert Withman.

Cook, J. (2012). *Wilma Jean and the worry machine*. Chattanooga, TN: National Center for Youth Issues.

Dewdney, A. (2005). *Llama llama red pajamas*. New York: Penguin Group.

Diesen, D. (2015). *Pout-pout fish and the big big dark*. New York: Macmillan

Children's Publishing Group.

Duncan Edwards, P. (2003). *The worrywarts*. New York: HarperCollins.

Emberley, E. (1992). *Go away, big green monster*. New York: Little, Brown.

Hadfield, C. (2016). *The darkest dark*. New York: Macmillan Children's Publishing Group.

Henkes, K. (1996). *Sheila Rae, the brave*. New York: HarperCollins.

Henkes, K. (2010). *Wemberly worried*. New York: HarperCollins.

Maier, I. (2006). *When Fuzzy was afraid of big and loud things*. Washington, DC: Magination Press.

Mayer, M. (1987). *There's an alligator under my bed*. New York: Penguin Groups.

Waber, B. (2002). *Courage*. New York: Houghton Mifflin.

Watt, M. (2008). *Scaredy squirrel*. Tonawanda, NY: Kids Can Press.

难以解决问题的儿童

Houghton, C. (2015). *Shh!: We have a plan*. Summerville, MA: Candlewick Press.

Jeffers, O. (2011). *Stuck*. New York: HarperCollins.

Klassen, J. (2016). *We found a hat*. Summerville, MA: Candlewick Press.

Parsley, E. (2015). *If you ever want to bring an alligator to school, don't!* New York: Little, Brown.

Reynolds, P. H. (2004). *Ish* (Creatrilogy). Summerville, MA: Candlewick Press.

Rubin, A. (2011). *Those darn squirrels!* New York: Houghton Mifflin.

Yamada, K. (2016). *What do you do with a problem?* London: Compendium.

自我形象／自信心低下的儿童或在自我怀疑／相信自己方面需要帮助的儿童

Bakur Weiner, M. (2009). *I want your moo: A story about self-esteem.* Washington, DC: Magination Press.

Carlson, N. (1990). *I like me.* New York: Penguin Groups.

Diesen, D. (2014). *Pout-pout fish goes to school.* New York: Macmillan Children's Publishing Group.

Dyer, W. (2005). *Incredible you!* New York: Hay House.

Frasier, D. (2006). *On the day you were born.* New York: Houghton Mifflin.

Karst, P. (2000). *Invisible string.* Camarillo, CA: DeVorss.

Kranz, L. (2006). *Only one you.* Flagstaff, AZ: Northland.

Litwin, E. (2013). *Pete the cat and the magic sunglasses.* New York: Harper.

Collins. Lucado, M. (1997).*You are special.* Wheaton, IL: Crossway.

MacDonald Denton, K. (1995). *Would they love a lion?* New York: Kingfisher.

Otoshi, K. (2010). *Zero.* Mill Valley, CA: KO Kids Books.

Palmer, P. (2011). *Liking myself.* Weaverville, CA: Boulden.

Petty, D. (2015). *I don't want to be a frog.* New York: Penguin Groups.

Piper, W. (2001). *The little engine that could.* New York: Platt & Munk.

Reynolds, P. (2012). *Sky color.* Summerville, MA: Candlewick Press.

Richmond, M. (2011). *I believe in you.* Naperville, IL: Sourcebooks

Schlein, M. (1993). *The way mothers are.* Morton Grove, IL: Albert Withman.

Spires, A. (2014). *Most magnificent thing.* Naperville, IL: Sourcebooks.

Stevins, E. (2013). *Mister D: A children's picture book about overcoming doubts and fears.* Charleston, SC: Create Space.

Wells, R. (2001). *Shy Charles.* New York: Penguin Groups.

经历创伤的几童

Goodyear-Brown, P. (2003). *Gabby the gecko*. Self published: Paris Goodyear-Brown.

Haines, S. (2015). *Trauma is really strange*. Philadelphia: Singing Dragon.

Holmes, M. (2000). *A terrible thing happened*. Washington, DC: Magination Press.

Honda, L. (2014). *The cat who chose to dream*. Dixon, CA: Martin Pearl.

Schwiebert, P., & Deklyen, C. (2005). *Tear soup: A recipe for healing after loss*. Portland, OR: Grief Watch.

Sheppard, C. (1998). *Brave Bart: A story for traumatized and grieving children*. Albion, MI: National Institute for Trauma and Loss in Children.

Steele, W. (2016). *You are not alone*. Albion, MI: National Institute for Trauma and Loss in Children.

被寄养和领养的几童

Gilman, J. (2008). *Murphy's three homes: A story for children in foster care*. Washington, DC: Magination Press.

Hampton, D. (2012). *My look-like-me mommy*. Mustang, OK: Tate.

Kasza, K. (1996). *A mother for Choco*. New York: Penguin Groups.

Oelschlager, V. (2010). *Porcupette finds a family*. Akron, OH: Vanita Books.

Paterson, K. (2004). *The great Gilly Hopkins*. New York: HarperCollins.

Pearson, J. (2016). *Elliot*. Ontario, Canada: Pajama Press.

隔代抚养的几童

Byrne, G. (2009). *Sometimes it's grandmas and grandpas: Not mommies and daddies.* New York: Abbeville Kids.

Lovell, P. (2001). *Stand tall, Molly Lou Melon.* New York: G. P. Putnum's Sons.

Werle, S. (2016). *Our grandfamily.* Alberta, Canada: Children's Link Society.

偷东西和／或撒谎的儿童

Binkow, H. (2010). *Howard B. Wigglebottom and the monkey on his back.* San Diego, CA: Thunderbolt.

Cook, J. (2012). *Ricky sticky fingers.* Chattanooga, TN: National Center for Youth Issues.

Cook, J. (2015). *Lying up a storm.* Chattanooga, TN: National Center for Youth Issues.

Levins, S. (2012). *Bumblebee bike.* Washington, DC: Magination Press.

Lucado, M. (2006). *Flo the lyin' fly.* Nashville, TN: Thomas Nelson.

Segey, E. (2014). *Professor Ponzey and the truth potion.* Pines, FL: Mentalizer Education.

有注意缺陷／冲动障碍或冲动行为的儿童

Cook, J. (2006). *My mouth is a volcano!* Chattanooga, TN: National Center for Youth Issues.

Cook, J. (2007). *Personal space camp.* Chattanooga, TN: National Center for Youth Issues.

Cook, J. (2013). *I just want to do it my way!: My story about staying on task and asking for help.* Chattanooga, TN: National Center for Youth Issues.

Harris, R. H. (2010). *The day Leo said I hate you!* New York: Little, Brown.

Howard, A. (2003). *Cosmo zooms.* Orlando, FL: Harcourt Books.

Le, M. (2016). *Let me finish!* New York: Disney-Hyperion.

Lester, H. (1996). *Three cheers for Tacky*. New York: Houghton Mifflin.

Lester, H. (1997). *Listen, Buddy*. New York: Houghton Mifflin.

Underwood, D. (2013). *The quiet book*. New York: Houghton Mifflin.

Wells, R. (1999). *Noisy Nora*. New York: Penguin Groups.

对与众不同感到不安 / 没有归属感的儿童

Andreae, G. (2012). *Giraffes can't dance*. New York: Cartwheel Books.

Dismondy, M. (2008). *Spaghetti in a hot dog bun: Having the courage to be who you are*. Chicago: Cardinal Rule Press.

Egan, T. (2007). *The pink refrigerator*. New York: Houghton Mifflin.

Esbaum, J. (2014). *I am cow, hear me moo!* New York: Penguin Groups.

Hall, M. (2015). *Red: A crayon's story*. New York: Greenwillow Books.

Henkes, K. (2008). *Chrysanthemum*. New York: Greenwillow Books.

John, J. (2016). *Quit calling me a monster!* New York: Random House.

Killer, K., & Lowe, J. (2016). *Hello, my name is Octicorn*. New York: HarperCollins Children's Books.

Ledwig, T. (2016). *The invisible boy*. New York: HarperCollins.

Lester, H. (2002). *Hooway for Wodney Wat*. New York: Houghton Mifflin.

Lester, H. (2015). *Score one for the sloths*. New York: Houghton Mifflin.

Lionni, L. (1997). *A color of his own*. New York: Dragonfly Books.

Offill, J. (2014). *Sparky!* New York: Random House.

Rousaki, M. (2003). *Unique Monique*. La Jolla, CA: Kane/Miller Book.

Simmons, S. J. (1997). *Alice and Greta: A tale of two witches*. Watertown, MA: Charlesbridge.

Venable, C. (2016). *Mervin the sloth is about to do the best thing in the world*. New York: Greenwillow Books.

在社交技能和友谊方面存在问题的儿童

Bottner, B. (1997). *Bootisie Barker bites*. New York: Putnam and Grosset Group.

Campbell, S. (2014). *Hug machine*. New York: Atheneum Books.

Carlson, N. (1997). *How to lose all your friends*. New York: Penguin Books.

Cook, J. (2014). *Hygiene . . . you stink*. Boys Town, NE: Boys Town Press.

Coursen, V. (1997). *Mordant's wish*. New York: Holt.

Crimi, C. (2001). *Don't need friends*. New York: Random House.

Ferry, B. (2015). *Stick and stone*. New York: Houghton Mifflin.

Henkes, K. (1995). *A weekend with Wendell*. New York: Greenwillow Books.

Henkes, K. (1997). *Chester's way*. New York: Greenwillow Books.

Henkes, K. (2006). *Lilly's purple plastic purse*. New York: Williams Morrow.

Hutchins, H. J. (1991). *Katie's babbling bother*. Toronto, Ontario, Canada: Annick Press.

Janisch, H. (2012). *I have a little problem said the bear*. New York: NorthSouth Books.

Karst, P. (2000). *Invisible string*. Camarillo, CA: DeVorses.

Lester, H. (1995). *Me first*. New York: Houghton Mifflin.

Lester, H. (2016). *All for me and none for all*. New York: Houghton Mifflin.

O'Neill, A. (2002). *Recess queen*. New York: Scholastic.

Otoshi, K. (2010). *Zero*. Mill Valley, CA: KO Kids Books.

Otoshi, K. (2014). *Two*. Mill Valley, CA: KO Kids Books.

Pilkey, D. (1995). *Dragon's fat cat*. New York: Orchard Books.

Scheuer, K. (2014). *A bug and a wish*. Houston, TX: Strategic Book.

Watkins, R. (2015). *Rude cakes*. San Francisco: Chronicle Books.

Watt, M. (2011). *Scaredy squirrel makes a friend*. Tonowanda, NY: Kids Car Press.

在识别和表达情绪方面需要帮助的儿童

Boynton, S. (2011). *Happy hippo, angry duck: A book of moods.* New York: Little Simon.

Cain, J. (2000). *The way I feel.* Seattle, WA: Parenting Press.

Curtis, J. L. (2007). *Today I feel silly and other moods that make my day*. New York: HarperCollins.

Diesen, D. (2013). *The pout-pout fish.* New York: Farrar, Straus and Giroux.

Goldblatt, R. (2004). *The boy who didn't want to be sad.* Washington, DC: Magination Press.

Hubbard, W. (1995). *C is for curious.* San Francisco: Chronicle Books.

Seuss, D. (2001). *My many colored days.* New York: Random House.

Vail, R. (2005). *Sometimes it's a bombaloo.* New York: Scholastic.

Witek, J. (2014). *In my heart: A book of feelings.* New York: Growing Hearts.

愤怒和有攻击性的儿童

Bang, M. (2004). *When Sophie gets angry . . . really, really angry.* New York: Blue Sky Press.

Blumenthal, D. (1999). *The chocolate-covered-cookie tantrum.* New York: Houghton Mifflin.

Lite, L. (2011). *Angry octopus: A relaxation story.* Marietta, GA: Stress Free Kids.

Mayer, M. (2000). *I was so mad.* New York: A Golden Book.

Shapiro, L. (1994). *The very angry day that Amy didn't have.* Plainview, NY: Childswork/Childsplay.

Silver, G. (2009). *Anh's anger.* Berkley, CA: Plumb Blossom.

Spelman, C. (200). *When I feel angry.* Parkridge, IL: Whitman, Albert & Co.

存在行为问题的儿童

Bogan, P. (2016). *Bossy Flossy*. New York: Holt.

Bottner, B. (1992). *The bootsie barker bites*. New York: Putnam & Grosset Group.

Byrne, R. (2016). *This book is out of control!* New York: Holt.

Carl, E. (2009). *The greedy python*. New York: Simon & Schuster.

Dewdney, A. (2012). *Llama llama time to share*. New York: Penguin Groups.

DiPucchio, K. (2016). *Dragon was terrible*. New York: Farrar, Straus and Giroux.

Gassman, J. (2013). *You get what you get*. Mankato, MN: Picture Window Books.

Geras, A. (2002). *Blossom's revenge: The cats of cuckoo square*. New York: Yearling.

Isern, S. (2016). *Raccoon wants to be first*. Madrid, Spain: NubeOcho.

Ludwig, T. (2011). *Better than you*. New York: Random House.

Manning, J. (2012). *Millie Fierce*. New York: Philomel Books.

O' Neill, A. (2002). *Recess queen*. New York: Scholastic.

Sendak, M. (2012). *Where the wild things are*. New York: HarperCollins.

Simmons, S. (1999). *Greta's revenge*. New York: Knopf Books.

Simon, F. (2001). *Horrid Henry's revenge*. London: Orion House.

Wagenbach, D. (2009). *The grouchies*. Washington, DC: Magination Press.

附录 C

专业信息

根据美国游戏治疗协会的要求，截至 2017 年 4 月，专业人员必须满足以下条件才能获得美国注册游戏治疗师（Registered Play Therapist，RPT）的资格。

1. 持有现行有效的美国州立执业资格证，能够独立提供心理健康服务。

2. 在心理健康领域，如心理咨询、社会工作、心理学、婚姻和家庭咨询等学科领域，拥有硕士及以上学历证书。需要完成特定的课程。

3. 至少 2 年和 2000 小时的受督导下的临床经验。

4. 从获得批准的课程提供者或被认可的大学接受 150 小时的游戏治疗详细指导教学。

5. 完成 500 小时的游戏治疗，同时接受 50 小时的游戏治疗专业督导。

成为美国学校注册游戏治疗师（School Based-Registered Play Therapist，SBRPT）的要求：

1. 持有现行有效的美国州立执业资格证，或拥有美国教育部颁发的学校咨询师或学校心理学家认证。

2. 拥有硕士及以上的心理健康学位，并修过儿童发展理论、人格理论、心理治疗原理、儿童和青少年心理病理学和伦理学等方面的课程。

3. 具有美国教育部、学校咨询师或学校心理学家执照/证书要求的一般临床经验，并且持证后在学校岗位连续工作2年。

4. 从高等教育机构或美国游戏治疗师协会认证的机构接受150小时游戏治疗详细指导教学。

5. 接受一位美国注册游戏治疗师督导的督导不少于1学年，在此期间，申请人至少完成600小时的游戏治疗，外加50小时的督导。

标准中也写了成为一名美国注册游戏治疗师督导（Registered Play Therapist Supervisor，RPT-S）的要求，这些要求与美国注册游戏治疗师的要求相同，除了以下添加的内容。

1. 在首次获得执照后，还需要另外3年和3000小时直接的临床经验。

2. 需要督导培训，可以是完成6小时的游戏治疗具体内容的督导培训，以及（1）证明完成了美国州委会对督导培训的要求，或者（2）完成了美国游戏治疗师协会的督导要求（24小时的督导培训）。

美国游戏治疗协会关于身体接触的意见书：

游戏治疗师要认识到，在游戏过程中，身体接触有多种形式，并在多种环境中发生。通常情况下，要发生的接触是可以预知的，比如当儿童要求"击掌"，或读故事时想要坐在治疗师的膝上，或者基于客观情况的接触（例如治疗师和孩子玩拇指摔跤时）。其他时候，当儿童主动拥抱治疗师，希望被护送到厕所，或突然爬上咨询师的膝盖时，儿童可能会自然而然地与治疗师有肢体接触。还可能会出现不可预测的情况，在这种情况下，治疗师可能需要触摸儿童，以在肢体活动中提供支持性引导，在情绪状态下给予安抚，或是为了照顾儿童情感和身体的安全（例如：当孩子从游戏室中冲出来，爬上架子，或将自己"卡在"了某个地方）。在以上所有情况中，游戏治疗师需要细心地监控他／她对肢体接触的反应，用合理和适当的强度触摸孩子，并以最审慎的方式行事，以维持儿童的安全环境，和／或他／她感受舒适／可接受的界限。在以上所有列举出的情况下，如果出现肢体接触，都要记录下来并与孩子的监护人讨论。（Association for Play Therapy，2015，p. 2）

美国游戏治疗协会最佳操作文档中关于确定谁是游戏治疗来访者的说明：

与未成年来访者工作的游戏治疗师需要了解与此类来访者工作的独特性，其法律上的同意是由来访者生活中拥有权力的另一方给予的。治疗师明白未成年人是他们的来访者，在临床决策中代表未成年来访者，而不是其法定监护人。游戏治疗师要提供一份专业的声明，其中包括监护人、来访者和游戏治疗师的职责和期望。（Association for Play Therapy，2016，p. 2）

最佳操作文档中关于游戏治疗的来访者保密原则：

来访者有权要求保密，有权被告知保密例外情况。保密例外包括以下情况：向合适的法定监护人（们）透露信息，按照法律要求以及当存在紧急风险时为了保障安全，涉嫌虐待儿童或其他安全问题，督导和／或治疗团队的案例回顾需要，付款人的要求，和／或政府当局和／或法院命令获取来访者档案记录中的任何文件或文件信息。所有情况下，游戏治疗师需要在所有知情同意书上获得法定监护人的签名，包括获得在符合需要情况下实施治疗，并免受所在美国州或联邦法律限制的法定监护人知情同意签名。（Association for Play Therapy，2016，p. 4）

参考文献 *

Adler, A. (1954). *Understanding human nature* (W. B. Wolf, Trans.). New York: Fawcett Premier. (Original work published 1927)

Adler, A. (1958). *What life should mean to you.* New York: Capricorn. (Original work published 1931)

Allan, J. (1988). *Inscapes of the child's world: Jungian counseling in schools and clinics.* Dallas, TX: Springer.

Allan, J. (1997). Jungian play psychotherapy. In K. J. O'Connor & L. M. Braverman (Eds.), *Play therapy: A comparative presentation* (2nd ed., pp. 100–130). New York: Wiley.

Allan, J., & Levin, S. (1993). "Born on my bum": Jungian play therapy. In T. Kottman & C. Schaefer (Eds.), *Play therapy in action: A casebook for practitioners* (pp. 209–244). Northvale, NJ: Jason Aronson.

Ansbacher, H., & Ansbacher, R. (Eds.). (1956). *The individual psychology of Alfred Adler: A systemic presentation in selections from his writings.* San Francisco: Harper & Row.

* 为了环保，也为了节省您的购书开支，本书参考文献不在此一一列出。如果您需要完整的参考文献，请通过电子邮箱 1012305542@qq.com 联系下载，或者登录 www.wqedu.com 下载。您在下载中遇到问题，可拨打 010-65181109 咨询。

Arrien, A. (1993). *The four-fold way: Walking the paths of the warrior, teacher, healer, and visionary.* New York: HarperCollins.

Ashby, J., Kottman, T., & DeGraaf, D. (2008). *Active intervention for kids and teens.* Alexandria, VA: American Counseling Association.

Association for Play Therapy. (2015). Paper on touch: Clinical, professional, and ethical issues. Retrieved from *http://c.ymcdn.com/sites/www.a4pt.org/resource/resmgr/Publications/Paper_On_Touch_2015.pdf.*

Association for Play Therapy. (2016). Play therapy best practices: Clinical, professional and ethical issues. Retrieved from *http://c.ymcdn.com/sites/www.a4pt.org/resource/resmgr/publications/Best_Practices_Sept_2016.pdf.*

Association for Play Therapy. (2017). Play therapy defined. Retrieved from *www.a4pt.org/?page=WhyPlayTherapy.*

Axline, V. (1969). *Play therapy.* New York: Ballantine Books.

Beaudion, M., & Walden, S. (1998). *Working with groups to enhance relationships.* Duluth, MN: Whole Person Associates.

Beck, A. (1976). *Cognitive therapy and the emotional disorders.* New York: Meridian.

Behnke, S., & Warner, E. (2002). Confidentiality in the treatment of adolescents. *Monitor on Psychology, 33*(3), 4.

Bixler, R. (1949). Limits are therapy. *Journal of Consulting Psychology, 13,* 1–11.

Blanco, P., & Ray, D. (2011). Play therapy in the schools: A best practice for improving academic achievement. *Journal of Counseling and Development, 89,* 235–242.

Boik, B., & Goodwin, E. (2000). *Sandplay therapy: A step-by-step manual for psycho- therapists of diverse orientations.* New York: Norton.

Booth, P., & Jernberg, A. (2010). *Theraplay: Helping parents and children build better relationships through attachment-based play* (3rd ed.). San Francisco: Jossey- Bass.